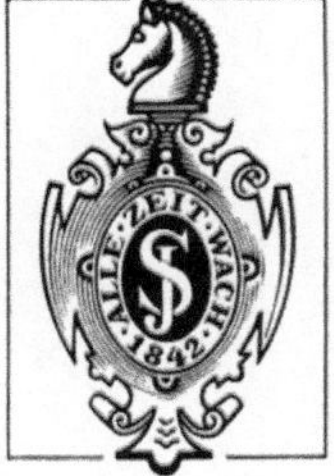

W. Wenz   D. Beduhn

Extremitäten-arteriographie

Mit phlebo- und lymphographischen
Untersuchungen

Mit 162 Abbildungen in 277 Einzeldarstellungen

Springer-Verlag
Berlin Heidelberg New York 1976

Professor Dr. Dietrich Beduhn
Radiologische Klinik des Kreis- und Stadtkrankenhauses Wetzlar/Lahn
6330 Wetzlar, Forsthausstraße 1

Professor Dr. Werner Wenz
Abteilung für Röntgendiagnostik der Universität Freiburg
7800 Freiburg i. Br., Hugstetter Straße 55

ISBN-13: 978-3-642-66170-9   e-ISBN-13: 978-3-642-66169-3
DOI: 10.1007/978-3-642-66169-3

Library of Congress Cataloging in Publication Data: Wenz, Werner, 1926. Extremitätenarteriographie, mit phlebo- und lymphographischen Untersuchungen. Bibliography: p. Includes index. 1. Extremities (Anatomy). Radiography. 2. Veins. Radiography. 3. Lymphangiographie. I. Beduhn, D., 1933—joint author. II. Title. RC951.W46. 617′.58′07572.75-15617.

Gesamtherstellung: Universitätsdruckerei H. Stürtz AG, Würzburg

Vorwort

Die erschreckende Zunahme vasculärer Erkrankungen hat in den letzten Jahren
erwartungsgemäß zu einer wahren Flut von Publikationen über ihre Diagnostik
und Therapie geführt. Der Radiologe sieht sich einem undurchdringlichen Gewirr
angiologischer Beiträge gegenüber, in dem die röntgenologische Gefäßdarstellung
nur Teil eines umfangreichen diagnostischen Katalogs ist.

In der deutschsprachigen radiologischen Literatur findet er sein Gebiet meist
nur im Rahmen ausführlicher Lehr- und Handbücher berücksichtigt. Da Extremitätenangiographie jedoch überall betrieben werden kann, wo eine leistungsstarke
Röntgenapparatur mit Röhre und Buckytisch vorhanden ist, muß diese röntgenologische Untersuchung schon lange als Routinemaßnahme angesehen werden.
Eine in sich geschlossene Abhandlung dieses in erster Linie auf die Erfordernisse
der Praxis abgestimmten Gebietes erscheint deshalb indiziert.

Technik, Indikation und Auswertung der Extremitätenangiographie soll mit Hilfe
eines ausführlichen Bildmaterials diskutiert werden, das im Laufe von mehr als
12 Jahren unserer Tätigkeit an der Röntgenabteilung der Chirurgischen Universi-
tätsklinik Heidelberg gesammelt worden ist. Es wird ergänzt durch Erfahrungen
aus dem Institut für Röntgendiagnostik der Universität Freiburg und der Radiologischen Klinik des Kreis- und Stadtkrankenhauses Wetzlar.

Im steten kritischen Gespräch mit Klinikern und praktischen Ärzten wuchs neben
der technischen Erfahrung auch jenes Wissen, das die Grenzen einer so erfolgrei-
chen diagnostischen Methode aufzeigt. Unser Dank gilt deshalb besonders den
klinischen Kollegen; er erstreckt sich auf jene Ärzte, die uns von außerhalb
ihre Patienten anvertrauten und gilt nicht zuletzt den Kranken selbst. Sie haben
in Untersuchungen eingewilligt, die nicht immer ohne Belästigungen — sei es
physischer oder psychischer Art — durchgeführt werden konnten.

Wir danken Herrn Verleger Dr. Götze vom Springer-Verlag, für seine Anregungen
und die großzügige Ausstattung des Buches, Frau I. Ebert für die Gestaltung
der graphischen Arbeit und Frau G. Hemeling für ihre Mithilfe bei der Anfertigung des Manuskriptes.

Das Buch soll dem Erfahrenen Vergleich sein und Möglichkeit den „seltenen
Befund" nachzuschlagen. Dem Neuling und jenem, welcher mit der Extremitätenangiographie noch nicht lange vertraut ist, soll es Lust und Liebe zu einer
Untersuchung vermitteln, die zu den exaktesten innerhalb der Radiologie überhaupt zählt.

W. Wenz, Freiburg   D. Beduhn, Wetzlar

Inhaltsverzeichnis

VIII

I. Klinik der peripheren Gefäßerkrankungen

1. Periphere Gefäßerkrankungen

Die Bedeutung der peripheren Gefäßuntersuchungen läßt sich am besten im Spiegel der Statistik verdeutlichen. Mit 3790 Extremitätenangiographien entfallen nahezu die Hälfte der in den letzten 10 Jahren an der Röntgenabteilung der Chirurg. Univ.-Klinik Heidelberg durchgeführten 8000 Angiographien auf das periphere Gefäßsystem. Dabei stehen 2792 Arteriographien, 848 Phlebographien und 250 Lymphographien gegenüber. Die 2792 Arteriographien teilen sich wiederum in 2427 Femoralis- und 265 Brachialisangiographien auf (BEDUHN u.a., 1974, Tabelle 1).

Tabelle 1. Indikation zur Femoralis- und Brachialisangiographie

	n = 2427	%	n = 265	%
Chronische Verschluß-krankheit	1968	82	76	27
Tumor	43	2	7	3
Trauma	31	1,5	8	3
Aneurysma	25	1	12	4
a.v.-Fistel	16	1	7	3
KTW-Syndrom	9		10	4
Hämangiom	8		4	1,5
Raynaud-Syndrom	3		16	6
Sklerodermie	0	1	7	3
Thibièrge-Weissenbach-Syndrom	1		1	0,5
a.v.-Shunt	1		105	40
Postop. Kontrolle	243	10	7	3
o.B.	49	2	5	2

Einteilung der peripheren Gefäßerkrankungen
Arterien

Verschlußerkrankungen

1. organisch
   Arteriosklerose
   Endangitis obliterans
   Embolie
   Trauma
   Kompression von außen
   Sklerodermie
   Lupus erythematodes
   Dermatomyositis
   Strahlenbedingte Veränderungen
2. funktionell
   M. Raynaud
   Sudeck-Syndrom
   Kausalgie
   Schulter-Arm-Syndrom
   Mikrotraumen durch Vibration
   Neurologische Ursachen (Poliomyelitis)
   Hormonelle Ursachen (M. Addison u.a.)
   Kardiale Ursachen (Myokardinsuffizienz)
   Intoxikation (Mutterkornalkaloide, Nicotin, Schwermetalle usw.)
   Kachexie

Aneurysma und arterio-venöse Fistel

Prä- und postoperative Kontrolle

Weichteilveränderungen (Tumoren)

Venen

Varicen
Oberflächliche und tiefe Thrombophlebitis
Phlegmasia coerulea dolens
Phlebitis migrans
Postthrombotisches Syndrom
Ulcus cruris varicosum

Lymphwege

Lymphangitis
Lymphfistel
Lymphangiektasie
Lymphödem

Tumoren und Dysplasien der Blut- und Lymphgefäße

Kongenitale Anomalien und Variationen

Traumafolgen und postoperative Veränderungen am Gefäßsystem

Pathologische Veränderungen des Capillargebietes

(vasculäre Purpura, Urticaria, angioneurotisches Ödem
sind keine Indikationen für die Angiographie und seien
nur der Vollständigkeit halber aufgeführt)

2. Angiologische Untersuchung

Jede Angiographie setzt eine angiologische Untersuchung
voraus:

Angiologischer Untersuchungsgang (erweitert nach KAP-
PERT, 1972):

Familienanamnese: Coronarerkrankungen, cerebrovascu-
läre Leiden, Hypertonie, Diabetes mellitus, Amputation,
Venenleiden, Lymphgefäßerkrankungen.

Persönliche Anamnese: Coronarerkrankung, cerebrovas-
culäre Leiden, Hypertonie, Diabetes mellitus, Nicotin-Al-
kohol-Abusus, Gefäßverschlüsse, Venen-Lymphgefäßer-
krankungen.

Inspektion: Hautfarbe, trophische Störungen, Ödem, Varicen, Schwellung.

Untersuchung der Arterien: Pulspalpation, Auskultation,
Lagerungsversuch, Gehtest, Oscillometrie, Plethysmographie, Rheographie, Thermographie, Hauttemperatur.

Untersuchung der Venen: Stauungsproben, Plethysmographie, Venendruckbestimmung, Thermographie, Infrarotphotographie, Auskultation, Tonusmessungen.

Untersuchung der Lymphgefäße: Schwellung, Ödem,
Lymphfunktion.

Untersuchung der Capillaren: Funktionstest.

Allgemeinuntersuchung: Allgemeinzustand, Adipositas
usw., Blut-Urin-Untersuchungen, Röntgenaufnahme der
Thoraxorgane.

Die röntgenologische Gefäßuntersuchung steht nahezu immer am Ende des angiologischen Untersuchungsganges.
Sie erfordert gerätemäßig bestimmte Voraussetzungen und
bedarf wegen der möglichen Komplikationen einer stren-
gen Indikation; sie bietet dann aber eine diagnostische
Aussage, die allen genannten Untersuchungen in der Regel
überlegen ist.

Der zur Angiographie eingewiesene Patient kommt erfah-
rungsgemäß keineswegs immer mit einem lückenlosen angiologischen Befund. Der Radiologe muß deshalb beim
ambulanten Patienten und im Notfall in der Lage sein,
die wichtigsten, mit einfachsten Hilfsmitteln zu erhebenden
Befunde selbst zu erstellen. Da die Angiographie in jedem
Fall am Ende der angiologischen Untersuchungsreihe
steht, seien die wesentlichen klinischen Untersuchungstechniken stichwortartig angeführt.

2.1. Palpation der Arterienpulse

Die Pulse der oberen Extremitäten sollen am sitzenden,
diejenigen der unteren Extremitäten am liegenden Patienten getastet werden. Typische Palpationsorte sind Abb. 1
zu entnehmen.

Zusätzliche Untersuchungen:

1. Scalenus-anticus- oder Halsrippensyndrom-Test
   (Adson-Test)
2. Costoclavicular-Syndrom-Test
3. Hyperabduktions-Syndrom-Test
   (Ausführung: s. Abb. 37)

Merke: Der fehlende Puls distal eines Palpationspunktes
entspricht höchstwahrscheinlich einem Verschluß. Dieser
ist sicher, wenn früher nachgewiesene Pulsationen nicht
mehr vorhanden sind. Einseitige Abschwächung des Pul-
ses: Proximale Stenose. Bei 10% der Patienten sind Fuß-

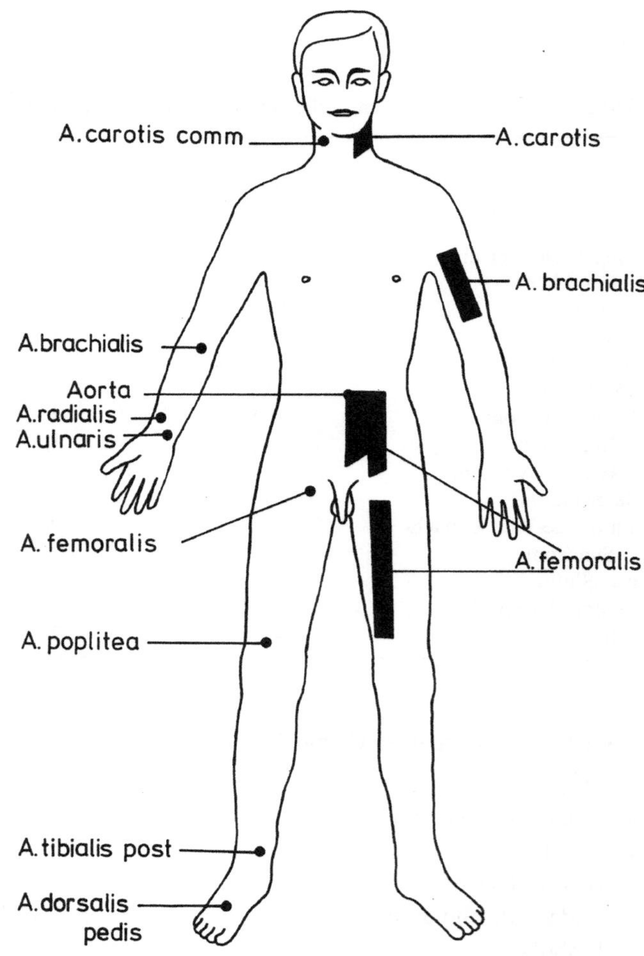

Abb. 1. Wichtige Pulspalpationspunkte und Auskultationsstel-
len (schwarze Flächen)

pulse in Ruhe palpabel, obwohl Verschlüsse großer Stammarterien bestehen (KAPPERT, 1972). Selten ist mit der Palpation allein der Verschlußort direkt feststellbar oder lassen sich Embolus oder Thrombose direkt als druckempfindliche Arterienverdickung palpieren. Lokales Schwirren spricht für Aneurysma, proximal gelegene Stenosen oder arterio-venöse Fisteln.

2.2. Auskultation der Arterien

Bei Einengung oder Erweiterung des Arterienlumens kommt es zur Wirbelbildung, die in der Arterienwand zusätzliche Schwingungen hervorruft: Systolisches Geräusch. Die wichtigsten Auskultationsorte zeigt die Abb. 1.
Durch die Auskultation werden stenosierende Arterienveränderungen schon erkennbar, bevor Beschwerden oder Durchblutungsstörungen auftreten. Sie erlaubt die annähernde Lokalisation von Stenosen (wichtig für die Wahl der Angiographietechnik! SCHÖNENBERGER, 1972).
Merke: An Arterienverzweigungen kommt es immer wieder zu akzidentellen, systolischen Geräuschen. Bei geradlinig verlaufenden Arterien ohne Aufzweigung (distale A. femoralis, A. brachialis) ist ein systolisches Geräusch Hinweis auf eine Stenose. Geringe Stenosen verursachen meist leise, kaum 1 min nach Belastung hörbare Geräusche; hochgradige Stenosen führen dagegen zu lauten, z.T. auch diastolischen Ruhegeräuschen.

2.3. Lagerungsproben

Hautfarbe und Venenfüllung der Acren werden durch Lagewechsel in charakteristischer Weise verändert. Die *Lagerungsprobe nach* RATSCHOW erlaubt deshalb die Beurteilung der Hautdurchblutung der Acren.
Der Patient streckt die Beine bei Rückenlage senkrecht in die Höhe und bewegt die Füße im Sprunggelenk auf und ab (1mal/sec während 2 min). Es wird beobachtet, ob und innerhalb welcher Zeit die Fußsohle abblaßt. Nach 2 min setzt sich der Patient auf und läßt die Beine vom Untersuchungstisch hinunterhängen. Beobachtung, innerhalb welcher Zeit sich der Fußrücken rötet und die Venen des Vorfußes füllen.
An der oberen Extremität wird die *Faustschlußprobe* durchgeführt. Der sitzende Patient hält die Arme hoch, schließt und öffnet die Hände einmal pro Sekunde. Währenddessen umgreift der Arzt das Handgelenk fest und unterbindet die arterielle Zufuhr. Nach etwa 1 min öffnet der Patient die Hand, die arterielle Zufuhr wird freigegeben und man beobachtet, ob sich Handflächen und Finger gleichmäßig und rasch röten.

Merke: Die Hautdurchblutung der Acren bestimmt bei Verschluß größerer Arterien die Prognose! Sie ist bedeutsam für die Diagnose der Zehen- bzw. Hand- und Fingerarterienverschlüsse, die durch andere Methoden kaum zu erfassen sind.

2.4. Gehprobe

Treten Schmerzen beim Gehen nach einem beschwerdefreien Intervall auf und verschwinden sie nach Anhalten (Claudicatio intermittens), so besteht eine Muskeldurchblutungsstörung. Objektivierung durch Bestimmung der wirklichen Gehfähigkeit: Die Gehprobe muß unter gleichen Bedingungen (Gehstrecke, Schuhe) und möglichst vom gleichen Untersucher durchgeführt werden. Orientierung des Patienten über den Test. Bei bekannter Teststrecke werden im Tempo 120 Schritte/min alle 15 sec evtl. auftretende Beschwerden erfragt.

Merke: Lokalisation der Schmerzen entspricht meist der Lokalisation von Stenose und Verschluß:

Schmerzen in	Verschluß der
Hüfte	A. iliaca communis
Oberschenkel	A. iliaca externa
Wade	A. femoralis
Fußsohle	Unterschenkelarterien

Die gemessenen Zeiten sind ein Maß für die Gehfähigkeit und indirekt für den Schweregrad der Muskeldurchblutungsstörung (HÜRLIMANN, 1972).

2.5. Oscillographie

Diese Untersuchungsmethode setzt ein bestimmtes Instrumentarium voraus. Wir legen trotzdem Wert auf ihre kurze Erörterung, weil wir die Oscillographie als wertvolle Kontrollmaßnahme nach Angiographien (Iatrogener Verschluß oder Stenose?) kennen und schätzen gelernt haben. Die Oscillographie registriert die durch die Pulswelle verursachten Volumenänderungen an einer bestimmten Stelle der Extremität. Der Nachweis von Stenose und Verschluß basiert auf dem Vergleich von Pulsamplitude und Pulsform an symmetrischen Stellen der Extremitäten. Durch Fühler oder Manschetten werden Volumenänderungen in Druck- oder Potentialschwankungen umgesetzt und mit einem Zweikanalschreiber registriert (z.B. Oscillograph nach GESENIUS-KELLER). Es werden bereits geringgradige Arterienstenosen aufgedeckt, sofern sie nicht nur in Ruhe, sondern auch nach Belastung untersucht werden. So konnten WID-MER und GLAUS (1972) von 100 angiographisch gesicherten Stenosen oder Verschlüssen durch Ruhe-Oscillographien nur 45, durch Belastungs-Oscillographien hingegen 82 nachweisen.

Für den einseitigen Verschluß spricht eine Amplitude, die mindestens ein Drittel kleiner ist als auf der Gegenseite, wobei die Hauptwelle gelegentlich abgerundet ist. Sind die Amplituden beidseits besonders klein, so besteht mit größter Wahrscheinlichkeit ein doppelseitiger Verschluß.

Merke: Die Manschetten-Oscillographie in Ruhe nach Belastung erlaubt die Entdeckung selbst geringer Stenosen und damit Frühformen der Arteriosklerose! Sie gibt keine Auskunft über die Durchblutungsverhältnisse, sondern ist nur ein Maß für die Durchgängigkeit der Arterien proximal der Registrierungsstelle.

Weitere, differenzierte Untersuchungsverfahren für die Arterien setzen spezielle Apparaturen und Kenntnisse voraus: Sphygmographie, Plethysmographie, Rheographie, Hautthermometrie, Thermographie, Ultraschallverfahren, Ergometrie, Verdünnungsmethoden, Isotopentechnik, Elektromyographie, Untersuchung des Gewebestoffwechsels, intravasale Druckmessung, histologische Untersuchung von Gewebsproben usw.

2.6. Klinische Untersuchungsverfahren der Venen

Anamnese: Häufig *familiäre Belastung* (Varicosis, Thrombose, Embolie), *berufliche Disposition* (stehende Beschäftigung als Verkäuferin, Friseur, Chirurg usw.), vorausgegangene *Schwangerschaften* oder Operationen, Unfälle, Infektionskrankheiten.

Inspektion: *Varicen,* besonders lokal am Kniegelenk, in der Leiste oder am Unterbauch als Hinweis auf Venenabflußstörung. Überwärmung mit Blaufärbung bei akutem, tiefem Beinvenenverschluß. Blaufärbung bei kalter Extremität nach abgelaufener, älterer Thrombose. Rötliche Färbung spricht für frischere, Pigmentierung für abgelaufene oberflächliche Venenentzündung. Ulcus cruris bei ausgedehnter Varicosis und venöser Abflußbehinderung.
Ödem, das sich bei nachweisbarer venöser Insuffizienz gegenüber dem Lymphödem abgrenzen läßt. Ödem und Stauung führen zu Atrophie, Sklerose, Ekzematisation, Ulceration, evtl. zur malignen Entartung. *Druckschmerzpunkte* infolge perivasaler, entzündlicher Infiltrate an der Fußsohle und der medialen Tibiafläche als Frühsymptome einer Phlebothrombose. Nachweis indurierter und schmerzhafter oberflächlicher Venenstränge und Fascien. Ödemnachweis durch Dellenbildung nach Fingerdruck.

2.7. Venenfunktionsprüfungen

Sie dienen dem Nachweis der Funktionsprüfung der Klappen und tiefen Venen.
Klopftest: Abklopfen der V. saphena bei stehenden Patienten von proximal nach distal, während Fingerspitzen der anderen Hand von distal nach proximal die durch Beklopfen ausgelöste Blutwelle kontrollieren. Tastbare Klopfwelle entspricht einem insuffizienten Klappensegment.
Hustentest: Palpation der V. saphena magna distal der Einmündung in die V. femoralis. Bei tastbarem Hustenstoß ist die Einmündungsklappe insuffizient.
Trendelenburg-Test: Ausstreichen der Varicen in Rückenlage des Patienten; anschließend Kompression der V. saphena. Test positiv, d.h. insuffiziente Saphenaklappen, wenn sich am stehenden Patienten nach Abnahme der Kompression die Varicen von proximal nach distal füllen.
Perthes-Test: Anlegen einer Staubinde am Stehenden, ober- oder unterhalb des Kniegelenkes. Bei raschem Gehen werden durch die Saugwirkung der Wadenbeinmuskulatur vorher prall gefüllte Varicen entleert: Beweis für die Durchgängigkeit des tiefen Venensystems.
Linton-Test: Oberschenkelstauschlauch am stehenden Patienten. Entleeren sich die Varicen nach Anheben des Beines in Rückenlage, so sind die tiefen Venen ausreichend durchgängig.
Doppler-Untersuchung: Verschlüsse oder Klappeninsuffizienz lassen sich mit der Ultraschalltechnik prüfen.
Isotopentests: Radioaktiv markiertes Fibrinogen wird in frische Venenthromben eingebaut; diese können auf sehr elegante Weise nachgewiesen werden.
Weitere Spezialuntersuchungen wie die plethysmographische Venenfunktionsprüfung, die Venendruckmessung, Infrarotphotographie u.a. sind dem speziell hierfür ausgerüsteten Angiologen vorbehalten. Gleiches gilt für die Thermographie (HÜLSE u.a., 1971).

2.8. Funktionsprüfung der Lymphgefäße

Hier sei nur auf einige wenige, spezielle Untersuchungsmethoden hingewiesen, von denen die Probebiopsie des freigelegten Lymphgefäßes die größte Aussagekraft besitzt: proliferative Endolymphangitis bei primärem Lymphödem, fibröse Lymphangiopathie, Lymphangiektasie.
Funktionelle Bedeutung hat das Verhalten des zur Markierung der Lymphgefäße verwendeten Farbstoffes (Patentblau u.ä.); bei lymphatischer Abflußbehinderung (Aplasie, Obliteration nach entzündlichen Prozessen) kommt es zum sog. „dermal backflow". Hinweis auf die Möglichkeit der Isotopen-Lymphographie mit ^{198}Au, das lediglich durch die Lymphbahnen abtransportiert wird. Möglichkeit lymphokinetischer Untersuchungen!

II. Allgemeine Grundlagen der Extremitäten-Angiographie

1. Historisches

Obwohl bereits wenige Monate nach ROENTGENS Entdekkung von den Wiener Ärzten HASCHEK und v. LINDENTHAL (1896) die Angiographie einer Leichenhand publiziert worden ist, hat sich die röntgenologische Kontrastdarstellung der Gefäße lange Zeit nicht durchgesetzt. 1924 schreibt BROOKS über intraarterielle Injektion von Natriumjodid und begründet damit die Femoralis-Arteriographie. Durch MONIZ (1927: Carotisarteriographie) und DOS SANTOS *et al.* (1929: Translumbale Aortographie) gewinnt die röntgenologische Gefäßdarstellung schnell an Bedeutung. Große Schwierigkeiten bereiten in diesen Jahren die Kontrastmittel und die Notwendigkeit, das darzustellende Gefäß meist chirurgisch freizulegen.

Die periphere Angiographie erlebte durch die Einführung von Thorotrast (1929) vorübergehend einen deutlichen Aufschwung; die Spätfolgen dieses radioaktiven Kontrastmittels in Form von fibrösen Veränderungen der reticuloendothelialen Organe, Tumorbildung und Auslösung von Leukämien sind jedoch erst heute in ihrer ganzen Tragweite zu übersehen. Der letzte große Anstoß zur Angiographie erfolgte 1953 durch die Arbeit von SELDINGER, der es mit Hilfe eines einfachen Kanüle-Führungsdraht-Katheter-Systems ermöglichte, praktisch jedes größere Gefäß zu sondieren. Vorangegangen waren Versuche von FARIAS (1941), RADNER (1948) u.a.

Die heute selbstverständliche, weit verbreitete Anwendung der Extremitätenangiographie darf als Produkt eines glücklichen Zusammentreffens hervorragender Kontrastmittel, Röntgenapparaturen und eines praktikablen Filmwechsler-Systems angesehen werden.

Die Gefäßdarstellung ist inzwischen längst zur Routinemethode geworden. Künftige Entwicklungen deuten sich an im Sinne der Pharmakoangiographie (Kombination mit vasoaktiven Substanzen), der Isotopenangiographie, zu therapeutischen Zwecken (angiographische Blutstillung, angioplastische Verfahren nach DOTTER, heiße Lymphographie), aber auch im Hinblick auf ihre Computerauswertung. Die Qualität der Angiogramme wird sich verbessern lassen durch Subtraktionsverfahren, elektronische Bildauswertung, Xeroradiographie und andere Entwicklungen.

2. Apparative Voraussetzungen

Grundsätzlich kann eine Extremitätenangiographie mit einem transportablen Halbwellenapparat, entsprechender Röhre und einem Film durchgeführt werden. Bei allen hochgespannten Forderungen, die heute an eine Angiographieeinrichtung gestellt werden, sollte man sich dieser Möglichkeit immer wieder erinnern. Sie kann im Notfall von vitaler Bedeutung sein (Nachweis einer Gefäßverletzung im Notversorgungsraum oder in einem Operationssaal ohne entsprechende Apparatur). Wir führen auch heute noch unsere Routinephlebographien an einem der üblichen Durchleuchtungsgeräte durch.

Jedes Krankenhaus, das über eine Röntgeneinheit, bestehend aus Apparat, Röhre und Buckytisch verfügt, ist in der Lage, Extremitäten-Angiographie zu betreiben. Zur Fixierung der meist schnellen Bewegungsabläufe sind jedoch entsprechende Zusatzapparaturen zum Kassetten- oder Filmwechsel erforderlich.

Anzustreben ist aber ein eigener Angiographieraum, in dem keine anderen als Gefäßuntersuchungen vorgenommen werden. Daß es auch ohne solche, hohe finanzielle Aufwendungen erfordernde Spezialeinrichtungen geht, haben die verflossenen Jahre gezeigt, in denen zahlreiche Autoren unter oft ungünstigsten Verhältnissen Hervorragendes — auch an Bildqualität — auf dem Gebiet der Angiographie vollbracht haben.

2.1. Bisher benutzte Angiographiesysteme

1. Belichtung eines Einzelfilmes (Langfilm 20/96, oder mehrere hintereinandergelegte, kleinere Filmformate: 24/30, 30/40, 35/35), (SHAPIRO u.a., 1958).
2. Drehphasentechnik: Eine Rasterblende bewegt sich — gekoppelt mit einer sich drehenden Röntgenröhre — von cranial nach caudal (VIEHWEGER, 1963).
3. Filmwechsler ohne verschiebbare Tischplatte: Mehrfache Injektionen zur Darstellung der einzelnen Regionen.
4. Langfilme mit automatischem Wechsler (Typ WENTZLIK, 1951; PÄSSLER, 1957).

5. Arbeitsplätze mit automatischer Tischplattenverschiebung und evtl. radioaktiv gesteuerter Verschiebung (VON RONNEN u.a., 1972) über einen Wechsler.
6. Angiotomographie der Beckenarterien (SCHMIDT und ′KLEEBERG, 1971).

2.2. Wechsler als Zusatzgeräte

Wird Extremitätenangiographie nur in kleinem Ausmaß betrieben, so genügt die Anschaffung sog. *Kassettenwechsler*. Die früher teilweise üblichen, oft im Eigenbau hergestellten manuellen Wechsler sollten aus Strahlenschutzgründen jedoch keine Verwendung mehr finden. Angeboten werden heute Trommelwechsler, die 4–6 Kassetten im Format 20 × 96 cm aufzunehmen vermögen und Bildfolgen im Abstand von 1–6 sec erlauben; sie gehen auf ursprünglich von WENTZLIK empfohlene Konstruktionen zurück. Weitere Kassettenwechsler zur Serienangiographie wurden von DIMTZA und ·JAEGER (1939) angegeben. Prinzip: Verschiebeblende. LOOSE (1951) entwickelte einen automatischen Wechsler für die Serienaortographie, mit dem es möglich wurde, 3 Aufnahmen/sec zu belichten. Eine weitere Konstruktion stammt von HASSE (1959), mit der man 7 Aufnahmen im Format 30/40 mit einer einzigen Buckyblende belichten kann.

Bewährt hat sich in besonderem Maße die sog. Drehphasentechnik nach VIEHWEGER (1963). Hier wird eine Kassette von 35 × 130 cm mit 4 Filmen à 35/35 cm verwandt und dient insbesondere bei der translumbalen Aortographie zur Darstellung des Gefäßsystems von der Bauchaorta bis zu den Unterschenkeln und Füßen.

2.3. Angiographie-Spezialarbeitsplatz

Sind die bisher genannten Zusatzgeräte im allgemeinen sehr preisgünstig und können an bestehende Arbeitsplätze angeschlossen werden, ohne daß deren ursprüngliche Aufgaben eingeengt werden müssen, so sollte man sich zu einer Angiographieeinrichtung nur dann entschließen, wenn auch tatsächlich entsprechend häufige Untersuchungen anfallen. Spezialarbeitsplätze müssen folgende Grundvoraussetzungen erfüllen:

1. Genügend großer Raum, bei dem die Vorbereitung, Nachsorge und der Platz für den Anaesthesisten einzuplanen sind.
2. Hochleistungsdrehstromgenerator (1 000 mA) mit 2-Focusröhren (1,2 mm und 0,3 mm) von mindestens 50 kW (Feinfocus für Acren und Vergrößerungstechnik).
3. Bildverstärker-Fernseheinrichtung mit 70- oder 100-mm-Kamera und — bei wissenschaftlichen Fragestellungen — Kinokamera.
4. Spezialarbeitstisch mit schwimmender Tischplatte, Neigung bis zu 30°, Halterung für Druckinjektor bzw. Zusatzgeräte (Druckmessung, EKG), Höhenverschiebung und Horizontalverschiebung für die Aorto-Arteriographie.
5. Leistungsfähiger Filmwechsler.

Der Strahlenschutz ist bei den speziellen angiographischen Arbeitsplätzen ·dann am besten gewährleistet, wenn eine Untertischröhre zur Durchleuchtung benutzt wird, d.h. wenn das Bildverstärker-Fernsehsystem oberhalb des Patienten angebracht ist. Die seitliche Abdeckung der Röhre im Tisch, aber auch die Absorption eines Großteils der Röntgenstrahlen durch den Patienten, garantieren einen größeren Strahlenschutz als bei der Obertischröhre.

Für Durchleuchtung und Aufnahme sind im allgemeinen 2 unabhängige Röhren erforderlich und damit auch 2 Generatoren, die natürlich beim 2-Ebenen-Aufnahmebetrieb Voraussetzung sind.

Den Durchleuchtungsbetrieb in 2 Ebenen halten wir aufgrund unserer Erfahrungen für die Extremitätenangiographie für überflüssig. Die zusätzliche Apparatur erfordert höheren finanziellen Aufwand, nimmt erheblichen Platz ein und kompliziert eine Anlage, auf die man sich gerade in eiligen Notfallsituationen blind verlassen muß. Bei dem bestehenden Mangel an jahrelang eingearbeitetem Personal und dem häufigen Wechsel besonders an Anstalten mit lehrintensivem Betrieb, muß eine Anlage jedoch so einfach wie möglich gehalten werden, um jederzeit voll einsatzbereit zu sein. Daß die Störanfälligkeit mit unnützen und komplizierten „Extras“ ansteigt, ist aus den Erfahrungen eines jeden Haushalts hinreichend bekannt.

ZEITLER (1974) hält einen eigenen Angiographiearbeitsplatz dann für gerechtfertigt bzw. für erforderlich, wenn ein 500 Betten-(Allgemein-)Krankenhaus zu versorgen ist. Selbstverständlich werden die Ausgangszahlen kleiner, wenn es sich um Spezialkliniken oder Institute handelt, die vorwiegend für andere Häuser arbeiten.

Alle von den großen Röntgenfirmen heute angebotenen Untersuchungstische verfügen über motorisch betriebene Tischplatten, die den Patienten bei der Aorto-Arteriographie der unteren Extremitäten in 3–5 Etappen horizontal in cranialer Richtung bewegen. Mit 40–60 ml eines 76–80%igen Kontrastmittels kann damit das Gefäßsystem von der Aorta bis zu den Fußarterien dargestellt werden.

Unter den zahlreichen z.T. etwas merkwürdigen Konstruktionen für die röntgenologische Erfassung verschiedener Teilstrecken einer Strombahn sei die Konstruktion eines Tandemwechslers von HAYT u.Mitarb. (1973) erwähnt. Hier wird bei einem 2-Ebenen-Angiographiearbeitsplatz auch der 2. Wechsler zur a-p-Projektion verwandt und in Tandemstellung 8 Zoll entfernt angebracht. Zwei Injektionen von je 45 ml Renografin 60% werden mit 15 ml/sec nacheinander injiziert. Zunächst werden 5 Filme vom Becken und 7 über der Knieregion belichtet, dann — nach Verschiebung des Patienten um 11 Zoll cranialwärts — werden Ober- und Unterschenkel mit 7 bzw. 8 Expositionen aufgenommen. Insgesamt werden 46 $^1/_2$ Zoll (rund 120 cm) mit überlappenden Bildern eines Rollfilmwechslers erfaßt und nicht weniger als 27 Filme belichtet. Kosten und Dosisbelastung scheinen bei diesem Vorschlag kaum berücksichtigt worden zu sein!

Unter den Filmwechslern, die heute an Spezialangiographieeinrichtungen zu finden sind, sind Blattfilmwechsler häufiger als Rollfilmwechsler (GIDLUND u.a.).

Als Verbesserung haben wir den Puck-Wechsler (Elema-Schönander) empfunden: wesentlich kleinere Dimension, einfache Bedienung, lochkartengesteuerte Programme und Wegfall des beim AOT-Wechsler so gefürchteten Filmsalats durch Transportstörung. Daß diese Wechsler nur 2 Aufnahmen/sec erlauben, dürfte bei der Extremitätenangiographie keine Rolle spielen, zumal Verbesserungen in dieser Richtung bald zu erwarten sind.

2.4. Injektionsgeräte

Zur Darstellung der Extremitätenarterien und -venen genügt in vielen Fällen die Kontrastmittelinjektion von Hand. Bei der Lymphographie ist eine Injektionsmaschine zur kontinuierlichen Einbringung des Kontrastmittels über mehr als 1 Std unabdinglich. Wenn trotzdem auch für die Extremitätenarteriographie und -phlebographie automatische Injektionsgeräte in zunehmendem Maße Verwendung finden, so deshalb, weil wesentlich höhere Kontrastmittelkonzentrationen zu erreichen sind und bei wissenschaftlichen Fragestellungen exakt reproduzierbare Werte möglich sind: Kontrastmittelmenge pro Zeiteinheit (flow), Zeitpunkt der ersten und jeder folgenden Aufnahmeexposition und evtl. EKG-geschalteten Steuerung. Strahlenschutz!

Die Injektion des Kontrastmittels von Hand erlaubt eine genügende Kontrastmittelkonzentration in der Peripherie insbesondere bei der Verwendung weniger viscöser Substanzen. Zur Gegenstromarterie oder lumbalen Aortographie eignet sich eine solche Injektionsmethode jedoch ebensowenig wie für die Katheterangiographien.

2.4.1. Mechanische Injektionshilfen

Sind heute kaum mehr in Gebrauch und sollen deshalb nicht näher beschrieben werden.

2.4.2. Druckluftinjektionsgeräte

Ein wesentlicher Fortschritt gegenüber den auf dem Prinzip des verlängerten Hebelarmes wirkenden Injektionshilfen brachten die Geräte, bei denen der Metallspritzenstempel mit Hilfe von Preßluft vorgeschoben wird (GIDLUND; ULLRICH). Der Druck ist entweder am Reduzierventil der Preßluftflasche (Ullrich-Spritze) oder an der Spritze selbst (GIDLUND) in kg/cm^2 einstellbar. Der eingestellte Druck sagt naturgemäß nichts über die tatsächliche Durchflußmenge aus, die jedoch mit einer Nomogrammscheibe (KOLLATH u.Mitarb., 1971) ermittelt werden kann.

Abhängigkeit der Kontrastmitteldurchflußmenge pro Zeiteinheit von:

1. Injektionsdruck
2. Katheterinnendurchmesser
3. Katheterlänge
4. Kontrastmittelviscosität

Die eigentliche Injektionsspritze (aus Metall) kann seitlich am Lagerungstisch angebracht werden und macht die Verschiebung der Tischplatte, z.B. bei der lumbalen Aorto-Arteriographie, mit.

2.4.3. Elektromotorische und hydropneumatische Injektoren

Die zahlreichen Unsicherheitsfaktoren der Druckluftinjektoren im Hinblick auf die „flow-rate" werden von den modernen elektromotorischen (VIAMONTE-HOBBE, CORDIS) oder hydropneumatischen Hochdruckinjektoren weitgehend vermieden. Die Kontrastmittelflußmenge pro Zeiteinheit wird in ml/sec eingestellt, der Beginn der Kontrastmittelinjektion fixiert und der Zeitpunkt der gewünschten 1. Röntgenaufnahme frei gewählt. Bemerkenswert, daß bei den hydropneumatischen Injektoren (WELLAUER u.Mitarb., 1966) die Verzögerung bis zur maximalen „flow-rate" praktisch zu vernachlässigen ist, ja daß sogar eine elektronisch gesteuerte, phasen-gepulste Injektion erreicht wird. An den Extremitäten sind solche Vorteile natürlich gegenüber Angiographien in Herznähe unwesentlich.

2.5. Programmierung der Extremitätenarteriographie

Die exakte Bestimmung der Durchflußzeiten des Kontrastmittels vom Injektionsort zur Peripherie ist für die Programmierung der Bildfolge bei der Extremitätenarteriographie unumgänglich. Verläßt man sich auf Erfahrungswerte, sind immer wieder Fehleinschätzungen und damit Wiederholungsserien die Folge. Die in unserem Institut angewendete Technik hat den Vorteil der Simplizität gegenüber bereits bekannten Methoden, wie z.B. der Durchleuchtungskontrolle des Kontrastmittelabflusses oder der Injektion von Radionucliden. Sie beruht auf dem Ultraschall-Doppler-Effekt, mit dessen Hilfe Flußänderungen des Blutstromes über einem bestimmten Gefäßabschnitt als hörbare Schallfrequenzänderungen erkennbar sind: Ein in die Blutbahn injizierter Bolus von Kochsalzlösung oder Kontrastmittel wird durch Verschiedenheit seiner Dicke und Flußeigenschaft ebenfalls eine Frequenzänderung beim Durchstrom unter der Dopplersonde hervorrufen (Abb. 2, batteriebetriebenes Dopplergerät Minivason, Kretz).

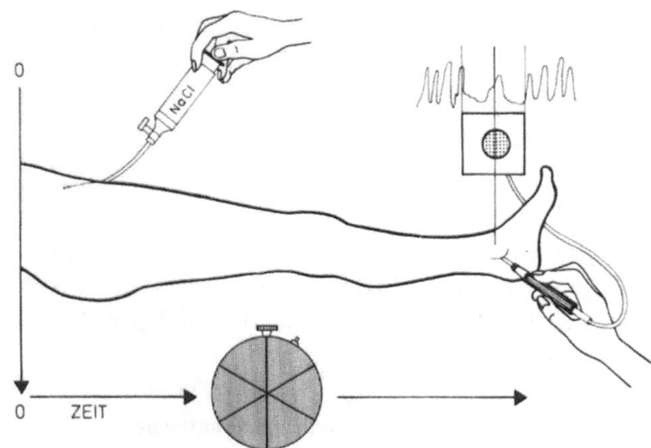

Abb. 2. Bestimmung der Durchströmungszeit zur Extremitätenarteriographie mit Hilfe der Doppler-Sonde

3. Instrumentarium

3.1. Punktionskanülen

Zur percutanen Arterienpunktion sind eine große Anzahl von Kanülen im Handel. Wir sind der Auffassung, daß nicht ein großes Lager verschiedenster Spezialnadeln über die Qualität eines angiographischen Eingriffes entscheidet, sondern wenige, allzeit griffbereite und bewährte Instrumente, mit denen der Untersucher umzugehen weiß.

Im allgemeinen handelt es sich bei den Punktionskanülen um Doppel- oder gar Dreifachkanülen, wobei der Außenteil meist quer oder stumpf abgeschliffen ist. Es folgt dann ein spitzzugeschliffener Innenteil, der — wie bei der Seldinger-Nadel — durch ein Mandrin verschlossen sein kann. Für die Routinearteriographie am Bein haben wir jahrelang zugespitzte Kanülen mit einem Federmandrin benutzt. Dieser wird nach Erreichen des Gefäßlumens eingeführt, überragt die Kanülenspitze im Gefäßlumen um etwa 1 cm und dient für das weitere Vorschieben der Kanüle als sichere Gleitschiene. Wegen der Gefahr der Intimaverletzung, insbesondere bei Gegenstromarteriographie (Abb. 5, 6), scheinen sich jedoch quergeschliffene Kanülen vom Typ der Seldinger-Nadel besser zu bewähren.

Punktionskanülen sollten entsprechend dem zu vermutenden Kaliber einen Außendurchmesser von 1,0 bis maximal 1,5 mm aufweisen. Seldinger-Nadeln haben einen Außendurchmesser bis 2,0 mm. Bei der lumbalen Aortographie sollten die Nadeln wegen des notwendigen Kontrastmittelflusses pro Zeiteinheit ein Kaliber von 1,6–2,0 mm aufweisen bei einer Länge von 12 bis etwa 18 cm. (Bei einem 135 kg schweren Koch haben wir — zur lumbalen Aortographie — eine Spezialkanüle mit einer Länge von 28 cm anfertigen lassen müssen!) (Tabelle 2).

Neben endständig offenen Kanülen, die mit einem zugeschliffenen Mandrin eingeführt werden, sind Kanülen mit einer Öffnung seitlich dicht vor dem Kanülenende in Gebrauch. Damit sollen intramurale Kontrastmittelextravasate verhindert werden. HETTLER hat eine stumpfe Außenkanüle mit einer kurz angeschliffenen scharfen Innenkanüle ohne Mandrin vereinigt, so daß mit einem stumpfen Mandrin über die Kanülenspitze hinaus das Lumen der Aorta ausgetastet werden kann. Die Länge der Kanüle zur Punktion der Extremitätenarterien sollte 5–10 cm betragen.

Für die Leber- und Milzpunktion haben sich seit langem Kunststoffkatheter-armierte Nadeln durchgesetzt. Nach Entfernung der starren Kanüle folgen die elastischen Kunststoffschläuche selbst Atembewegungen ohne die Gefahr einer Verletzung. Ähnliche Kanülen sind jetzt auch an den Extremitätengefäßen in Gebrauch. Bei der Aortographie hat SCHMITZ-DRÄGER bereits 1963 auf die Möglichkeit hingewiesen, durch die Punktionsnadel einen Katheter bis zur thorakalen Aorta vorzuschieben, eine Möglichkeit, die mit der Verwendung von kunststoffarmierten Nadeln heute durch das sichere Vorschieben dieser biegsamen Katheter von manchen Autoren in die Routinepraxis übernommen worden ist.

So hatten RIDDERVOLD und SEALE (1972) keinerlei Komplikation bei 92 Untersuchungen an 81 Patienten mit Hilfe eines Teflonkatheters bei translumbalen Aortographien. Es versteht sich, daß alle Kanülen einheitlichen Luer-Lock-Anschluß haben müssen und mit passenden Druckschläuchen an die Injektoren angeschlossen werden können.

Tabelle 2. Punktionskanülen

	Länge cm	$\varnothing$ mm
Extremitäten-Arteriographie		
Mittellange Kanülenspitze mit überstehendem Federmandrin	5–10	1,0–1,5
Doppelkanüle: innen spitz, außen quer-stumpf.	5–10	1,0–1,5
Extremitäten-Kathetermethode		
Dreifachkanüle: spitz eingepaßter Innenmandrin, zugespitztes Innenstück, Außenkanüle quer-stumpf (Typ Seldinger-Nadel).	5–10	2,0
Hettler-Besteck: Innen spitze Punktionsnadel, 2 stumpfe Metallkanülen, außen stumpfe Teflonhülle.		
Lumbale Aortographie		
Spitze Außenkanüle mit eingepaßtem spitzen Mandrin. Scharfe offene Innenkanüle mit stumpfer Außenkanüle (HETTLER).	12–18	1,4–2,0
Endständig verschlossene Punktionskanüle mit Seitloch und Innenmandrin.		

3.2. Katheter

Kathetermaterial der Wahl für die Extremitätenangiographie ist das Polyäthylen, wie es z.B. in Form des Ödman-Ledin-Katheters vorliegt. Das rote Kathetermaterial mit einem Außendurchmesser von 2,2 mm und einem Innendurchmesser von 1,4 mm hat sich uns bei mehreren tausend Angiographien als absolut ausreichend erwiesen. Die Katheter können mehrfach verwandt werden und lassen sich bei Erwärmung entsprechend den gewünschten Krümmungen formen.

Fertige Einmalkatheter in jeder Form werden von den verschiedensten Firmen geliefert.

HAWKINS u. Mitarb. (1973) haben wegen der Gefahr thromboembolischer Komplikationen, die sie bei der Katheterarteriographie auf 0,2–1,8% schätzen, Katheter benutzt, die sie mit einem Benzalkonium-Heparin-Überzug versehen haben. Bei 563 Patienten haben sie danach keine thromboembolischen Zwischenfälle erlebt. Die Katheter wurden vor der Gassterilisation in eine Benzalkonium-Heparin-Lösung getaucht, wie sie erstmals von AMPLATZ (1973) angegeben worden ist. Die experimentellen Ergebnisse dieses Autors erscheinen uns ausreichend gesichert, um dieses Verfahren für die Zukunft zu empfehlen.

Gegen die Verwendung von Teflon- oder Dakronkathetern spricht die Rigidität des Teflons einerseits und die Weitenänderung der Dakronkatheter innerhalb der Blutbahn andererseits.

Schmallumiges Kathetermaterial aus der pädiatrischen Angiologie wird von HAWKINS (1972) empfohlen, um zwei wesentliche Faktoren zur Entstehung von Gerinnseln zu reduzieren: den Katheterdurchmesser und sein rauhes Material. Nachteilig wirkt sich aber das kleinere Kaliber bei höherer „flow-rate" aus, weshalb dem Autor bei 85 sonst komplikationslosen Untersuchungen zweimal der Katheter platzte.

3.3. Führungsdrähte

Für die Führungsdrähte gilt inzwischen ein ähnliches, teilweise verwirrendes Angebot, aus dem sich der Untersucher das Einfachste und Geeignetste für die periphere Angiographie heraussuchen sollte.

Der Führungsdraht des Seldinger-Instrumentariums von 0,9 mm $\varnothing$ hat sich tausendfach bewährt und sollte nur dann durch Spezialführungsdrähte ersetzt werden, wenn superselektive Angiographien vorgenommen werden sollen. Hierzu gehören dirigierbare Führungsdrähte, J-förmige Systeme und teflonbeschichtete Drähte, die sich besonders bei schwerer Arteriosklerose bewährt haben.

Weitere Voraussetzungen für die erfolgreiche Durchführung einer Angiographie sind Einmalbestecke für die Applikation der Lokalanaesthesie, genügend heparinisierte Kochsalzlösung (1 ml Heparin auf 1 l Kochsalz), Abdecktücher, von denen eines als Lochtuch lediglich die vorher gut gesäuberte, rasierte und desinfizierte Punktionsstelle frei läßt.

4. Kontrastmittel

Das ideale Kontrastmittel soll nicht toxisch, nicht reizend, gut schattengebend und in kurzer Zeit aus dem Körper eliminierbar sein.

Wenngleich die modernen, jodhaltigen Kontrastmittel ein hohes Maß an guter Verträglichkeit aufweisen, so ist ihre Chemotoxicität nicht außer acht zu lassen. Sie ist abhängig vom Molekülaufbau, der Konzentration und der Osmolarität. Nach FISCHER (1965) besteht wahrscheinlich kein wesentlicher Toxicitätsunterschied zwischen den im Handel befindlichen Diatrizoaten, Jothalamaten und den Metrizoaten.

Wesentlicher sind Konzentration und Osmolarität, wobei letztere durch den relativen Natrium- und Meglumin-Salzgehalt bestimmt wird. Der Gehalt an Meglumin reduziert die Osmolarität und Toxicität statistisch signifikant, erhöht aber die Viscosität. Andererseits ist die Konzentration des Natrium-Ions direkt proportional der Chemotoxicität.

Die Einteilung der Kontrastmittel nach FISCHER (1965) in solche einer niedrigen, mittleren und hohen Konzentration ist für die Zwecke der peripheren Angiographie unwesentlich, da für die Darstellung der Extremitäten ein 60%iges Kontrastmittel, für die stammnahen Gefäße ein 76%iges Kontrastmittel genügen.

Nach dem vorher Gesagten sollte man sich für die periphere Angiographie in jedem Fall eines Kontrastmittels versichern, das einen Jodgehalt zwischen 280–300 mg/ml garantiert.

Hierfür spricht auch die Erfahrung, daß die Injektion eines 76–80%igen Kontrastmittels bei der Brachialis- oder Femoralisarteriographie als außerordentlich schmerzhaft mit erheblichem Hitzegefühl empfunden wird, so daß viele Patienten eine Wiederholung der Angiographie ohne Narkose ablehnen. Wir verwenden deshalb 60%ige Kontrastmittel (Urografin 60%, Conray 60, Telebrix 300) und spritzen vor dem Kontrastmittel 10 ml einer 0,5%igen Novocain-Lösung durch die liegende Kanüle intraarteriell, so daß nach entsprechender Prämedikation (s.S. 15) der Eingriff nahezu schmerzlos verläuft. Für die Aortographie wird sowohl bei der Direktpunktion als auch über Katheter ein 76- oder 80%iges Kontrastmittel verwandt.

Die Extremitätenphlebographie sollte mit einem 60%igen Kontrastmittel vorgenommen werden, um Reizungen der Venenwände zu vermeiden.

Tabelle 3. Die wichtigsten trijodierten Kontrastmittel zur Angiographie

Handels-bezeichnung	Hersteller	Zusammensetzung
Urografin	Schering AG Berlin	Gemisch des Natrium- und Methylglukaminsalzes der N,N'. Diacethyl-3,5-diamino-2,4,6-trijodbenzoesäure (60 und 76%)
Angiografin	Schering AG Berlin	Reines Methylglukaminsalz (60%)
Urovison	Schering AG Berlin	Natriumsalz der Urografin-Grundsubstanz (65%)
Conray	Mallinckrodt USA Byk-Gulden Konstanz	Gemisch des Natrium- und Methylglukaminsalzes des 5-Acetylamino-2,4,6-trijodi-sophtal-säure-methylamin (iothalamat) oder reines Natriumsalz (zwischen 30 und 80%)
Telebrix 380	Byk-Gulden Konstanz	Methylglukamin- u. Natrium-salz der Joxitalaminsäure
Telebrix 300	Byk-Gulden Konstanz	Methylglukaminsalz der Joxitalaminsäure
Uromiro 300	Bracco Industria Chimica Mailand	N-Methylglukaminsalz der Ametriodinsäure

Wie bei jedem anderen Medikament ist auch bei den Kontrastmitteln eine Maximaldosis zu berücksichtigen. Sie resultiert aus der allgemeinen Toxicität und besonderen toxischen Wirkungen auf einzelne Organe, insbesondere Niere, Leber, Hirn, Coronarien usw. Eine der pharmakologischen Wirkungen der Kontrastmittel, nämlich die Vasodilatation besonders der visceralen Gefäße, ist jedem angiographisch Tätigen bekannt. Andere Nebenerscheinungen werden im Kapitel über die Komplikationen abgehandelt. Als Faustregel darf gelten, daß man Kindern nicht mehr als 1 ml/kg Körpergewicht, Erwachsenen nicht mehr als 2 ml/kg Körpergewicht zumuten sollte. Daß immer wieder Dosen bis zu 200 ml Kontrastmittel im Verlauf einer angiographischen Abklärung komplikationslos vertragen werden, darf unter keinen Umständen auf alle unsere Patienten übertragen werden; dafür ist viel zu wenig über den Wirkungsmechanismus bei Kontrastmittelzwischenfällen bekannt.

4.1. Kontrastmittelzwischenfälle

Komplikationen durch das verwendete Kontrastmittel sind relativ selten, können aber schwerwiegender Natur sein, gelegentlich sogar letal enden. Die meisten Zwischenfälle lassen sich vermeiden, wenn einige Grundregeln beachtet werden:

Prophylaxe von Kontrastmittelzwischenfällen

1. Genauer Untersuchungsplan mit Abschätzung der mutmaßlichen Kontrastmittelmengen.
2. Verwendung bewährter Kontrastmittel (Fa. Byk-Gulden, Mallinckrodt, Schering, Squipp & Sons, Winthrop u.a.).
3. Geringst-mögliche Dosis pro Injektion bei optimaler „flowrate".
4. Gesamt-Dosis nicht über 1,0 ml Kontrastmittel/kg KG bei Kindern und 2,0 ml Kontrastmittel/kg KG beim Erwachsenen.

Leider gibt es keinen zuverlässigen Test zum Ausschluß einer pathologischen Kontrastmittelreaktion. Die früher häufig übliche Vorprobe mit kleinen Kontrastmittelmengen vor der Angiographie sollte eine mögliche allergische Reaktion provozieren. Weder der Intracutantest, noch die Vorinjektion haben jedoch schwere Reaktionen ausschließen können, weshalb die Europäische Röntgengesellschaft 1966 diese Tests als unzureichend erklärt hat.

Damit ist ausgesprochen, daß der Wirkungsmechanismus der auf das Kontrastmittel zu beziehenden Reaktionen noch unklar ist. Die weit divergierenden Meinungen sollen deshalb in diesem Rahmen nicht diskutiert werden. Die Tatsache, daß mehr als 70% der publizierten tödlichen Zwischenfälle in den ersten 3 min nach der Injektion beobachtet werden, zeigt, daß es sich nicht um einfache allergische Reaktionen handelt, sondern um Mechanismen im Sinne eines anaphylaktischen Schocks oder gar einer direkten toxischen Wirkung des jeweiligen Kontrastmittelmoleküls.

Symptome, Erkennung und Behandlung der Kontrastmittelzwischenfälle sind in den folgenden Tabellen 4 bis 10 angeführt.

Tabelle 4. Vorsichtsmaßnahmen bei Kontrastmittelinjektion. (Nach JUST, 1972)

1. Gezielte Anamnese (Allergie?)
2. Injektion am liegenden Patienten
3. i.v. Kanüle belassen (Braunüle verwenden)
4. Patient exakt überwachen, besonders nach der Injektion
5. Bei Allergikern prophylaktisch:
   a) Antihistaminica i.v.
   b) Cortisonderivate i.v.
6. Ausrüstung, Geräte und Medikamente müssen jederzeit griffbereit zur Verfügung stehen

Tabelle 5. Allergische Hautreaktionen

Symptome	Therapie
Rötung	Calcium i.v.
Urticaria	Antihistaminica i.v.
Juckreiz	Cortison-Derivate i.v.
Quaddelbildung	
Lidödem	

Tabelle 6. Leichte allgemeine Nebenerscheinungen

Symptome	Therapie
Übelkeit	Frischluftzufuhr
Brechreiz	Sauerstoffzufuhr
Hitzegefühl	Ärztliche Kontrolle
Niesen	Valium i.v.
Hustenreiz	

Tabelle 7. Schwere Allgemeinreaktionen

Respiratorisch:	Kardiovasculär:	Cerebral:
Symptome	Symptome	Symptome
Tachypnoe	Blässe	Pfötchenstellung
Dyspnoe	Beklemmungsgefühl	Krampfzustände
Broncho-spasmus	Schweißausbruch	Bewußtlosigkeit
	Blutdruckabfall	Tonisch-klonische
Asthmaanfall	Vernichtungsgefühl	Krämpfe
Glottisödem	Schock	

Tabelle 8. Klinische Symptome bei Kontrastmittelzwischenfällen

System	1. Phase (Erregungsphase)	2. Phase (Lähmungsphase)
Zentralnervensystem	Benommenheit, Unruhe, Wärmesensation, Nervosität, Angst, Pupillenerweiterung, Desorientierung, Zittern, Schwindel, Krämpfe, Ohrensausen, Taubheit	Bewußtlosigkeit, Koma, komplette motorische und sensible Lähmung
Vegetatives System Autonome Regulation	Exzitation, Blässe, Schweißausbruch, Salivation oder Trockenheit des Mundes und Halses, Nausea, Erbrechen	Lähmung der Antriebe, profuser Schweiß. Patient läßt unter sich. Sphincterlähmung
Kardiovasculäres System	Blutdruckanstieg durch Konvulsionen, Bradykardie oder auch Pulsbeschleunigung	Blutdrucksturz zu Schockwerten, Tachykardie, dann Versagen des Herzens (Myokard und Reizleitung)
Respiratorisches System	Steigerung der Atemfrequenz, Hyperpnoe, Hetzatmung	Cyanose, zunehmende Atemlähmung bis zum Stillstand (zentral und peripher bedingt)

Tabelle 9. Ausrüstung zur Behandlung von Kontrastmittelzwischenfällen. (Nach JUST, 1972)

Muß	+	Soll	+	Optimal
Guedeltuben		Intubationsbesteck		Narkosegerät
Sauerstoffflasche		Absaugevorrichtung		Dauerbeatmungs-gerät
Rubenbeutel		Balgbeatmungsgerät		
Atemmasken, versch. Größen				
Braunülen		EKG-Sichtgerät		Kardioverter
Einmalspritzen		Lange Nadel für		Herz-Wiederbelebungsapparat
Plasmaexpander		i.c. Injektion		Lungen-Wiederbelebungsapparat
Kreislaufmittel		Herzmittel: Adrenalin Calcium 10% Alupent		
Sedativa Cortison-Derivate Barbiturate				

Tabelle 10. Therapie bei Kontrastmittelzwischenfällen

Atmung	Kreislauf
Atemwege freihalten	Volumensubstitution
Spontanatmung kontrollieren	Macrodex 6%
Sauerstoffzufuhr	Haemaccel
Künstliche Beatmung	Gelifondol
a) Maske	
b) Trachealtubus	

	Corticoide
	Urbason Solubile
	Dexa Scheroson

Sedativa	Vasopressoren
Valium	Novadral
Dolantin	Arterenol
Thalamonal	Hypertensin

Barbiturate	
Evipan	
Trapanal	

Kontrastmittelbedingte Zwischenfälle bei der Phlebographie verlaufen im Grunde genommen identisch wie bei den Arterien. Wir möchten jedoch auf die Möglichkeit eines Lungenödems aufmerksam machen, das wir bei einem 65jährigen Patienten mit beginnendem Cor pulmonale 2 min nach Injektion von je 25 ml eines 76%igen Kontrastmittels in eine Cubitalvene zum Ausschluß eines Achselvenenverschlusses erlebt haben. Nur die sofortige Sauerstoffbeatmung nach Intubation, verbunden mit Aderlaß und Strophanthingabe verhinderten einen tödlichen Ausgang.

Die wichtigsten Allgemeinkomplikationen bei der Phlebographie sind nach HACH (1973) anaphylaktischer Schock, hypotone Kreislaufstörungen, vagovasale Synkopen und allergische Exantheme!

Lokale Venenreaktionen sind die Folge zu langer Kontaktzeit des hochkonzentrierten Kontrastmittels an der Gefäßintima. Umschriebene Nekrosen sollen bei Patienten mit Kollagenosen oder Kryoglobulinämie nicht zu verhindern sein, weil eine hypersensitive Angiitis mit pathologischer Reaktionsbereitschaft der Gefäße auf hypertonische Lösungen besteht (Häufigkeit der Thrombophlebitis im Bereich der punktierten Vene wird mit 0,8% angegeben). REBONZ (1972) ist übrigens der Ansicht, es sei ungefährlicher, die Vene mit Nadel oder Trokart zu punktieren, als einen Katheter einzuführen.

Komplikationen von seiten der Lunge sind auch bei der *Lymphographie* mit öligen Kontrastmitteln zu berücksichtigen. Werden Einzeldosen von 5–7 ml des öligen Kontrastmittels pro Extremität überschritten, so ist, insbesondere bei vorgeschädigten Patienten, mit klinischen Erscheinungen der Mikroembolisation zu rechnen (fieberhafte Reaktionen, Bronchopneumonie). Dies gilt vor allem für ältere Patienten mit Lungenemphysem, Stauungslunge usw.

5. Angiographisch-technische Komplikationen

5.1. Lokale Komplikationen

Jede Gefäßpunktion, jedes Einführen eines Katheters bedeutet Traumatisierung der Gefäßwand. Sie ist abhängig von der Häufigkeit der Punktionsversuche und vom Kaliber der Kanüle bzw. des Katheters. Zweifellos besteht ein Zusammenhang zwischen der Größe der Punktionsöffnung und dem Auftreten des lokalen Hämatoms (Abb. 3 bis 6).

Merke: Je dünner die Kanüle bzw. der Katheter bei ausgereifter Punktionstechnik, um so geringer ist die Wahrscheinlichkeit einer größeren Nachblutung. Insbesondere bei mehrfachem Katheterwechsel muß deshalb größter Wert auf sorgfältige Blutsstillung gelegt werden.

Der Verwendung sehr englumiger Instrumente steht jedoch die Notwendigkeit gegenüber, pro Zeiteinheit eine genügend große Kontrastmittelmenge injizieren zu können. Kanülen- und Katheterdurchmesser sind deshalb immer ein Kompromiß zwischen geringstmöglicher Traumatisierung der Gefäßwand und eben noch vertretbarer Lumenweite zur notwendigen Injektion.

Die Folgen mehrfacher, percutaner Katheterisierungen an gleicher Stelle haben CRNIC u. Mitarb. (1973) untersucht: Bei 17 Hunden mit 3–10maliger selektiver, visceraler Arteriographie innerhalb von 3 Jahren wurden die Arterien angiographisch und histologisch am Punktionsort untersucht. Dabei fanden sich 7mal arteriographisch nachweisbare Veränderungen der Arterienwand. Histologisch handelte es sich um Intimahyperplasie mit Bindegewebsablagerung und Fibroblasten-Proliferation der Media. Obwohl bei keinem Hund Zeichen einer peripheren arteriellen Durchblutungsstörung bestand, weisen die Autoren auf die Möglichkeit der Verschlimmerung einer Arteriosklerose bzw. der Möglichkeit thromboembolischer Komplikationen beim Patienten hin.

Das *lokale Hämatom* wird sich nie mit Sicherheit vermeiden lassen. Sorgfältige Palpation des Gefäßes, das sich am besten zwischen Zeige- und Mittelfinger der linken Hand fixieren läßt, Incision der Cutis und gezieltes Einstechen der Kanülenspitze auf die Mitte des Gefäßes, sind die besten Voraussetzungen, eine Nachblutung zu vermeiden. Hierzu gehört auch die gewissenhafte Kompression der arteriellen Punktionsstelle für die Dauer von etwa 15 min durch den Untersucher selbst, der sich ganz besonders der Hypertoniker und Patienten mit Arteriosklerose annehmen muß. Alle angiographierten Patienten sollten 1–2 Std innerhalb der Röntgenabteilung verbleiben und sorgfältig beobachtet werden. Im Gegensatz zu anderen Autoren belasten wir die Punktionsstelle für einige Stunden mit einem Sandsack.

Das Hämatom an der Punktionsstelle tritt bei Störungen der Blutgerinnung besonders häufig auf. Es ist deshalb grundsätzlich ein *Gerinnungsstatus* vor jeder Angiographie zu fordern, wobei wir als Kriterium einen Quickwert von 60% für die lumbale Aortographie fordern, deren Punktionsstelle nicht direkt kontrolliert werden kann. Bei der Femoralis- oder Brachialisarteriographie sollte der Quickwert mindestens 40% betragen.

Kommt es unmittelbar nach der Angiographie oder aber infolge falschen Verhaltens des Patienten nach einem Intervall von mehreren Stunden zu einer größeren *Nachblutung*, z.B. in Form eines faustgroßen Hämatoms am Punktionsort, darf mit der operativen Intervention nicht gewartet werden. Dies gilt ganz besonders dann, wenn ein *pulsierendes Hämatom* auftritt oder eine *arteriovenöse Fistel* nach gleichzeitiger Verletzung von Arterie und Vene durch rasch zunehmende Schwellung, deutliches Schwirren und das typische Maschinengeräusch nachweisbar ist.

Im Gegensatz zur Hämatombildung an den Extremitäten ist die Nachblutung aus einer Aortenpunktionsstelle nur durch indirekte Zeichen erkennbar: Rückenschmerzen, Kollapsneigung, Subileus bis zur vollständigen Darmparalyse infolge des retroperitonealen Hämatoms. Auch hier darf bei anhaltender Blutung mit der Operation nicht gewartet werden. Im eigenen Krankengut mußten 2 Patienten wegen erheblicher Blutung nach lumbaler Aortographie und 2 Kranke im Anschluß an eine Katheterangiographie

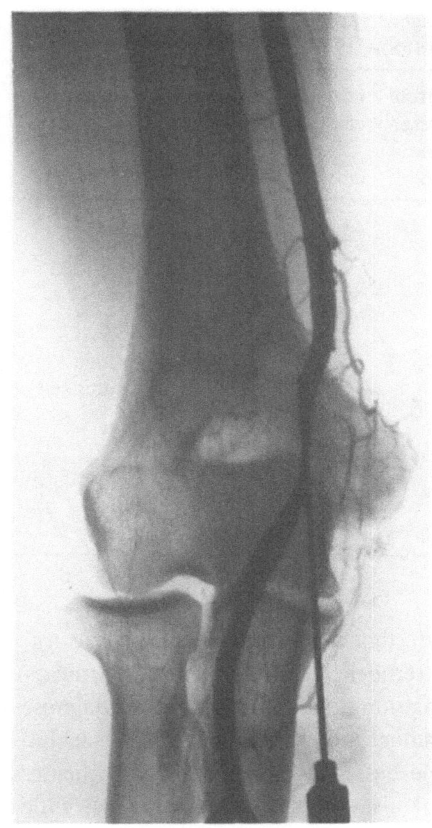
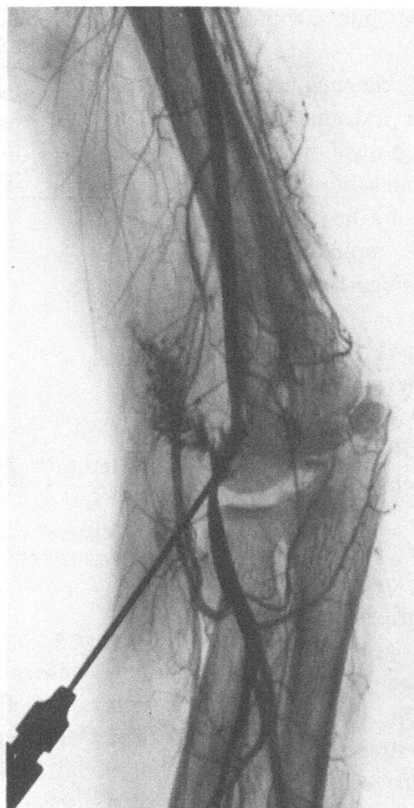
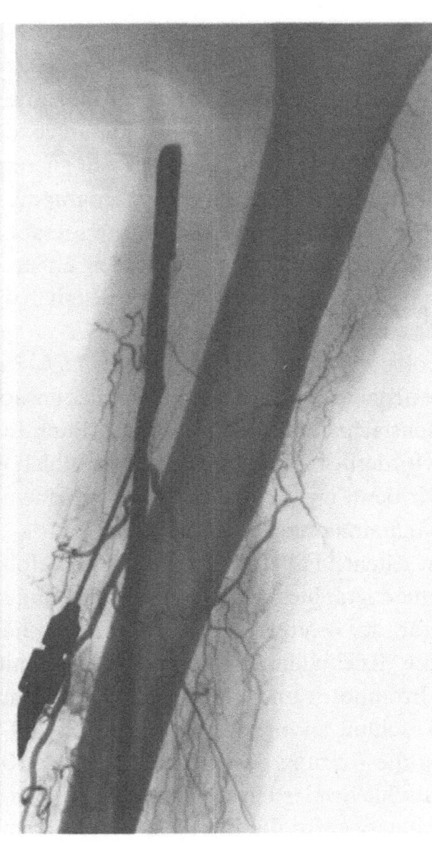

Abb. 3   Abb. 4   Abb. 5

Abb. 3. Gefäßspasmus. Brachialisarteriographie. Spindelförmige Einengung der A. brachialis in der Umgebung der Punktionsstelle

Abb. 4. Kontrastmittelextravasat. Brachialisarteriographie. Umschriebener Kontrastmittelaustritt unmittelbar an der Punktionsstelle in die Weichteile der Ellenbeuge. (Patient mit schwerer Nephropathie)

Abb. 5. Intramurales Kontrastmitteldepot. Brachialisarteriographie. Teilweise intramurale Lage der Kanülenspitze mit auffallend glatt begrenztem Kontrastmitteldepot proximal der Punktionsstelle, das glatt abbricht

Abb. 6a und b. Gefäßwanddissektion durch Kontrastmitteldepot. Femoralisarteriographie. (a) In der früharteriellen Phase Darstellung einer scheinbar intakten Beckenarterie, von der aber keine Äste abgehen! Unauffällige Femoralarterie. (b) Kontrastmittelpersistenz in der Wand der li. Beckenarterie; auf dem Spätbild Kontrastmittelreste innerhalb der Dissektion der Beckenarterie

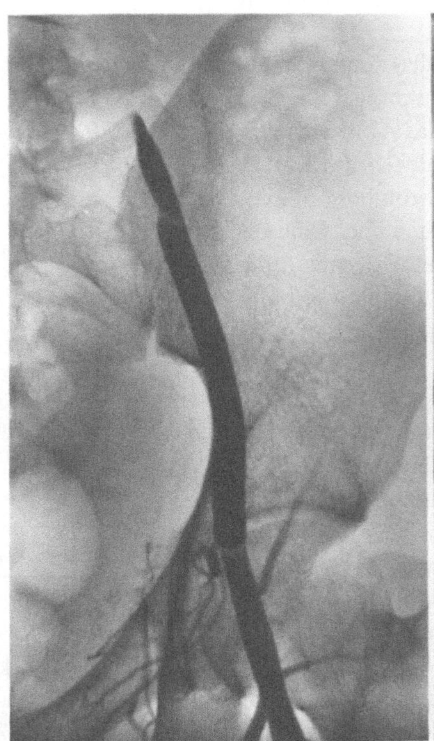
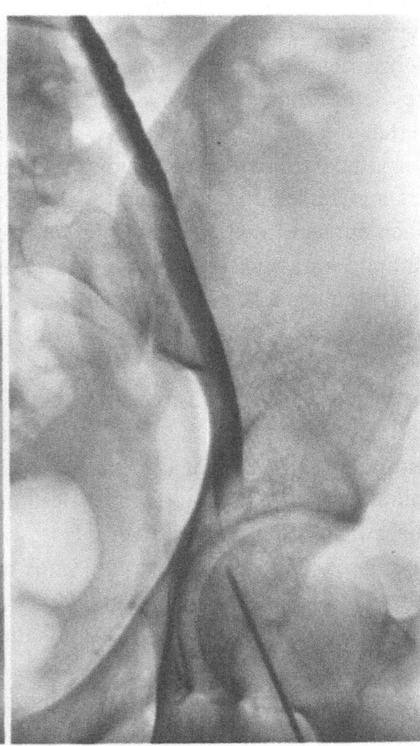

Abb. 6a   b

operiert werden (4 Patienten auf rund 6000 Untersuchungen, d.h. unter 1°/$_{oo}$).

Zu den extremen Ausnahmen gehört die Freilegung einer peripheren Arterie zur Angiographie der Extremitäten. Vergleichbare Zahlen ergeben sich allerdings aus Untersuchungen anläßlich der Coronarographie nach SONES. Bei über 350 selektiven Coronararteriographien sahen AMIEZ u.Mitarb. (1972) nur in 2 Fällen ernste Komplikationen in Form distaler Thrombosen, die mit dem Fogarty-Katheter entfernt werden konnten.

Lokale Hämatombildung nach *Phlebographie* wird selten beobachtet und ist meist Folge einer unsachgemäßen Punktionstechnik. Kompression der Punktionsstelle ist nicht erforderlich. Bei der peripheren Phlebographie beenden wir den Eingriff grundsätzlich mit einem elastischen Verband am untersuchten Bein.

In seltenen Fällen kann es auch im Gefolge der peripheren Phlebographie zu schweren Zwischenfällen kommen (Gangrän der 4. und 5. Zehe bei einem 13jährigen Mädchen mit Rückbildung; Vorfußgangrän mit generalisierten Thrombosen und Exitus bei einer 21jährigen Negerin im Anschluß an eine Geburt. THOMAS, 1970). Als Ursache ist die Reizung der Intima durch das Kontrastmittel mit anschließender Thrombose und Gangrän anzusehen. Empfehlenswert ist die Injektion von 10–20 ml physiologischer Kochsalzlösung mit Liquemin nach der Kontrastmittelapplikation.

Bei der Lymphographie ist gelegentlich mit entzündlichen Reaktionen an der Stelle der Freilegung und in seltenen Fällen mit einer im allgemeinen gut beherrschbaren Lymphangitis zu rechnen.

Neben der Nachblutung besteht bei jeder Angiographie die Gefahr einer *Thrombose* an der Punktionsstelle. Die Verletzung der Intima einerseits, sowie das Abstreifen von Thrombocytenaggregaten beim Zurückziehen des Katheters andererseits, können zur lokalen Thrombose führen. Nach kurzem Intervall klagen die Patienten über Kältegefühl und Parästhesien in der untersuchten Extremität, die sich meist rasch verfärbt und fehlende Pulse aufweist. Die Diagnose eines Gefäßverschlusses wird gesichert durch das Oscillogramm oder die Dopplersonde.

Entscheidend für die Entstehung der lokalen Thrombose sind nach JACOBSSON und SCHLOSSER (1968) Katheterlänge und/oder -kaliber sowie die Dauer der Untersuchung. Tabelle 11 zeigt die Ergebnisse einer Bestimmung des Thrombusgewichtes mit der Mikro-Analysenwaage.

Eingehende Untersuchungen im Sinne einer prospektiven Studie an 142 Patienten mit Katheterarteriographie zeigten in 14% thromboembolische Komplikationen, wie BARNES u.Mitarb. (1973) berichteten.

Im eigenen Krankengut fanden wir unter 50 Untersuchten 7 pathologische Oscillogramme nach Katheterangiographie (WENZ u. SPÄH, 1970).

Tabelle 11. Thrombusgewichte mit der Mikro-Analysenwaage. (Nach ZEITLER und SCHOOP, 1970)

Katheter	Durchmesser mm mm	Länge cm cm	Thrombusauflagerung in mg	Charakterisierung der Oberfläche
Ödman-Leding-gelb (Kifa)	2,8	50	0,16	rauh
Ödman-Leding-grau	2,9	50	0,10	rauh
Polyäthylen	2,4	50	0,01	geringe Rauhigkeit
Teflon-USCI 7	2,4	50	0,005	glatt
Teflon-Hettler 7	2,4	50	0,005	glatt
Dacron-USCI 7	2,4	50	0,005	glatt
Ducor-Cordis 8	2,7	50	0,005	glatt

Es ist sicher gerechtfertigt, während 1 Std durch die Anwendung gefäßerweiternder Substanzen, durch Wärmeapplikation und Tieflagerung der Extremität, die Diagnose zwischen Gefäßspasmus und thrombotischem Verschluß zu klären. Tritt keine Besserung ein, so ist nach erneuter angiographischer Lokalisation die chirurgische Freilegung anzustreben. Warten bedeutet Anwachsen des Thrombus bis in die Stammarterien hinein und vergrößert den gefäßchirurgischen Eingriff, auch wenn einzelne Mitteilungen (SLANINA u.Mitarb., 1971) über Normalisierung der Durchblutung nach längerem Intervall berichten. Meist handelt es sich um Spasmen der A. poplitea.

Tabelle 12. Verhalten bei der postangiographischen Thromboembolie. (Nach KAPPERT, 1969)

Hinweis	Patient gibt Schmerzen und Kältegefühl an
Diagnose	Pulsstatus, Hauttemperatur, *Oscillographie* (erneute Angiographie!)
Therapie bis 2 Std	*Watteverband* *Tieflagerung des Beines* *Schmerzbekämpfung* (in schweren Fällen Morphin, sonst Novalgin + Tranquilizer) *Vasodilatation (Complamin* oder *Ronicol* intraarteriell + *Hydergin* 0,5 mg in 500 ml Laevosan 5% i.v.)
nach 2 Std	*Chirurgische Behandlung* (Fogarty-Katheter) absolut indiziert bei Extremitätenstammarterien *Fibrinolyse* nur bei peripheren Verschlüssen

5.2. Fernkomplikationen

Hierunter werden Zwischenfälle zusammengefaßt, die sich durch die Manipulation mit dem Führungsdraht oder mit dem Katheter ereignen: Gefäßwandperforation, Ablösung arteriosklerotischer Plaques, subintimale Injektion mit Dissektion des sondierten Gefäßabschnittes sowie das Abbrechen der flexiblen Spitze des Führungsdrahtes. Glücklicherweise sind solche Zwischenfälle äußerst selten und ereignen sich meist nur dann, wenn erste angiographische Erfahrungen gesammelt werden.

Unter 3 Fällen von subintimalen Kontrastmittelinjektionen in Form manschettenförmiger Schatten, Aufhellungszonen in der Kontrastmittelsäule und Gefäßerweiterung im subintimal unterspritzten Bezirk kam es im Krankengut von REINHARDT (1970) zu 1 Aneurysma dissecans.

Als ausgesprochene Rarität gilt die Injektion kleinster Glasteilchen, die beim Aufsägen der Ampulle mit dem Kontrastmittel oder der Kochsalzlösung aufgesaugt wurden. Gerinnsel können sich im Katheter bilden, wenn längere Zeit nicht mit Heparin-Kochsalzlösung durchgespült wurde.

Die notwendigen therapeutischen Maßnahmen hängen von den klinischen Erscheinungen der Komplikationen ab.

Tabelle 13. Arteriographiekomplikationen

Komplikation	Begünstigt durch
Hämatom und Nachblutung	Blutungsneigung (Quickwert unter 40%) Antikoagulantientherapie Hypertonus Zahlreiche Punktionsversuche Großes Kaliber von Punktionskanüle bzw. Katheter
Thrombose	Hypotonie Thromboseneigung Zahlreiche Punktionsversuche Lange Untersuchungsdauer Rauher und langer Katheter Unterlassung der Heparin-Kochsalzspülung
Dissektion Perforation	Arteriosklerose Fehlerhafte Punktion Gewaltsames Vorschieben von Führungsdraht oder Katheter ohne Fernsehkontrolle, evtl. mit Abbrechen der Mandrinspitze und Embolisation
Kontrastmittelparavasat	Ungenügende Kontrolle der Lage von Kanüle oder Katheterspitze. Veränderung der Kanülen- oder Katheterlage durch Verschieben des Patienten über dem Filmwechsler oder selbständigen Positionswechsel des Patienten
Aneurysma	Arteriosklerose Zahlreiche Punktionsversuche Große Kaliber von Kanüle bzw. Katheter
a.v. Fistel	Fehlerhafte Punktionstechnik Gleichzeitige Verletzung von Arterie und Vene (A. und V. femoralis in der Leistenbeuge)

Glücklicherweise verläuft ein Großteil der genannten Zwischenfälle symptomlos. Der dissektionsbedingte Verschluß einer größeren Arterie oder die Embolie einer Stammarterie erfordern sofortige gefäßchirurgische Freilegung. Periphere Embolisation ist die Domäne der thrombolytischen Therapie.

Neurologische Komplikationen sind glücklicherweise selten. Der schwerwiegendste angiographische Zwischenfall ist dabei die permanente Rückenmarksschädigung, die HORNYKIEWITSCH und BARGON (1962) sowie SCHOEN (1962) mit 0,2% aus großen amerikanischen Statistiken geschätzt haben. BROY (1971) hat über eine Paraplegie nach Katheter-Nierenarteriographie berichtet (dort auch ausführliche Literatur) und CORNELL (1969) beobachtete bei 5 Patienten mit abdomineller Arteriographie eine glücklicherweise reversible Spastizität der Beine. Diese soll nach MUSIN (1971) durch Wiederholung der Angiographie abgeklärt werden.

6. Anaesthesie bei Extremitätenangiographie

Die Diskussion um das ideale Anaesthesieverfahren für die Durchführung peripherer Aorto/Arteriographien ist noch immer im Fluß. Einige Autoren empfehlen die Lokalanaesthesie, andere plädieren für Peridural- und Spinalanaesthesie bei lumbalen Aortographien und wieder andere bevorzugen die Allgemeinnarkose (Literatur bei LUTZ u.Mitarb., 1968). Ziel der Anaesthesie soll sein, den Patienten möglichst zu schonen, d.h. Unannehmlichkeiten in Form von Schmerzen bei Lagerung, Gefäßpunktion und während der Kontrastmittelinjektion von ihm fernzuhalten. Der Arzt schätzt andererseits den störungsfreien Untersuchungsablauf, der naturgemäß durch die Ausschaltung von Abwehrreaktionen und Atembewegungen bei der Allgemeinanaesthesie in endotrachealer Intubation am ehesten gegeben ist.

6.1. Allgemeinnarkose

Bietet sich von vornherein die Allgemeinnarkose als ideale Methode bei der Angiographie an, so stehen ihrer Anwendung der erhebliche Aufwand an Personal und Apparatur, die Verlängerung der Untersuchung und zusätzliche organisatorische Aufgaben entgegen. Der Vorteil liegt in der größeren Sicherheit für den Patienten bei ständiger Kontrolle von Atmung und Kreislauf durch einen Fachanaesthesisten.

Die Allgemeinnarkose ist in der peripheren Angiographie indiziert bei der lumbalen Aortographie, bei primär sehr unruhigen Patienten (psychisch Kranke), bei Kleinkindern und bei alten Leuten mit schweren Begleiterkrankungen.

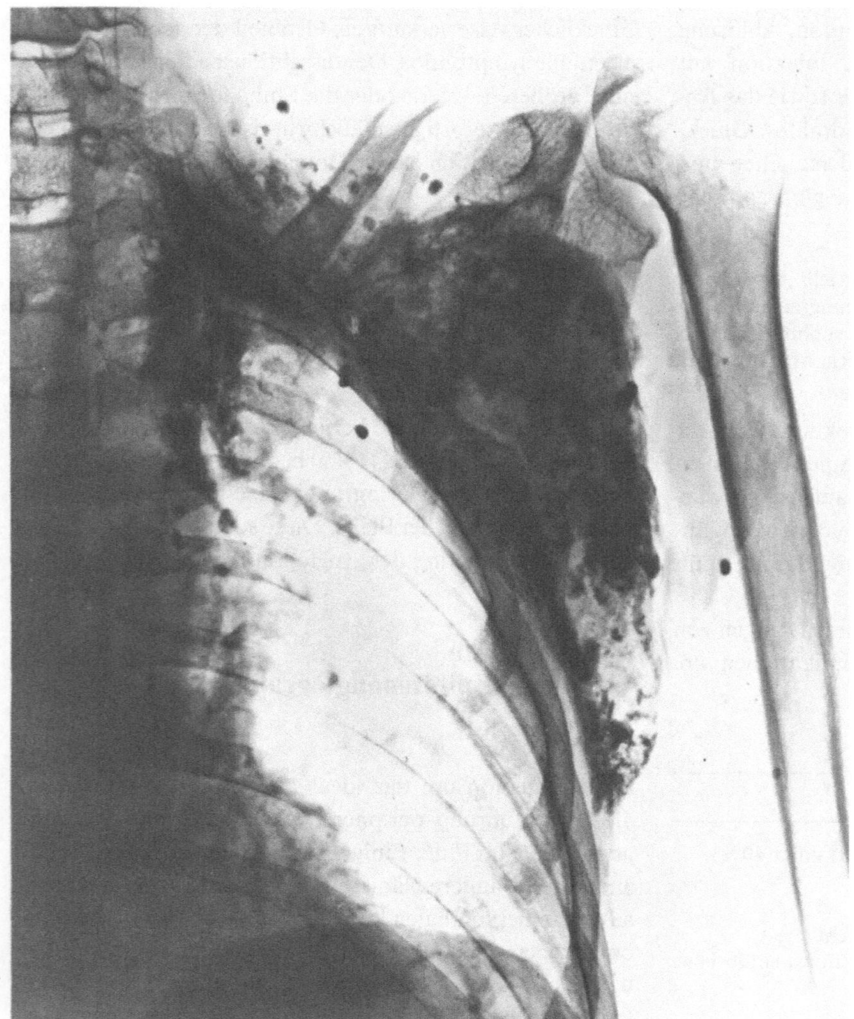

Abb. 7. Thorotrastparavasat in der Achselhöhle. Übersichtsaufnahme der li. Thoraxhälfte. 21 × 8 cm messendes metalldichtes Depot, das sich von der li. Halsseite über die Achselhöhle entlang der li. Thoraxwand zieht. Die Einlagerungen sind Folge einer mißglückten Axillarisarteriographie vor 35 Jahren

So kamen unter 783 Patienten in unserem Heidelberger Krankengut 67 zur Gefäßdarstellung der Aorta und der Peripherie, bei denen Hypertonie, Herzinfarkt, Apoplexie, Diabetes mellitus und Nierenerkrankungen als Risikofaktoren vorlagen. Bei einem Drittel der Angiographierten bestand eine Adipositas. Der schwerste unserer Patienten wog 135 kg!

Die Anwendung der Allgemeinanaesthesie rief ihrerseits einige Komplikationen hervor, die in Tabelle 14 festgehalten sind (LUTZ, WENZ, WINKLER u. HEILMANN, 1968).

Atemstörungen traten sowohl am Beginn der Untersuchung als auch bei der Ausleitung der Narkose auf. Vorerkrankungen, die eine solche Komplikation begünstigen, wie Asthma bronchiale oder Emphysembronchitis, waren nur von wenigen Patienten bekannt. Als auslösende Ursachen müssen chemische oder mechanische Reizung der Atemwege (Inhalationsnarkotica, Endotrachealkatheter), die parasympathicomimetische Wirkung der Barbiturate, Hypoxie und Hyperkapnie diskutiert werden.

Tabelle 14.

Art des Eingriffes	Zahl	Hypotonie	broncho-spastisches Syndrom	ver-längerte Apnoe	Aller-gisches Exanthem	Exitus
Lumbale Aortographie	697	2	29	3	4	1
Periphere Angiographie	86	2	—	—	—	—

Durch entsprechende therapeutische Maßnahmen (intravenöse Verabreichung von Perphyllon, Alupent, Solu-Decortin, Calcium) waren diese Zustände kurzfristig und vollständig wieder zu beheben. Verlängerte Apnoe wurde bei 3 Patienten beobachtet. Die Kranken mußten mit einem Respirator längstens 90 min künstlich beatmet werden. Kreislaufstörungen traten fast ausschließlich als schwere Hypotonie in Erscheinung. Insgesamt wurde diese Komplikation bei 10 Patienten beobachtet. Der Blutdruckabfall zu Beginn der Narkose kann mit einer relativen Überdosierung von Hexobarbital erklärt werden, für die spätere Hypotonie ist die Auslösung eines Carotissinus-Reflexes im Moment der intraarteriellen Kontrastmittelinjektion bei Carotisangiographie zu diskutieren. Alle diese Blutdruckstürze konnten jedoch durch sofortige Kreislaufauffüllung mit Infusionen oder fraktionierter Gabe verdünnter Sympaticomimetica sicher beherrscht werden.

Außerdem wurden 4 Patienten mit allergischen Exanthemen beobachtet. Generalisierte Muskelschmerzen traten bei einigen der Patienten nach Verabreichung größerer Mengen von Succinylcholin auf. Ursache des Muskelkaters sind die fibrillären Muskelzuckungen mit der Freisetzung von Kalium und Milchsäure.

Der eine Patient, der im Anschluß an eine lumbale Aortographie verstarb, war 71 Jahre alt und nach Abschluß der Untersuchung zwar wieder voll ansprechbar, im Besitz seiner Schutzreflexe und einer ausreichenden Spontanatmung, er wies jedoch zeitweilig starke Erregungszustände mit Desorientiertheit auf. Der Patient verstarb auf der Wachstation unter den Zeichen des akuten Herz- und Kreislaufversagens, wobei die Sektion eine schwere entzündliche, floride Arteriosklerose mit partiellen Wandthromben besonders im Bereich des Aortenbogens, mit Embolien der A. radialis dextra und der A. poplitea dextra sowie einen Spitzeninfarkt des Herzens zeigte. Ein unmittelbarer Zusammenhang des Todes mit dem Anaesthesieverfahren oder der Aortographie konnte nicht nachgewiesen werden. Die Röntgenuntersuchung zur Lokalisation der Embolie im rechten Bein — nach vorausgegangener Thrombendarteriektomie der Beckenarterien — traf unglücklicherweise mit der Aussaat multipler Embolien im großen Kreislauf und einem Spitzeninfarkt des Herzens zusammen.

Aufgrund von 2319 an der Chirurgischen Universitäts-Klinik Heidelberg in Allgemeinanaesthesie vorgenommenen Röntgenkontrastdarstellungen des Gefäßsystems — wozu auch Carotisangiographien zählten — haben wir den Eindruck gewonnen, daß gerade Patienten im höheren Lebensalter mit ernsten Begleiterkrankungen wegen des größeren Risikos bei der Angiographie eher in Allgemeinnarkose als unter Lokalanaesthesie untersucht werden sollten, weshalb in Zweifelsfällen immer die Mitarbeit des Fachanaesthesisten vorteilhaft ist.

6.2. Spinalanaesthesie

In den letzten beiden Jahren haben wir in vermehrtem Maße die lumbale Aortographie in Spinalanaesthesie vorgenommen und auch hier Schmerzfreiheit und Ruhigstellung des Patienten erreichen können.

6.3. Lokalanaesthesie

Die Lokalanaesthesie darf für die Extremitätenangiographie als Methode der Wahl angesprochen werden (Tabelle 15). Da sie vom Radiologen im allgemeinen selbst durchgeführt wird, muß er auch über die Lokalanaesthetica, ihre Wirkungen, Kontraindikationen und -komplikationen informiert sein.

Wir beziehen uns dabei auf eine Arbeit von WURSTER (1974), in welcher die Lokalanaesthetica als chemische Substanzen definiert sind, die die Impulsleitung eines Nerven durch vorübergehende, reversible Funktionsänderung der Membran unterbrechen. Im Unterschied zu den Allgemeinanaesthetica steigen die Blutspiegel nach Gabe von Lokalanaesthetica nur geringfügig an. Kommt es unerwartet zu höheren Blutspiegeln, so treten Nebenwirkungen auf, die von geringfügigen Reaktionen bis zur tödlichen Komplikation reichen können (Tabelle 15).

Absolute Kontraindikationen zur Lokalanaesthesie sind Allergien gegen die zu verwendenden Mittel, Blutgerinnungsstörungen und Entzündungen.

Tabelle 15. Die wichtigsten Lokalanaesthetica. (Nach WURSTER, 1974)

Internationaler Freiname	Firmenbezeichnung	Wirksamkeit bezogen auf Procain	Toxicität bezogen auf Procain	Empfohlene Höchstdosis			
				mit Vasoconstriction		ohne Vasoconstriction	
				mg	mg/kg Körpergewicht	mg	mg/kg Körpergewicht
Procain	Novocain	1	1	1 000	15	500	8–10
Tetracain	Pantocain	10	10	100	1,5	50	0,8
Lidocain	Xylocain	4	2	500	7	300	4
Mepiracain	Scandicain	4	2	500	7	300	4

Relative Kontraindikationen sind neurologische Erkrankungen (forensische Probleme!) und unkooperative Patienten, die für die Allgemeinanaesthesie prädestiniert sind. Unter den Komplikationen ist die Überschreitung der Höchstdosis in erster Linie zu nennen. Sie ist aus der vorliegenden Tabelle zu entnehmen. Die fehlerhafte Applikation, d.h. die versehentliche intravenöse Injektion des Lokalanaestheticums kommt gerade bei der Femoralisarteriographie immer wieder vor, mit sofort auftretendem Blaßwerden der Acren, insbesondere der Nasenspitze, Unruhe und Kollapsneigung des Patienten. Aspiration von venösem Blut verbietet deshalb die Injektion des Lokalanaestheticums (Tabelle 16).

Fehler bei der Asepsis sind heutzutage bei der Verwendung von Einmal-Instrumenten kaum mehr zu erwarten. Wir müssen trotzdem auf sie hinweisen:

Tabelle 16. Toxische Reaktion bei der Lokalanaesthesie. (Nach WURSTER, 1974)

Reaktionsphase	Betroffenes Organsystem	
	Zentral-nervensystem	kardiovasculäres System
Stimulation	Unruhe Logorrhöe Delirium Krämpfe	Tachykardie Hypertension Palpitation Hautrötung
Depression	Bewußtseinsverlust Koma Atemstillstand	Bradykardie Blässe Pulslosigkeit Herzstillstand

Tabelle 17. Behandlung toxischer Reaktionen bei der Lokalanaesthesie. Sauerstoffgabe evtl. Beatmung. (Nach WURSTER, 1974)

Krampfanfälle	Schock
1. Ultrakurzwirkendes Barbiturat (z.B. Thiopental); fraktionierte intravenöse Gabe	1. Lagerung: Oberkörper flach, Beine hoch
2. Evtl. Valium fraktioniert intravenös	2. Schnellinfusion: Normelektrolytlösung, Plasmaexpander
	3. Vasopressoren: kleine Dosen intravenös, niemals intramuskulär

Kardiopulmonale Reanimation

Intensivstation

Wir selbst benutzen zur Lokalanaesthesie im Bereich der A. femoralis im Durchschnitt 10 ml Xylocain 0,5% und haben eine Dosis von 20 ml nie überschritten. Bei der Bra-

chialisangiographie braucht man etwas weniger. Daß wir das Lokalanaestheticum (Novocain oder Xylocain) in 0,5%iger Form auch zum Vorspritzen vor der intraarteriellen Applikation des Kontrastmittels benutzen, haben wir auf S. 9 bereits erwähnt.

6.4. Kurznarkotica

Mit *Kurznarkotica* haben wir keine eigenen Erfahrungen. In der Literatur finden sich jedoch zahlreiche Hinweise, die auf die Vorteile der Kurznarkose in der Praxis hinweisen. So propagieren DUMAZER u.Mitarb. (1971) das Kurznarkoticum Propanidid (Epontol), das außer einer leichten Tachykardie und beherrschbarem Blutdruckabfall keine Komplikationen verursacht habe.

Nicht wenige Untersucher legen vor der peripheren Arteriographie eine Blutdruckmanschette an und komprimieren 10 min lang mit maximalem Druck. Die hieraus resultierende Ischämie bewirkt eine Vasodilatation durch Vasoplegie (BONTE u.Mitarb., 1971). Die unmittelbar nach Aufhebung der Kompression durchgeführte Kontrastmittelinjektion soll zu einer erheblich besseren Darstellung peripherer, kleiner Gefäße führen.

Eine vergleichende Studie bei 23 Patienten mit 88 Brachialisangiographien legten 1974 VIEHWEGER und PLÖTZ vor. Sie erreichten bei Lokalanaesthesien keine vollständige Gefäßkontrastierung an der Hand, während die Untersuchung in Narkose oder Leitungsanaesthesie eine prompte Füllung bis in die Fingerspitzen ergab. Es scheint so, daß es hierbei infolge Erweiterung zur Abnahme des peripheren Gefäßwiderstandes kommt, und zwar bei der Narkose durch Dämpfung der vasoconstrictorischen Nervenfasern und bei der Leitungsanaesthesie durch die absichtlich herbeigeführte Ausschaltung der Sympathicusfasern.

6.5 Prämedikation

Ruhige und sachliche Aufklärung des Patienten ist von nicht zu unterschätzender Bedeutung für das Gelingen der Gefäßdarstellung. Wir versuchen in jedem Falle, den Patienten von der Notwendigkeit der Kontrastuntersuchung seiner Gefäße zu überzeugen und klären ihn — soweit es die Situation zuläßt — über mögliche Zwischenfälle auf. Diese Aufklärung wird vom Patienten auf einem Formblatt schriftlich bestätigt.

Am Vorabend der Angiographie empfiehlt sich die Verordnung eines milden Schlaf- oder Beruhigungsmittels. 30 min vor der Angiographie wird die Prämedikation verabreicht. Sie ist notwendig bei Allgemeinnarkose und

Tabelle 18. Strahlenbelastung. (Nach SCHMITT u.Mitarb., 1972)

	Männlich	Weiblich
Beckenarteriographie	290 mR	1 110 mR
Periphere Arteriographie	550 mR	90 mR

Strahlenbelastung: Untersucher	
Mittelwert über alle Untersuchungen	
Gonadendosis	1 mR (hinter 0,25 Pb Schürze)
Linsendosis	30 mR

Spinalanaesthesie und wird hierbei vom Anaesthesiologen verordnet. Sie ist aber auch bei allen in Lokalanaesthesie vorgenommenen Aorto-Arteriographien indiziert und kann entfallen bei der peripheren Phlebo- und Lymphographie.
Wir haben gute Erfahrungen mit Atropin 0,0005 g und Dolantin 0,05 g i.m.; aber auch mit Psyquil 0,02 g i.m., Valium u.a.
Bei jeder Prämedikation ist das Grundleiden ebenso zu berücksichtigen, wie Alter, Risikofaktoren usw., weshalb wir in Zweifelsfällen nie auf den Rat des erfahrenen Anaesthesiologen verzichten.

7. Strahlenbelastung bei der peripheren Angiographie

Es überrascht allgemein, daß die Strahlenbelastung bei den riesigen angiographischen Untersuchungsreihen auffallend wenig Interesse gefunden hat. So finden sich in der Literatur lediglich einige Arbeiten über Gonadendosen während Arteriographien (LARSSON, 1958; Adrian-Report, 1960; COOLEY u. BEENTYES, 1964; SCHULTE-BRINKMANN, 1966; SCHMITT u.Mitarb., 1972) (Tabelle 18).

Bei einem Mittelwert der Gonadendosis von 1,0 mR würde bei Durchführung von 5 abdominalen Arteriographien täglich und 2 Aufnahmeserien pro Untersuchung für den Radiologen eine Gonadendosis von 10 mR an einem Tag resultieren. Das ergäbe an 5 Arbeitstagen pro Woche eine Dosis von 50 mR, d.h. die Hälfte der Maximaldosis für beruflich strahlenexponierte Personen! Beachtenswert ist auch die Linsenbelastung des Untersuchers. Die Größenordnung dieses Wertes ist bei mittleren Abständen (Röhre–Linse etwa 1 m), mittlerer Durchleuchtungszeit (etwa 1 min) und Aufnahmezahlen (etwa 8 pro Serie) auch auf andere angiographische Methoden zu übertragen. Das bedeutet, daß nach Durchführung von 10 Untersuchungen (10 × 8 Aufnahmen) der obere Grenzwert von 300 mR pro Woche von beruflich strahlenexponierten Personen erreicht ist.
Obwohl eine radiogene Linsentrübung erst bei Dosen ab 400 R (geringe Fraktionierung) bzw. 1 000 R (starke Fraktionierung) zu erwarten ist, erscheint ein Strahlenschutz der Linsen empfehlenswert, wenn unter den beschriebenen Bedingungen häufig angiographiert wird.
Als wirksame Verminderung der Streustrahlung empfehlen SCHMITT u.Mitarb. (1972) die Installation eines stark abgeschirmten Tubus am Strahlenaustrittsfenster der Röntgenröhre, wodurch sich die Linsenbelastung des Untersuchers etwa um den Faktor 10 reduziere.
Die bisher zweifellos vernachlässigte Strahlenbelastung des Patienten und des Untersuchers sollte speziell im Hinblick auf das Inkrafttreten der neuen Röntgenverordnung vom Jahre 1973 ganz besonders ernst genommen werden. Dieses bedeutet ein neues Überdenken der Indikation für die Angiographie einerseits und für die Ausführung der Gefäßuntersuchung andererseits. Es ist sicher falsch, wenn sich Radiologen einseitig spezialisieren und der „andere Kollege" keinen Zutritt mehr in den Angiographieraum erhält.
Die relativ hohe Belastung des Untersuchers bei der Angiographie muß insgesamt von einem Team, d.h. auf mehreren Schultern, getragen werden.

III. Arteriographie

1. Technik

Die Lokalisation der klinisch vermuteten Gefäßveränderungen bestimmt die angiographische Technik. Für die Arteriographie an den Extremitäten bieten sich grundsätzlich 2 Methoden an:

1. Punktionstechnik — direkte Arteriographie
2. Kathetertechnik — indirekte Arteriographie.

In beiden Fällen besteht darüber hinaus die Möglichkeit, die Punktionsnadel in Richtung des Blutstromes einzuführen (ante- oder orthograde Punktion) oder gegen den Blutstrom, d.h. in Richtung auf den Körperstamm (retrograde Methode).

In der überwiegenden Mehrzahl wird von der retrograden Technik Gebrauch gemacht. Die Gegenstrominjektion führt zu einer dichteren Akkumulation des Kontrastmittels gegenüber dem fließenden Blut und bei Anwendung eines entsprechenden Druckes können auch höhergelegene Gefäßareale dargestellt werden.

So empfiehlt LUDIN (1972) diese Gegenstromarteriographie als komplikationsarme Routineangiographie zur Darstellung der unteren Bauchaorta von der Femoralarterie aus. Durchgesetzt hat sich die retrograde Arteriographie in der Neuroradiologie im Bereich der A. brachialis. Hier ist sie längst Routine geworden, gelingt es doch — bei entsprechend hohem Druck —, auf der rechten Seite das Gebiet der Carotis und Vertebralis und auf der linken Seite das Vertebralisgebiet kontrastreich darzustellen.

1.1. Axillaris- bzw. Brachialisarteriographie

Wegen der Gefahr eines Pneumo- bzw. eines Hämatothorax haben wir die Direktpunktion der Subclavia von der Supraclaviculargrube aus in den letzten Jahren nicht mehr vorgenommen. BONTE u. Mitarb. (1971) plädieren jedoch für dieses Vorgehen, da sie nur einen Hämatothorax in 15 Jahren als Komplikation gesehen haben.

Die Punktion erfolgt in der Mitte der Clavicula am Unterrand in Richtung auf den Dornfortsatz des 7. Halswirbels.

Die Axillaris wird in Höhe der vorderen Axillarfalte bei abduziertem und eleviertem Arm punktiert. Da das Gefäß ganz ähnlich wie im Sulcus bicipitalis leicht verschieblich

ist, gilt es hier im besonderen Maße, die Arterie zwischen zwei Fingern zu fixieren, so daß die Punktionskanüle nicht abgleitet.

Als Methode der Wahl darf die Brachialisarteriographie dicht oberhalb der Ellenbeuge an der ulnaren Seite bezeichnet werden. Das Gefäß ist hier im allgemeinen gut zu tasten und liegt gut fixiert. Wegen des zu durchstechenden Lacertus fibrosus ist die Punktion für den Ungeübten gelegentlich nicht ganz einfach. Es besteht aber die Möglichkeit, etwas weiter proximal oder direkt in der Ellenbeuge die Punktion zu wiederholen. Die Nadel sollte flach eingeführt werden. Das durch die Kontrastmittelinjektion verursachte Hitzegefühl ist an der Hand stärker als im Bereich der unteren Extremität; deshalb werden grundsätzlich vor jeder in Lokalanaesthesie durchgeführten peripheren Brachialisarteriographie 5–10 ml Novocain (oder Xylocain, oder Scandicain) 0,5% intraarteriell vorgespritzt.

1.2. Femoralisarteriographie

Die Punktion der Femoralarterie beim schlanken, jungen Patienten mit gut tastbarem Puls ist nicht schwierig. Die Untersuchung muß aber häufig gerade dann vorgenommen werden, wenn erhebliche Adipositas die Palpation der Arterie erschwert, stenosierende Gefäßveränderungen oder Hypotonie die Pulsation beeinflussen (Untersuchung beim geschockten Patienten!).

Die Punktion läßt sich erleichtern durch Unterschieben eines Keiles unter das Becken, so daß die Leistenregion zum höchsten Punkt wird. Ähnliches gilt übrigens auch für die Punktion der Brachialis in der Ellenbeuge.

Möglich ist auch die medikamentöse Beeinflussung des Blutdruckes (Infusion, periphere Kreislaufmittel; Verständigung des Anaesthesisten!).

Es sollte prinzipiell 2 Querfinger unterhalb des Leistenbandes punktiert werden. Hier ist die Femoralarterie leicht zu erreichen, während bei der Kanülierung oberhalb des Ligamentum inguinale Blutungen zunächst unbemerkt auftreten und dann kaum kontrolliert werden können (Gefahr des retroperitonealen Hämatoms!).

Die Arterie wird zwischen Zeige- und Mittelfinger der linken Hand fixiert, und es wird zwischen beiden Fingern eingestochen. Bei Kindern bewährt es sich, die Arterie mit

dem Mittelfinger proximal- und dem Zeigefinger distalwärts auf die Unterlage zu drücken.

Der Einstichwinkel richtet sich nach der Dicke der zu per-
forierenden Weichteilschicht. Je dünner das Haut-Unter-
haut-Fettgewebe, um so flacher der Winkel, d.h. daß beim
Kind relativ flach (30°), beim Adipösen hingegen im steilen
Winkel zur Hautoberfläche punktiert werden sollte. Gerade bei solchen Patienten, aber auch bei offensichtlichem
Verschluß oder Stenose der Femoralarterie an der Profun-
dagabelung, muß gelegentlich in Höhe des Leistenbandes
punktiert werden oder gar darüber. Solche Fälle sollten
aber immer die Ausnahme, nie die Regel sein. Besonders
sorgfältige anschließende Überwachung des Patienten ist
erforderlich.

Die Arterie sollte möglichst mit dem ersten Versuch erreicht werden. Zur Lokalisation muß man sich deshalb
genügend Zeit lassen. Blindes Herumstochern in der Ge-
gend des vermuteten Gefäßes führt zu unnützer Läsion
der Gefäßwand und benachbarter Strombahnen (V. femoralis!), zum Hämatom und zur Gefahr der Nachblutung.
Deshalb ist unter Umständen die genaue *Ortung des Gefäßes mit der Dopplersonde* erforderlich. Der Erfahrene spürt
im allgemeinen, ob er die Gefäßwand perforiert hat. Bei
Fehlpunktion in der Nähe der Arterie zeigt die Richtung
der mitgeteilten Pulsation am Kanülenansatz den Weg zur
Korrektur der Nadellage. Bei Jugendlichen kann schon
eine einzige Fehlpunktion mit Lokalisation der Kanülenspitze unmittelbar neben der Arterie zu einem Gefäßspasmus führen, der weitere Punktionsversuche unmöglich machen kann.

Die richtige Lage der Kanülenspitze im Gefäßlumen deutet
sich durch freien, pulsierenden Blutstrahl an. Er soll durch
Senken des Kanülenansatzes fast parallel zum Gefäß unverändert bleiben. Erst dann dürfen Federmandrin oder
Führungsdraht eingeführt werden.

Die Besprechung der Punktionstechnik an der Femoralarterie erfolgt deshalb so ausführlich, weil hier der Zugangs-
ort der Wahl für die gebräuchlichen Kathetermethoden,
auch der thorakalen Aorta und ihrer Äste, ist.

1.3. Direkte lumbale Aortographie

Methode der Wahl bei der arteriellen Verschlußkrankheit
unter Beteiligung der Beckenarterien ist die von DOS SAN-
TOS (1929) inaugurierte Direktpunktion der Aorta. Sie erfolgt im allgemeinen in Narkose oder in Spinalanaesthesie.
Der Patient liegt in Bauchlage auf dem Angiographietisch.
Die Punktionsnadel wird eine Handbreit links von der
Mittellinie eingestochen, und zwar in der Mitte zwischen
der unteren Begrenzung des Rippenbogens und dem Bek-
kenkamm. Dann wird die Nadelspitze für die hohe oder
subdiaphragmatische Aortographie gegen den 12. BWK

gerichtet. Die hohe Kontrastmittelinjektion erlaubt eine
Darstellung aller Visceralarterien. Für die tiefe, translum-
bale Aortographie gilt der 3. LWK als Zielpunkt
(Abb. 8a)

Zur Bestimmung der korrekten Lage der Kanülenspitze
innerhalb der Aorta werden wenige ml Kontrastmittel vorgespritzt, die im allgemeinen eine gute Orientierung erlauben.

Man sollte bei der Punktion der Aorta die Etage zwischen
dem 1. und 2. Lendenwirbelkörper wegen der hier abgehenden großen Arterien vermeiden. Außerdem ist die Direktpunktion wichtiger lumbaler Äste gefürchtet, da schwere
neurologische Komplikationen auftreten können.

Zwischen den Querfortsätzen wird bei der Punktion die
Kanüle bis zur lateralen Wirbelkörperfläche geführt, nach
deren Erreichen die Nadel etwas steiler gestellt wird, so
daß die Kanülenspitze am Wirbelkörper vorbei auf die
Aorta zugleitet. Die Pulsationen sind bei einiger Erfahrung
mit der Kanüle zu tasten (Abb. 8b).

Die anschließende Punktion des Gefäßes selbst bedeutet
die Überwindung eines geringen Widerstandes, wobei darauf geachtet werden muß, daß keine Perforation der Gegenseite auftritt. Wird der Mandrin frühzeitig aus der Kanüle zurückgezogen, d.h. vor der eigentlichen Aortenpunk-

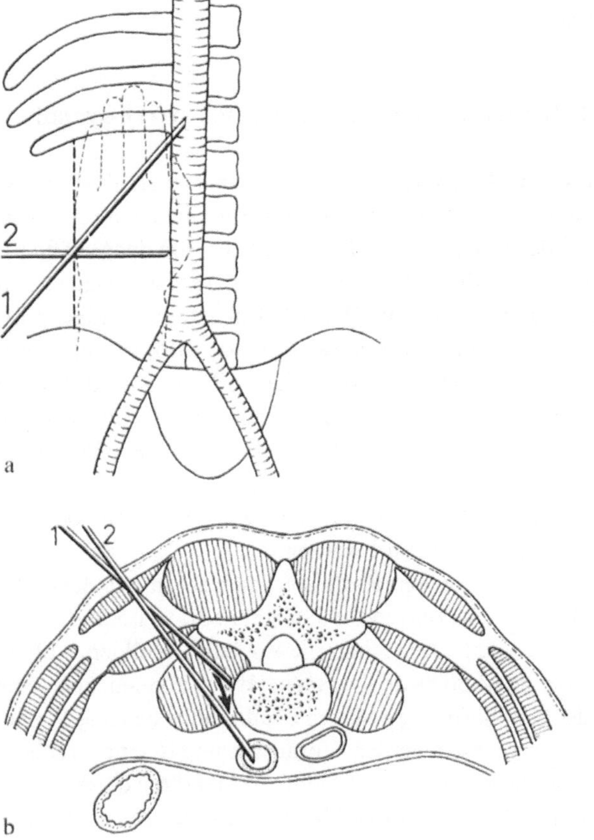

Abb. 8. (a) Punktionsort. (b) Punktionstechnik zur direkten Aortographie

tion, muß nach Erreichen des Lumens das Aortenblut in kräftigem Strahl pulssynchron aus der Kanüle spritzen. Tropft das Blut ohne großen Druck aus der Kanüle, so muß mit einer fehlerhaften Lage gerechnet werden (Lumbalarterie, größere Vene). Die sofortige Entfernung der Kanüle und Wiederholung der Punktion unter veränderter Nadelrichtung ist in solchen Fällen immer ratsam. Andererseits kann der schwache Blutstrahl aus der Kanüle auf eine narkosebedingte Kreislaufdepression zurückzuführen sein.

Aus Strahlenschutzgründen sollte die Injektion des Kontrastmittels mit einem automatischen Injektor vorgenommen werden. Zur einzeitigen Erfassung der Bauchaorta, der Beckenarterien und Extremitätenverläufe sind sog. Etagenseriengeräte erforderlich. Wegen der notwendigen kurzen Expositionszeiten müssen die Aufnahmen im allgemeinen mit höheren *kV-Zahlen* belichtet werden.

Zur Vermeidung der bei direkter Aortographie möglichen Komplikationen sind in der Literatur Verfahren beschrieben worden, die „Kanülentechnik" mit einem Katheter zu kombinieren. GÜNTHER u. Mitarb. (1974) führen über den in der lumbalen Aorta liegenden Teflonkatheter einen flexiblen, besonders weichen Draht mit vorgebogener Spitze und innerem Führungskern ein. Der Teflonschlauch kann damit gezielt über den Draht vorgeschoben werden. Intramurale Kontrastmittelinjektionen sollen sich auf diese Weise völlig vermeiden lassen.

1.4. Indirekte oder Katheteraorto-Arteriographie

Zur Darstellung von Gefäßabschnitten proximal der Punktionsstelle und insbesondere am Stamm der Aorta oder spezieller Aortenäste muß ein Katheter von der Gefäßperipherie her in die Aorta vorgeschoben werden. Dazu stehen sowohl röntgennegative Polyäthylen- als auch röntgenpositive Spezialkatheter (OEDMAN, KIFA, JUDKINS u.a.) mit verschiedenen Durchmessern zur Verfügung. In der Regel wird die A. femoralis punktiert und der Katheter gegen den Blutstrom in der Aorta vorgeschoben. Bei Verschluß oder starkem „Kinking" der Beckenarterien und der Aorta kann der Katheter auch von einer A. brachialis oder A. axillaris aus vorgeführt werden.

Die Einführung der Katheter geschieht meist nach der Technik von SELDINGER (1953); sie hat die weiteste Verbreitung gefunden. Das technische Vorgehen schildert Abb. 9. Bei der Methode von HETTLER (1960) können über eine in der Gefäßöffnung belassene Teflonhülle beliebig Katheter ausgewechselt werden. Voraussetzung ist eine Dreifachkanüle, deren äußerster Stumpf am Metallteil die Arterienöffnung für den Teflonschlauch aufweitet (Abb. 10). Die Hettler-Methode ist eine echte Konkurrenztechnik zum Verfahren nach SELDINGER geworden, zumal der Katheter-

wechsel einfach vor sich geht und endständig verschlossene Katheter ohne Führungsdraht verwendet werden können. Ihr Nachteil liegt darin, daß nicht die Katheterdicke das Ausmaß der Punktionsöffnung der Arterie bestimmt, sondern die als Platzhalter dienende Teflonhülle. Bei beiden Techniken halten sich Vor- und Nachteile etwa die Waage. Es sollte jeder die Technik anwenden, die er gelernt hat und die er beherrscht. Polemik im Für und Wider beider Methoden ist völlig unangebracht.

Die Punktion der A. femoralis mit der Seldinger-Nadel wird in Lokalanaesthesie durchgeführt. Narkose ist nur selten bei Kindern und sehr unruhigen Patienten notwendig. Die Punktionskanüle wird in typischer Weise gegen den arteriellen Blutstrom gerichtet. Bei richtigem Sitz der Kanüle wird durch ihr Lumen ein Führungsdraht behutsam mit dem flexiblen Ende zuerst vorgeschoben. Dazu wird die Punktionskanüle flach und parallel zum Arterienverlauf gehalten. Der biegsame Draht muß ohne jeden Widerstand gleiten; meist gelingt es, selbst stärkere Biegungen im Gefäßverlauf zu überwinden. Hilfreich ist in solchen Fällen ein j-artig gekrümmter Mandrin. Liegt das Draht-

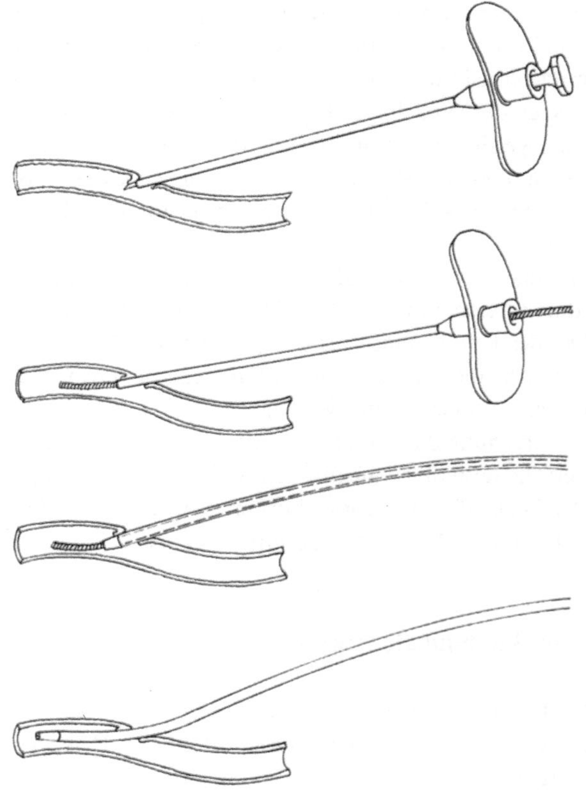

Abb. 9. Prinzip der Seldinger-Technik

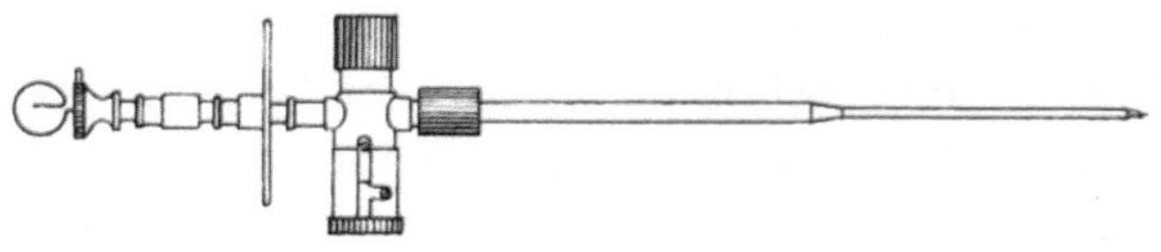

Abb. 10. Hettler-Kanüle

ende oberhalb der Bifurkation in der Abdominalaorta, wird die Kanüle entfernt und der Katheter kann über den Führungsdraht in die Aorta eingeleitet werden.

Sobald der Katheter mit seiner Spitze auf dem gewünschten Aortenniveau liegt, entfernt man den Führungsdraht, schließt den Katheter am Verschlußhahn an und spült mit Kochsalzlösung, der Heparin zugegeben wurde (1 ml auf 1000 ml physiologische Kochsalzlösung). Die Injektion des Kontrastmittels darf nur dann erfolgen, wenn aus dem Katheter Blut abfließt. Vor jeder diagnostischen Kontrastmittelinjektion muß mit einer Testapplikation von wenigen ml eines Kontrastmittels unter Fernsehbildverstärkerkontrolle die richtige Lage geprüft werden (Tabelle 19).

Nach der Untersuchung wird der Katheter, unter kontinuierlicher Gabe von 15–20 ml heparinisierter Kochsalzlösung, langsam zurückgezogen. Es soll dadurch verhindert werden, daß beim Zurückziehen an der Punktionsstelle Thrombocytenaggregate abgestreift werden und Anlaß zu lokalen Thrombosen geben. Die Punktionsstelle wird etwa 15 min von Hand komprimiert, bis die Blutung steht. Bei Hypertonie wird die Kompression bis auf eine halbe Stunde ausgedehnt. Anschließend wird ein Druckverband angebracht und die Punktionsstelle mit einem Sandsack für 4–6 Std belastet. Der Patient muß liegend transportiert werden und 24 Std Bettruhe einhalten.

Tabelle 19. Ablauf der Kathetertechnik

SELDINGER	HETTLER
1. Lokalanaesthesie	1. Lokalanaesthesie
2. Stichincision	2. Etwas größere Stichincision
3. Punktion mit Seldinger-Kanüle	3. Punktion mit Hettler-Besteck
4. Einführung einer Führungssonde	4. Entfernung der Punktionskanüle
5. Entfernung der Punktionskanüle	5. Einführung des flexiblen Spiralmandrins
6. Aufziehen des Katheters über dem gesäuberten Führungsdraht	6. Flügelkanüle mit Teflonkatheter wird in das Gefäß vorgeführt
7. Einführung der Katheterspitze in das Gefäß	7. Zurückziehen der flexiblen Spirale
8. Vorschieben von Spirale und Katheter an den gewünschten Ort unter BV-Fernsehkontrolle	8. Öffnung des Ventilverschlusses und Entfernung von Flügelkanüle, Innenkanüle und Spirale
9. Entfernung des Führungsdrahtes	9. Einführung des Katheters über die im Gefäß liegende Teflonhülle
10. Kontrolle der Katheterlage mittels Kontrastmittel	10. Kontrolle der Katheterlage mittels Kontrastmittel

Die nach der üblichen Seldinger-Technik verwendeten Katheter können endständig verschlossen werden, indem eine kleine, an einem dünnen Draht befestigte Kugel durch den Katheter bis zur Katheterspitze vorgeschoben wird; auf diese Weise kann das Kontrastmittel nur aus den Seitenöffnungen entweichen.

Die Hettler-Technik erlaubt sowohl die Verwendung endständig verschlossener als auch offener Katheter.

1.5. Besonderheiten im Kindesalter

Die Indikation zur transfemoralen Angiographie im Kindesalter stellt sich bei Erkrankungen des abdominalen und retroperitonealen Bereiches zur Lokalisation und Differenzierung pathologischer Veränderungen wie Tumoren, Mißbildungen (Dysplasie, Dystopie) und nach Trauma (BEDUHN u. Mitarb., 1970).

Während beim Neugeborenen die Kontrastinjektion in die A. umbilicalis vorteilhaft ist, gelingt es heute beim Kleinkind, die Femoralarterie ohne Freilegung percutan zu punktieren. Eine etwas größere Längsincision über dem Gefäß erlaubt im allgemeinen die Punktion unter Einführung eines Kinderkatheters. Mehrfache Punktionsversuche führen meist zum Gefäßspasmus, der durch periarterielle Umspritzung mit Novocain — auch während Allgemeinnarkose — gebessert werden kann.

Die Ergebnisse bei 20 Arteriographien zur Diagnostik von Veränderungen an Weichteilen und Knochen sind bei STECKENMESSER u. Mitarb. (1973) eher enttäuschend: 1 einziger, positiver Angiographiebefund.

Von 1959–1972 wurden an der Röntgenabteilung der Chirurgischen Univ.-Klinik Heidelberg 87 Angiographien an der oberen und unteren Extremität bei 66 Kindern durchgeführt (Tabelle 20). Die Angiographie hat in den letzten Jahren einen bedeutsamen Aufstieg genommen, so daß über $^3/_4$ aller Gefäßuntersuchungen in den letzten 4 Jahren vorgenommen wurden (BEDUHN u. Mitarb., 1973) (Abb. 11).

Tabelle 20. Verteilung der Angiogramme. (Nach BEDUHN u. Mitarb., 1973).

Angiogramm		Obere Extremität	Untere Extremität
Arteriogramme	(72)	42	30
Phlebogramme	(12)	7	5
Lymphogramme	(3)	—	3

Am häufigsten war die Arteriographie mit 72 Untersuchungen. Demgegenüber stehen 12 Phlebographien und 3 Darstellungen des Lymphgefäßsystems (Abb. 11). Insgesamt untersuchten wir 36 Jungen und 30 Mädchen. Das Durchschnittsalter lag bei etwa 10 Jahren. Unser jüngster Patient war 18 Monate alt.

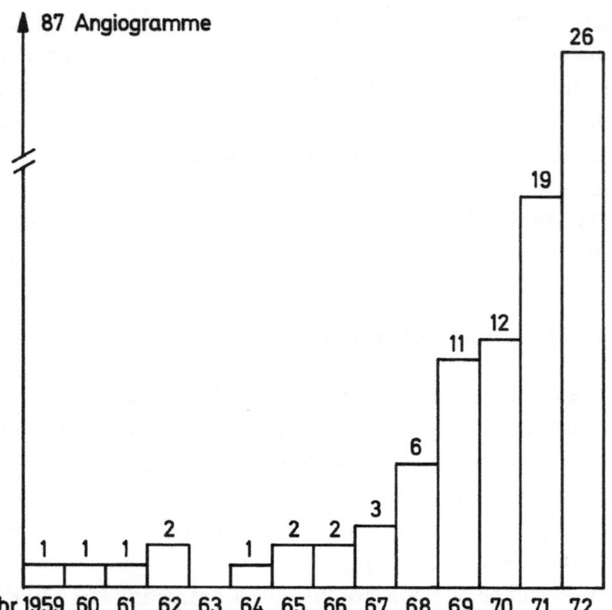

Abb. 11. Verteilung der Kinderextremitätenangiographien von 1959–1972. (Nach BEDUHN u.Mitarb., 1973).

Die *Indikation* zur Extremitäten-Angiographie reicht von den kongenitalen Anomalien (16 Fälle) über die Tumordiagnostik (15 Fälle), die posttraumatischen Gefäßläsionen (18 Fälle) bis zu der großen Gruppe der Kinder, bei denen zur Hämodialyse Scribner-Shunt oder a.v.-Fistel nach CI-

MINO angelegt werden mußten (BEDUHN u.Mitarb., 1973) (Tabelle 20 und 21). Ausgangspunkt von Komplikationen ist beim Scribner-Shunt immer wieder die Insertionsstelle der Teflon-Gefäßspitze und bei der Cimino-Fistel die arterio-venöse Anastomose.

Bei den Gefäßuntersuchungen hat sich nur einmal ein größeres Hämatom gebildet. In 2 Fällen kam es — trotz exakter intraluminaler Nadellage — zu kleinen Kontrastmittelaustritten an der Gefäßeinstichstelle. Komplikationen in Form von Thrombosen oder Gefäßverschlüssen wurden nicht beobachtet.

Die Komplikationen bei insgesamt 1242 transfemoralen Katheterangiographien im Kindesalter aus der Literatur zeigt Tabelle 22 nach STECKENMESSER u.Mitarb. (1973)

Tabelle 21. Indikationen zur Angiographie im Kindesalter. (Nach BEDUHN u.Mitarb.,1973).

Indikation	Obere Extremität	Untere Extremität
Kongenitale Anomalien	6	10
Lymphödem	—	2
Tumoren	5	10
Traumatische Gefäßveränderungen	5	13
Prüfung von a.v.-Shunts für die Hämodialyse	33	1
Arterielle Verschlußkrankheit	—	2

Tabelle 22. Komplikationen bei transfemoralen Katheterartherioaortographien im Kindesalter

Nr.	Autor	Fallzahl	Pulslosigkeit bzw. Spasmus	Nachblutung	Hämatom	art. Thrombosen	Gesamte Komplikationen	Tod
1	BEDUHN	85				1	1	(1)
2	BOIJSEN	73	3				3	
3	BRINSFIELD	8						
4	BRON	52			4		4	
5	CHIEN-HSING	5						
6	DEBRUN	45						
7	DESILETS	54	1	1			2	
8	FARAH	1						
9	FOLIN	8						
10	FREDENS	4						
11	INGELRANS	28						
12	KERK	24						
13	KUFFER	11						
14	LAMESCH	1						
15	McDONALD	20						
16	MOES	27				1	1	
17	NEBESAR	107	(3)	1	11	2	14	
18	PORSTMANN	593	(7)			2	2	(2)
19	ROSSI	3						
20	VENGSARKAR	15	1				1	
21	ZUBRIGGEN	10						
22	STECKENMESSER	68				1	1	
	Gesamt	1242	5	2	15	7	29 =2,3%	(3)

2. Pharmakoarteriographie

Die Beeinflußbarkeit des Gefäßsystems durch Pharmaka
ist auch im Bereich der Extremitäten frühzeitig erkannt
und diagnostisch ausgewertet worden. Da Gefäßkontrak-
tion nur im Hinblick auf die Reaktion von Tumorgefäßen
interessant ist, seien im folgenden nur dilatierende Substanzen abgehandelt. Sie sollen eine bessere Kontrastdarstellung des peripheren Gefäßsystems insbesondere unter
den Bedingungen eines vasculären Spasmus ermöglichen.
Daß auch moderne Kontrastmittel eine ausgeprägte phar-
makodynamische Wirkung aufweisen, haben BOIJSEN
u.Mitarb. (1971) bei 15 Patienten durch plethysmographische Messungen des Blutdurchflusses während Femoralis-
angiographien nachgewiesen: 5–10 sec nach Kontrastmittelinjektion in die Aorta wird eine Verminderung des Blutdurchflusses auf etwa 70% beobachtet. Bei minderdurch-
bluteten Extremitäten war die Drosselung auf 55% noch
stärker. Praktische Konsequenzen für die Arteriographie
liegen nahe. Als Ursache wird eine plötzliche Änderung
der Blutviscosität angesehen.

Vor der Diskussion angiographisch bewährter, bestimmter
Substanzen mit vorwiegend intraarterieller Applikation
seien tabellarisch nach KUSCHINSKY (1974) gefäßerweiternde Pharmaka nach ihrem Angriffspunkt aufgeführt
(Tabelle 23).

Eine Vasodilatation in einem umschriebenen Gefäßbezirk
ist nach JORNS (1971) am ehesten durch intraarterielle Applikation zu erreichen, eine Situation, wie sie bei der Arteriographie in optimaler Weise vorgegeben ist. In Frage
kommen nach SCHOOP (1974) in erster Linie direkt an der
Gefäßmuskulatur angreifende Substanzen, und zwar besonders solche mit kurzer Wirkungsdauer (Adenosinver-
bindungen, Acetylcholin, das wegen seines schnellen Ab-
baues aber vorher stabilisiert werden muß — z.B. mit Pro-
stigmin).

HAWKINS und HUDSON (1974) haben über gute Erfahrungen bei der Anwendung von Priscoline, einem vasodilatie-
renden Tolazolin in einer Dosierung von 25–50 mg in 10 ml
Kochsalzlösung mit Injektion über den liegenden antegrad
gerichteten Arterienkatheter berichtet (untere Extremität
beim 70 kg schweren Patienten 37,5 mg); Kontrastmittelinjektion 30 sec später. In 51 von 64 Untersuchungen waren
insbesondere die sehr kleinen Gefäße in der arteriellen und
capillären Phase hervorragend gefüllt.

Auf ähnliche Effekte haben KAHN und CALLOW bereits
1965 auch in der peripheren Angiographie hingewiesen
(s. auch JACOBS u. HANAFEE, 1967).

Auf deren Ergebnisse aufbauend berichtet CEN (1973) über
eigene Erfahrungen bei 50 Pharmakoangiographien wegen
Durchblutungsstörungen an den Extremitäten. Gefäßdila-
tierende Pharmaka hatten bei proximalen Stenosen keine
therapeutische Bedeutung. Bei ausgeprägtem Kollateral-

kreislauf war eine Pharmakoangiographie überflüssig, da
die selektive bzw. antegrade Arteriographie eine optimale
Beurteilung des „run-off" ermöglichte. Auch ist eine Differentialdiagnose zwischen Thrombangitis obliterans und
Arteriosclerosis obliterans pharmakoangiographisch nicht
möglich, da es sich um organische Gefäßveränderungen
handelt.

Besser ist die Aussagekraft der Pharmakoangiographie mit
Tolazolin und Bradykinin bei den vasospastischen Syndro-
men, bei Neuroangiopathien und entzündlichen Arterie-
nerkrankungen aus dem hyperergischen Formenkreis.
BONTE u.Mitarb. (1971) empfehlen eine Mischung von
8 mg Bradykinin, 5 mg Histamin und 5–10 mg Acetylcholin in 30 ml physiologischer Kochsalzlösung zur intraarteriellen Injektion innerhalb 10 min. Die Arteriographie soll
10–15 min später vorgenommen werden: Während das
Acetylcholin auf die proximalen Gefäße wirkt, stellt Bradykinin die distalen Gefäße und die Kurzschlußverbindungen
weit.

Ohne Zweifel müssen bzw. sollen Pharmaka nicht routine-
mäßig für jede periphere Arteriographie eingesetzt werden.
Ihre Anwendung wird vielmehr durch 2 Aussagemöglich-
keiten indiziert:

1. Prüfung der Kollateralfunktion;
2. Optimierung der Gefäßkontrastierung distal
   eines Verschlusses.

Für die praktische Durchführung ist die Kenntnis des richtigen zeitlichen Abstandes, z.B. zwischen der Injektion einer gefäßerweiternden Substanz und dem Kontrastmittel,
wichtig. Zu viele, noch keineswegs in ihrer Gesamtheit
bekannte Faktoren wirken auf Gefäßbahnen sowie Strö-
mungsvolumen und -geschwindigkeit ein. CHERMET (1974)
kommt deshalb aufgrund eigener Erfahrungen bei 80 ver-
gleichenden Pharmakoarteriographien in Allgemeinnarkose zu dem Ergebnis, daß noch ausgedehnte Untersuchungen notwendig sind, um für die Praxis allgemeingül-
tige Regeln aufstellen zu können.

3. Normale Röntgenanatomie der Arterien

3.1. Obere Extremität

Die Arterien der oberen Extremität interessieren in diesem
Zusammenhang von ihrem Ursprung aus dem Aortenbogen bis zu den Fingerkuppen. Es handelt sich um die Aa.
subclavia, axillaris, brachialis, radialis, ulnaris, interossea
sowie die Handarterien (Abb. 12). Der Verlauf der Armarterien und ihre Beziehungen zu benachbarten Knochen,

Tabelle 23. Vasoaktive Substanzen. (Nach KUSCHINSKY, 1974)

Peripher, Angriff am glatten Muskel

Papaverin	Opiumalkaloid	Nicht nur auf Gefäßmuskulatur, sondern auf alle glatten Muskeln erschlaffend wirkend.
Koffein Theophyllin Theobromin	Purinderivate	Gefäßerweiterung an Herz, Nieren und Haut. Hirngefäße verengt!
Nitrite	Nitrite, Nitrokörper	Erweiterung der Hirn- und Coronargefäße. Peripherer und zentraler Angriff.
ATP	Adenosintriphosphorsäure	Wird schnell zerstört, deshalb nur intraarteriell mit starker, dilatierender Wirkung zu rechnen.
Nicotinsäure		Flüchtige, gefäßerweiternde Wirkung.
Bradykinin	Oligopeptid	Gefäßerweiterung nach Gabe größerer Dosen.

Peripher mit muskulärem Angriff, aber abhängig von der Innervation

Ergotamin Argotoxin	Secale-Alkaloide' α-Blocker	Gefäßerweiterung, Blutdrucksteigerung. Bei wiederholter Applikation Gefäßspasmen.
Hydergin	Hydrierte Mutterkornalkaloide α-Blocker	Zentral bedingte, den Tonus senkende Gefäßwirkung.
Regitin	Phentolamin α-Blocker	Sympatholytisch mit vorwiegend peripherem Angriff. Hautdurchblutung vermehrt, Muskeldurchblutung vermindert.
Priscol	Chlorhydrat des 2-Benzyl-4,5-imidazolin	Wirkung wie bei Regitin, aber kürzer anhaltend.
Ilidar	Azapetin	Sympatholytisch.
Vasculat Dilatol	Bamethan Buphenin	Adrenalinabkömmling, β-Erreger. Adrenalinabkömmling, β-Erreger: Blutdrucksenkend und gefäßerweiternd.
Acetylcholin	Cholinergische Substanz	Parasympathicomimeticum mit flüchtiger, gefäßerweiternder Wirkung.
Penthonium	Pentamethoniumbromid = C 5	Ganglioplegische Wirkung. Kurze Wirkung.
Mevasine	Mecamylamin	Ganglienblocker mit längerer Wirkung nach peroraler Gabe. Wegen der Nebenwirkungen wie Kollaps und Ischämie als Ganglienblocker kaum mehr in Gebrauch.

Antagonisten gegen humorale Vasoconstrictoren

Nepresol	Dihydralazin	Zentrale Wirkung auf den Blutdruck, β-Receptoren erregend. Desaminierung zahlreicher blutdruckwirksamer Substanzen.

Angriff am Zentralnervensystem

Reserpin	Rauwolfia serpentina-Alkaloid	Entleert Katecholamin- und Serotoninspeicher im ZNS und im peripheren sympatholytischen System. Blutdrucksenkend.
Chlorpromazin Megaphen Promazin Verophen	Chlorphenothiazin-Abkömmlinge	Zentral dämpfend, peripher gefäßerweiternd, blutdrucksenkend.
Alkohol		Gefäßdilatation über zentrale Regulation. Keine Verbesserung der Muskeldurchblutung (nur Haut!). Intraarterielle Zufuhr unwirksam.

Venen und Nerven ist für die Entstehung bestimmter Syndrome maßgeblich.

Zahlreiche Kollateralen regeln die periphere Blutversorgung im Falle von Stenosen und Verschlüssen. Als besonders gefährdet müssen folgende Gefäßabschnitte angesehen werden: A. axillaris proximal des Abganges der A. subscapularis; A. brachialis zwischen A. circumflexa humeri posterior und A. profunda brachii, insbesondere wenn der Abgang dieses Gefäßes bei Brachialisverschlüssen mit einbezogen ist (Abb. 13).

FIEGEL und NADJMI haben 1971 anhand von 166 retrograden Brachialisarteriographien Normal- und Grenzwerte der Kaliberstärke einzelner Gefäßabschnitte im Bereich der Schulter-Hals-Gefäße bestimmt.

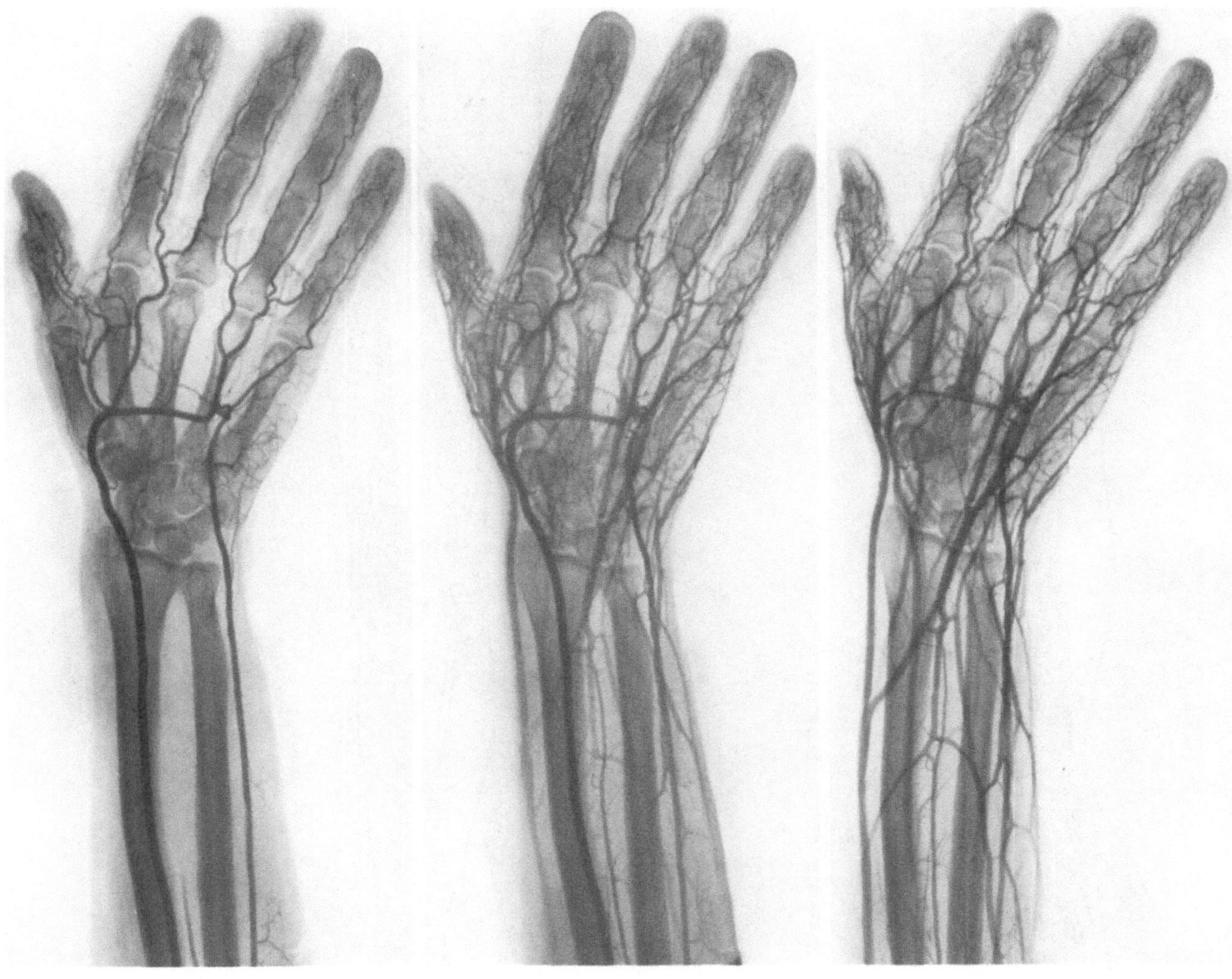

a   b   c

Abb. 12a–c. Normales Gefäßsystem des Unterarmes und der Hand. Brachialisarteriographie. (a) Früharterielle Phase. (b) Parenchymphase. (c) Venöse Phase

3.2. Untere Extremität

Die Besprechung der Anatomie von Arterien der unteren Extremität muß notwendigerweise die Becken- und Aortenetage mit einbeziehen, da eine ganze Reihe pathologischer Veränderungen der Beingefäße nur im Zusammenhang mit den proximal davon liegenden Gefäßabschnitten verständlich ist.

Das Kaliber der infrarenalen Bauchaorta ist beim Jugendlichen schmal, die nach lateral abgehenden Arterien, Aa. renales und Aa. lumbales zweigen nahezu rechtwinklig ab. Von den drei in ventraler Richtung entspringenden Visceralästen (Truncus coeliacus, A. mesenterica sup. et inf.) interessiert im Rahmen der Extremitätenarteriographie praktisch nur die Mesenterica inf., deren Abgang stark variiert (zwischen 2. und 4. LWK) und die als wichtiges Kollateralgefäß beim infrarenalen Verschluß der Aorta ab-

dominalis über die sog. Riolansche Kollaterale (Brückenbildung zwischen A. mesenterica sup. et inf.) die Versorgung der unteren Extremität aufrechterhalten kann. Sie ist des weiteren wesentliche Kollaterale beim Verschluß der linken A. iliaca communis, indem eine mehr oder weniger innige Verbindung zur A. iliaca interna und retrograd zur A. iliaca externa der gleichen Seite eingegangen wird. Für die lumbale Aortographie, aber auch im Rahmen der Katheter-Aortographie ist die Kenntnis von den Lumbalarterien ausgehender Spinaläste wichtig. Die wechselnd zwischen L2 und Th8 abgehenden Aa. spinales anteriores (A. Adamkiewicz) sind sehr vulnerabel und können bei Verletzung oder versehentlicher Sondierung mit Kontrastmittelüberflutung zur akuten Querschnittslähmung führen. Die Höhe der Bifurkation ist zwar im allgemeinen im Niveau des 5. Lendenwirbels zu suchen, bei der sog. hohen Bifurkation kann aber, bei typischer Punktionsrichtung

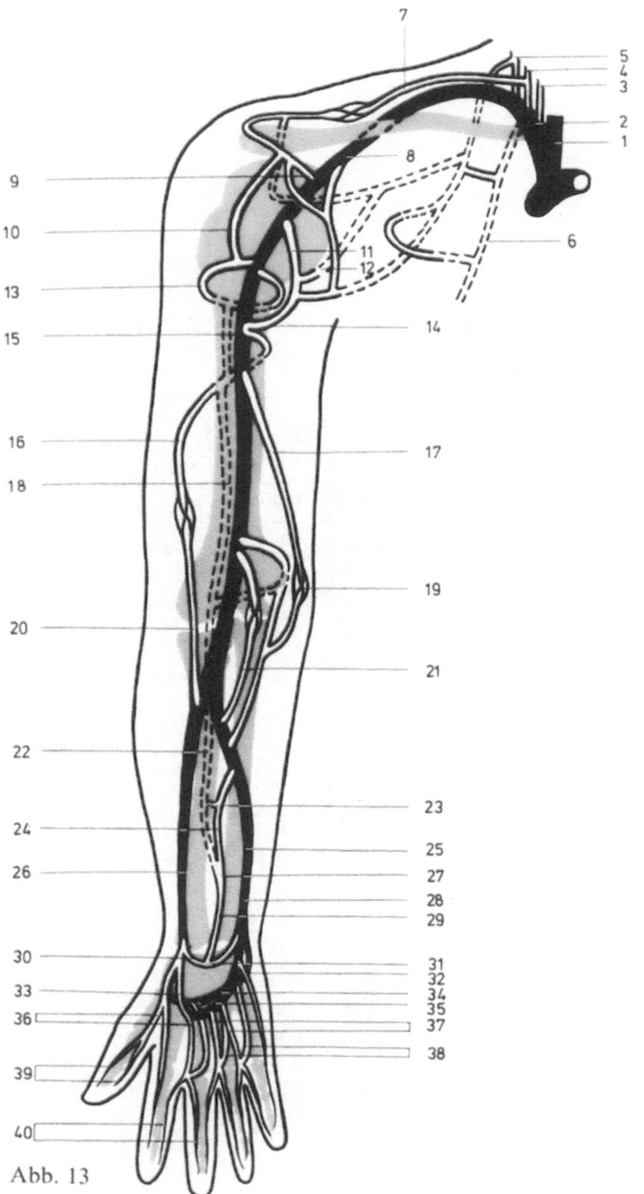

Abb. 13

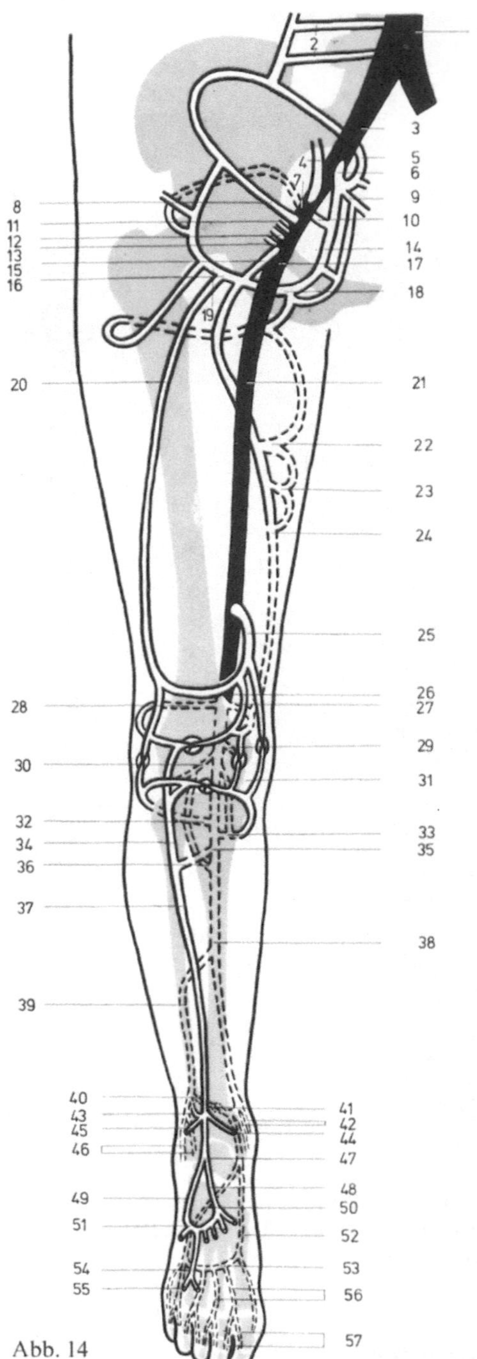

Abb. 14

Abb. 13. Arterien der oberen Extremität (in Anlehnung an KAP-
PERT, 1969). *1* Truncus brachiocephalicus; *2* A. subclavia dextra; *3* Truncus thyreocervicalis; *4* A. vertebralis; *5* Truncus costo-cervicalis; *6* A. thoracica interna; *7* A. suprascapularis;
8 A. axillaris; *9* A. transversa colli; *10* A. thoraco-acromialis;
11 A. subscapularis; *12* A. circumflexa scapulae; *13* A. circumflexa humeri ventralis; *14* A. profunda brachii; *15* A. brachialis;
16 A. collateralis radialis; *17* A. collateralis ulnaris prox.;
18 A. collateralis media; *19* A. collateralis ulnaris dist.;
20 A. recurrens radialis; *21* Aa. recurrentes ulnares; *22* A. interossea communis; *23* A. interossea recurrens; *24* A. interossea
posterior; *25* A. ulnaris; *26* A. radialis; *27* A. interossea volaris
ant.; *28* A. ulnaris; *29* A. interossea volaris ant.; *30* Ram. carpeus palmaris a. rad.; *31* Ram. carpeus palmaris a. uln.; *32* Ram.
profundus a. uln.; *33* Ram. volaris superficialis; *34* Arcus palmaris profundus; *35* Arcus palmaris superficialis; *36* A. prin-
ceps pollicis; *37* Aa. digitales palmares comm.; *38* Aa. metacar-
peae palmares; *39* Aa. palmares pollicis rad. et uln.; *40* Aa. digitales palmares propriae

Abb. 14. Arterien der unteren Extremität. *1* Aorta abdominalis;
2 Aa. lumbales; *3* A. iliaca comm.; *4* A. epigastrica inf.; *5* A. ilio-
lumbalis; *6* A. iliaca interna; *7* A. iliaca externa; *8* A. circumflexa ilium profunda; *9* A. obturatoria; *10* A. glutaea sup.;
11 A. epigastrica sup.; *12* A. circumflexa ilium superfic.;
13 A. pudendalis ext.; *14* A. glutaea inf.; *15* A. profunda femoris; *16* Ram. ascend. a. circumfl. fem. lat.; *17* A. femoralis;
18 A. circumflexa femoris tibialis; *19* A. circumflexa femoris fibularis; *20* Ram. descendens a. circumfl. fem. lat.; *21* A. femoralis; *22* A. perforans I; *23* A. perforans II; *24* A. perforans III;
25 A. genu descendens; *26* A. poplitea; *27* A. genu superior medialis; *28* A. genu superior lateralis; *29* A. genu inferior medialis; *30* A. suralis lat.; *31* A. suralis med.; *32* A. genu inferior lat.;
33 A. genu inferior med.; *34* A. recurrens tibialis ant.; *35* A. tibialis post.; *36* Ram. circumflexus fibulae; *37* A. tibialis ant.;
38 A. tibialis post.; *39* A. fibularis; *40* Ram. mall. post. a. fibularis; *41* Ram. mall. post. a. tib. post.; *42* Rami calcanei a. tibialis
post.; *43* Ram. perforans a. fibularis; *44* A. malleolaris ant.
med.; *45* A. malleolaris ant. lat.; *46* Rami calcanei laterales;
47 A. dorsalis pedis; *48* A. tarsea medialis; *49* A. tarsea lateralis; *50* A. plantaris lat.; *51* A. arcuata; *52* A. plantaris medialis;
53 Arcus plantaris; *54* Aa. metatarseae dorsales; *55* Aa. digitales dorsales; *56* Aa. metatarseae plantares; *57* Aa. digitales plantares

auf den 3. LWK zu, in seltenen Fällen einmal die linke Beckenarterie statt der Aorta bei der lumbalen Aortographie getroffen werden.

Die Anatomie der Beckenarterien, und zwar besonders der A. iliaca interna, ist besonders bei Verschlußprozessen von großer Bedeutung für den Aufbau des Kollateralsystems. Ein im allgemeinen klinisch unbedeutender Ast, die A. circumflexa ilium profunda, wird gelegentlich bei mangelhafter oder überhasteter Punktionstechnik irrtümlich mit Mandrin oder Katheter passiert. Deutlicher Gefäßwiderstand bzw. brennende Schmerzen nach Kontrastmittelinjektion sollten nicht erst auf die fehlerhafte Sondierung dieses nach latero-cranial verlaufenden Femoralisastes aufmerksam machen.

Die Aufzweigung in zahlreiche Muskeläste und den Femur umkreisende Zweige ist charakteristisches Unterscheidungsmerkmal der A. femoralis profunda gegenüber der nahezu astlosen A. femoralis superficialis, ein Unterscheidungsmerkmal, das bei Verschluß der oberflächlichen Femoralarterie am Profunda-Abgang hilfreich sein kann, besonders wenn sich das tiefe Gefäß in die Achse der äußeren Beckenarterie eingestellt hat.

Die Aufzweigung der A. poplitea in die 3 Unterschenkelgefäße, Aa. tibiales anterior, posterior und A. fibularis variiert ebenfalls sehr häufig in ihrer Höhe gegenüber dem Kniegelenkspalt. Das dichte Rete articulare genus sorgt beim Verschluß der Stammgefäße ebenso wie die Verbindungsgefäße in Höhe des Fußgelenkes für ein ausgezeichnetes Kollateralbett (Bardsley u. Staple, 1970).

Die hintere Tibialarterie setzt sich hinter dem Malleolus tibialis in die A. plantaris pedis und in die Interdigital- und Digitalarterien fort, während die A. dorsalis pedis den Verlauf der A. tibialis anterior bis zu den Zehen garantiert (Abb. 14).

4. Arterielle Anomalien

4.1. Obere Extremität

Definition: Fehlentwicklungen der Arterien an der oberen Extremität während der Fetalzeit mit Ausbildung von Nebengefäßen wegen Aplasie oder Dysplasie der Hauptstrombahn. Die Kollateralen können verengt oder erweitert sein.
Klinik: Die meisten Gefäßanomalien sind Zufallsbefund bei der Arteriographie. Sie spielen an der oberen Extremität klinisch keine Rolle, sind jedoch im Bereich des Aortenbogens von besonderer Bedeutung.

Die *A. subclavia* kann in Fehlanlagen des Aortenbogens einbezogen sein (abnormer Abgang der rechten Subclavia als letzter Ast aus dem Aortenbogen), so daß es zur Kompression der Nachbarorgane, insbesondere des Ösophagus, kommt (A. lusoria; Dysphagia lusoria), evtl. in Kombination mit Beschwerden von seiten der oberen Luftwege. Die Diagnose ist bereits während der Ösophaguspassage an einer abnormen Impression des Ösophagus im oberen Drittel zu vermuten! Mitbeteiligung der linken und/oder rechten A. subclavia bei der Coarctatio aortae in Form von Stenosen oder aneurysmatischen Erweiterungen.

A. brachialis: In 10% Persistenz zweier Brachialarterien, die sich im Angiogramm als „hohe Teilung" der A. brachialis bemerkbar machen. Bei 75% der Patienten ist nur der tiefe Ast der Brachialarterien erhalten, während bei 15% nur das ehemals oberflächliche Gefäß im Angiogramm erkennbar ist (Abb. 15). Die wichtigste Kollaterale am Oberarm, die A. profunda brachii entspringt nur bei etwa 80% aus dem Hauptgefäß, entwickelt sich jedoch bei 20% als Ast der A. circumflexa humeri posterior.

Unterarmarterien: Von den 3 großen Arterien (A. radialis, A. ulnaris, A. interossea communis) kann eines der Gefäße durch ein besonders weites Lumen imponieren und Versorgungsgebiete anderer Gefäße übernehmen (Abb. 16) Beduhn (1973) beschreibt die Aplasie der A. radialis rechts, die bei einem 7jährigen Jungen zu Atrophieerscheinungen am rechten Unterarm geführt hat (Abb. 17). Gelegentlich wird der Arcus palmaris superficialis durch eine A. mediana, einem Ast der A. interossea communis, versorgt. Während die Ausbildung des oberflächlichen und des tiefen Hohlhandbogens außerordentlich variabel ist, zeigen die Fingerarterien bei deutlichen Kaliberschwankungen topographisch nahezu stets einen lehrbuchmäßigen Verlauf.

4.2. Untere Extremität

Zweifellos haben Variationen von Gefäßen und Gefäßverläufen an der unteren Extremität gegenüber den Verhältnissen im Hirnkreislauf oder an den Coronarien eine geringere praktische Bedeutung, trotzdem kann ihre Kenntnis auch klinisch wertvoll, in jedem Falle aber zur richtigen Deutung des Arteriogramms entscheidend sein, z.B. Doppelung der A. femoralis (Krasemann, 1972) oder kongenitale Stenose der A. femoralis superior (Abb. 18).

Nach Pirker (1970) können die Gefäßvarietäten und Anomalien am Bein in 3 Gruppen eingeteilt werden:

1. Persistenz von Embryonalgefäßen.
2. Arterienvarietäten als Ersatz für Aplasien oder Hypoplasien von Parallelgefäßen.
3. Funktionelle Neueingliederung von Gefäßen in Ersatzkreisläufe, die normalerweise postembryonal bedeutungslos sind.

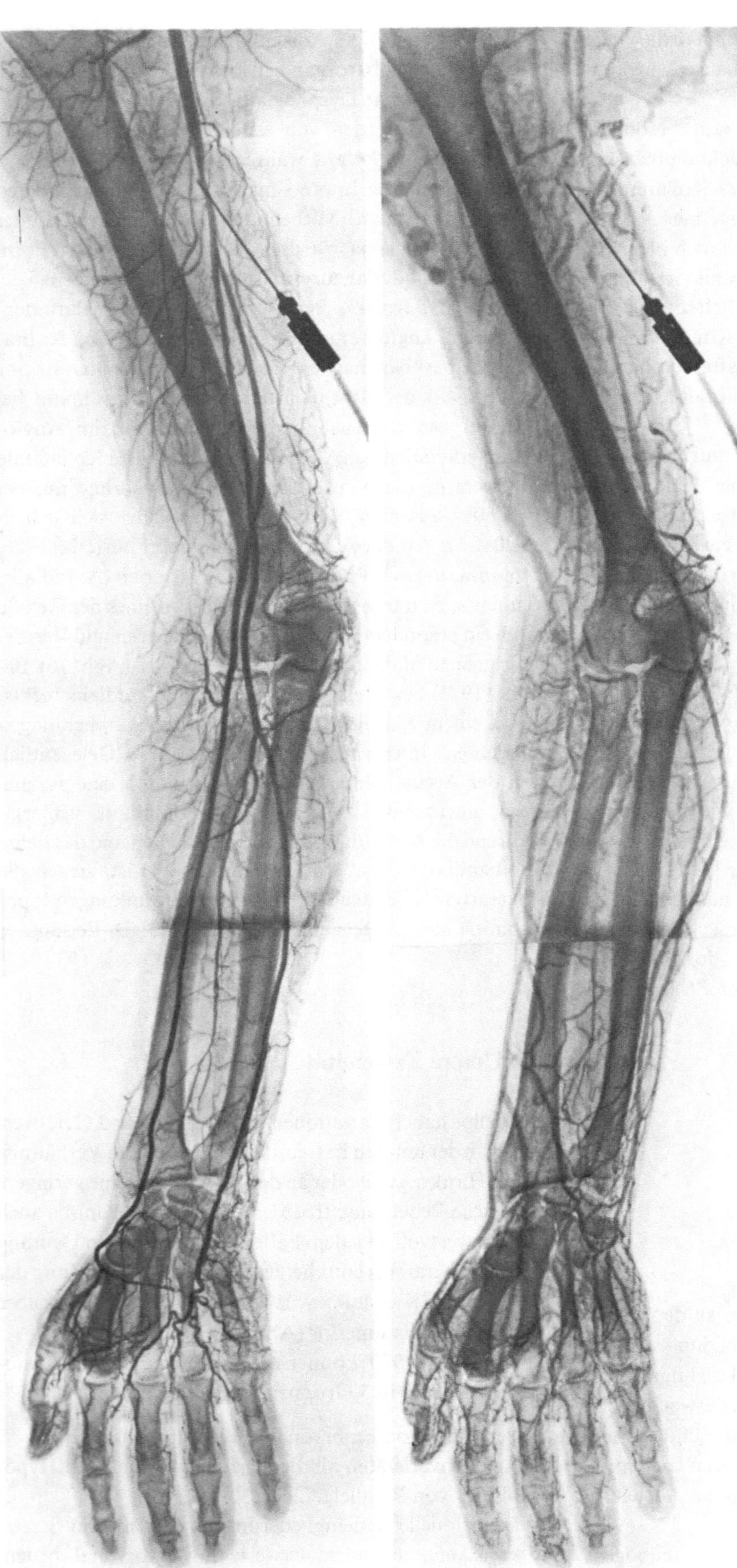

Abb. 15a und b. Gefäßanomalie: Hohe Teilung der A. brachialis. (a) Axillarisarteriographie: Hohe Aufteilung der Unterarmarterien mit Abgang der A. radialis aus der A. brachialis im mittleren Drittel des Oberarms. Indikation zur Arteriographie: Digitale Verschlußkrankheit. (b) Spätphase: Kontrastierung unauffälliger Abflußvenen

a

b

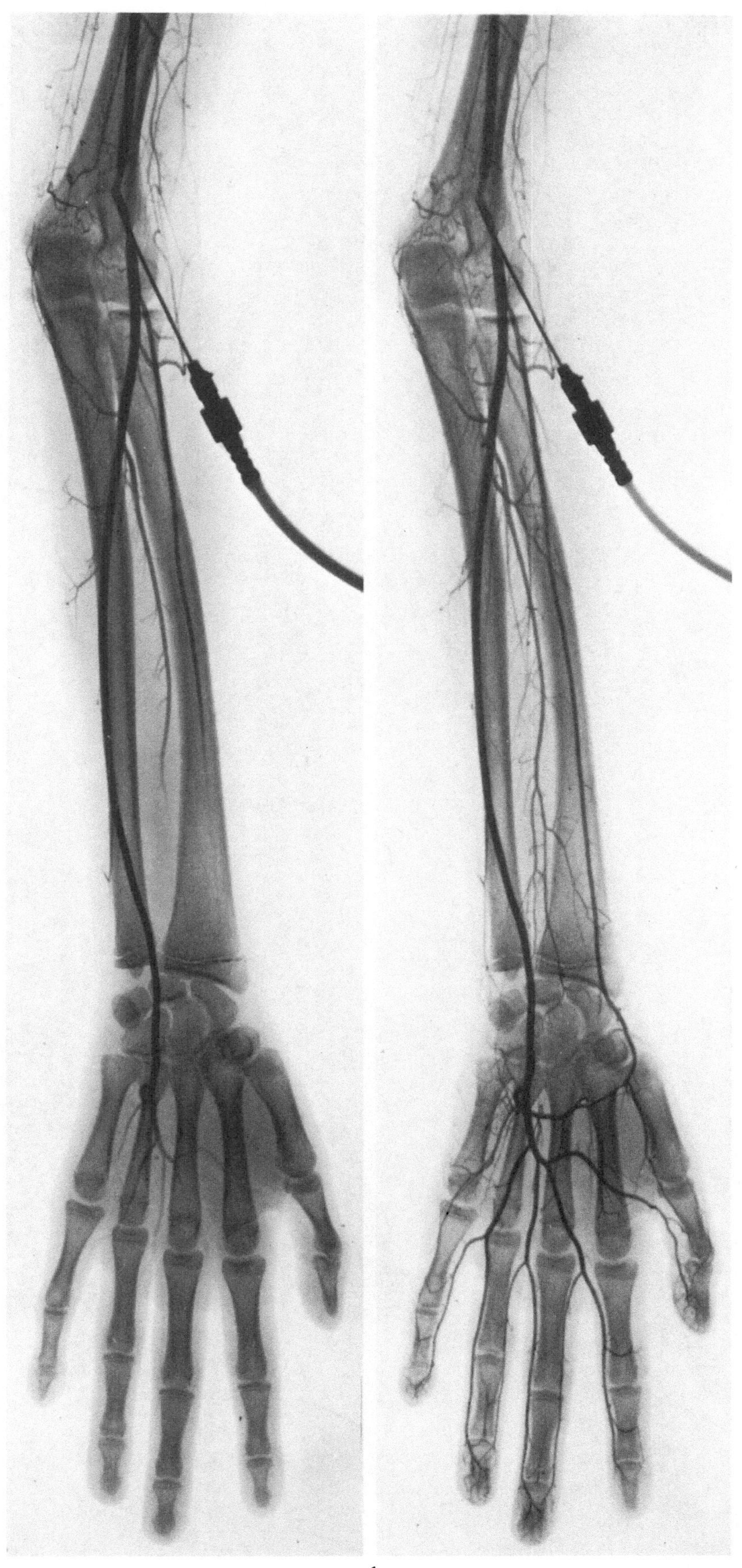

Abb. 16a und b. Hypoplasie der A. radialis. Brachialisarteriographie. (a) Früharterielle Phase mit Demonstration eines ulnaren Versorgungstyps. Einstellung der A. ulnaris in die Achse der A. brachialis. Deutliche Phasenverschiebung mit verspäteter Füllung der engkalibrigen A. radialis und der aus der Ulnaris entspringenden A. interossea. (b) Arcus volaris und Interdigitalarterien von der A. ulnaris versorgt. Nur der erste Fingerstrahl wird teilweise von der A. radialis gespeist

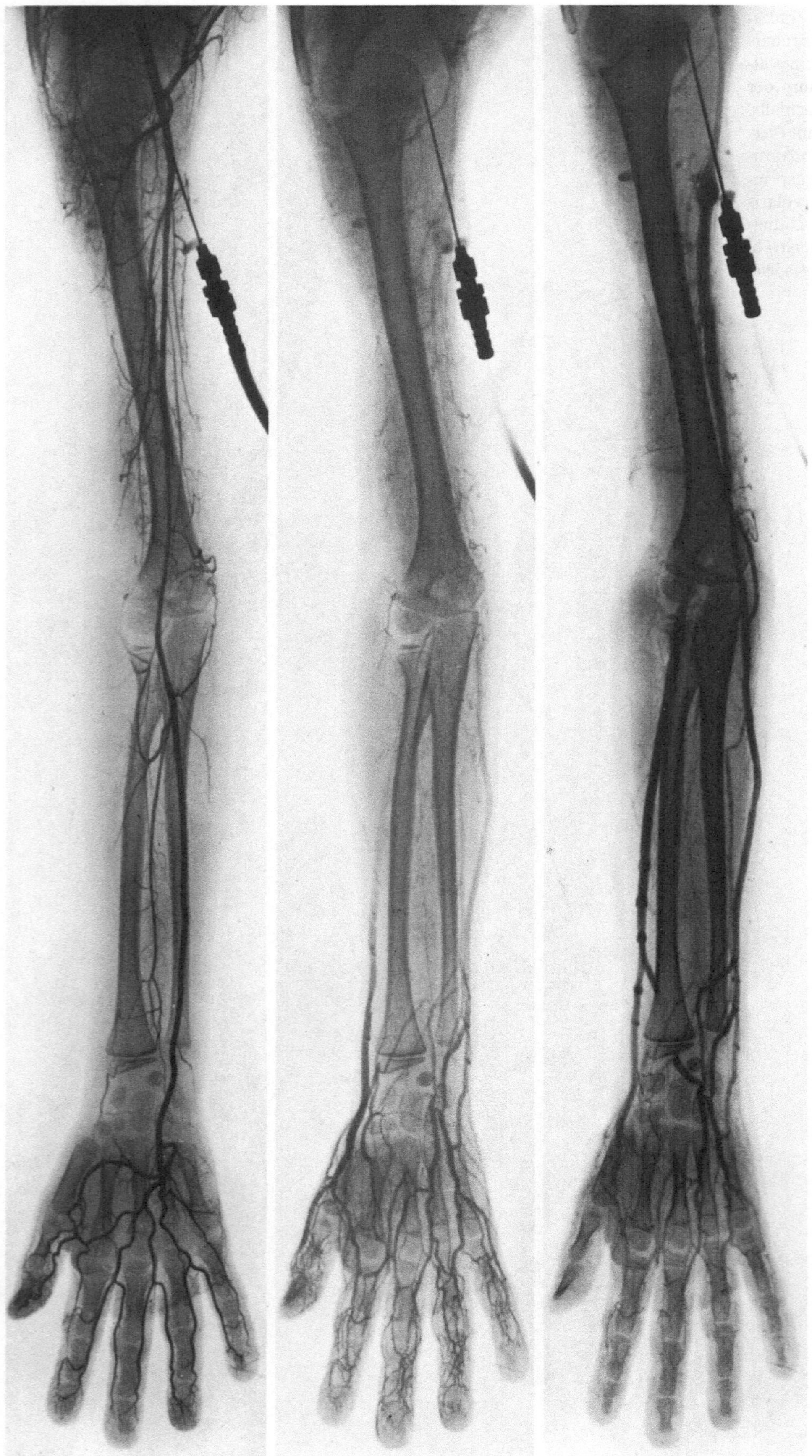

Abb. 17a b c

Abb. 17a–c. Aplasie der A. radialis. Axillarisarteriographie. (a) Unauffällige A. brachialis, die distal des Ellbogengelenkes in eine sehr kräftige A. ulnaris übergeht, von der die Interossea abzweigt. Arcus volaris und alle Digitalarterien werden von der A. ulnaris versorgt. (b) Regelrechte Gefäßverzweigung in der spätarteriellen Phase. (c) Unauffälliger venöser Rücktransport

Abb. 18. Kongenitale Stenose der A. femoralis superficialis. Femoralisarteriographie. Spindelförmige Stenose der A. femoralis superficialis im proximalen Drittel bei einem 17jährigen Patienten. Ausgedehnter Kollateralkreislauf über die A. femoralis profunda

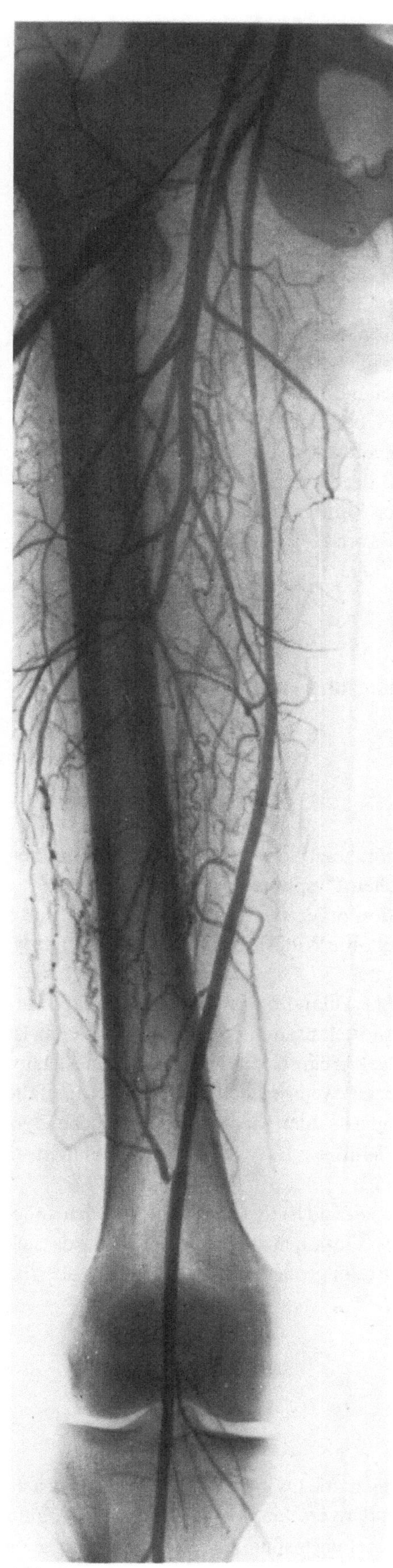

Abb. 18

Der Autor fand unter insgesamt 2000 angiographierten, unteren Extremitäten 128 Varietäten = 6,04% (bei Männern 4,41%; bei Frauen 17,66%).

Es handelte sich bei der A. poplitea um einen

1. Truncus peroneo-tibialis posterior und A. tibialis anterior (mit oder ohne A. poplitea profunda)
2. Truncus peroneo-tibialis anterior und A. tibialis posterior (mit oder ohne A. poplitea profunda)
3. Regelrechte Teilung des Truncus peroneo-tibialis anterior und A. tibialis posterior
4. Anastomosen aus der A. fibularis bei fehlender oder unterentwickelter A. tibialis posterior oder A. tibialis anterior oder A. tibialis anterior et posterior.

4.3. Kompressionssyndrom der A. poplitea

Ist die A. poplitea in Richtung auf den medialen Gastrocnemiuskopf verlagert (STUART, 1879), so kann eine Durchblutungsstörung resultieren. Während die Poplitea normalerweise geradlinig zwischen den beiden Ansätzen des M. gastrocnemius distalwärts verläuft, ist im pathologischen Fall das Gefäß unter dem medialen Kopf des Muskels herumgeführt oder durchbricht eine Lücke zwischen den Faserbündeln des medialen Muskelanteils. Erst die maximale Kontraktion des Muskels führt zu einer Arterienkompression zwischen Muskelansatz und Tibiakopf.

Die aus den physiologischen Bewegungen resultierende rezidivierende Mikrotraumatisierung führt zu Intimaschwellungen und darauf aufgeladenen Thrombosierungen. Es kommt zu einer Verengung des Gefäßes und im Spätstadium zu einem vollständigen Verschluß. SERVELLO (1962) beschreibt sogar eine mögliche distale aneurysmatische Dilatation.

Das frühe Erkrankungsalter (2. und 3. Lebensjahrzehnt) spricht gegen das Vorliegen einer Arteriosklerose, zumal das übrige Arteriensystem keinerlei krankhafte Veränderungen aufweist. Klinisch werden neben einer Claudicatio intermittens Parästhesien bei Kniegelenksbeugung beschrieben.

Angiographisches Leitsymptom ist die Medialverlagerung der A. poplitea. Die Intima ist verdickt und bedingt Kaliberunregelmäßigkeiten bis zur Stenose mit Kollateralkreislauf. Beweisend sind Aufnahmen bei Verstärkung dieser angiographischen Zeichen während der Anspannung des M. gastrocnemius.

Die Veränderungen können einseitig auftreten, sind aber auch beidseitig und verschieden ausgeprägt beschrieben worden (LÜTGEMEIER, 1974).

Synonyma sind: *Kompressionssyndrom der A. poplitea; Gastrocnemiussyndrom; Vinksche Krankheit; „popliteal entrapment syndrom".*

Therapeutisch kommen die Desobliteration oder Interposition eines Venenstückes in Frage (SCHULZE-BERGMANN, 1972).

Die Gefäßversorgung der Hüfte unterliegt ebenfalls einer beträchtlichen Variationsbreite. MÜSSBICHLER (1971) berichtet unter 92 Fällen über 3 Hypoplasien und 11 Ursprungsanomalien des R. prof. der A. circumflexa femoris med.

5. Allgemeine angiographische Pathomorphologie

Im Prinzip ähnelt das Angiogramm der Darstellung des Magendarmkanals mit Bariumbrei: Ausguß des Gefäßlumens, aus dessen Formveränderungen diagnostische Schlüsse gezogen werden. Kommt es dort jedoch wesentlich auf Relief, Peristaltik, Tonus und Begrenzung an, so steht im Vordergrund der angiographischen Deutung das morphologische Substrat, wenngleich wir mit Hilfe kinematographischer Techniken und heutzutage zusätzlich über Densitometrie und Computerauswertung in der Lage sind, sogar Volumina in einzelnen Gefäßabschnitten abzuschätzen und damit bahnbrechende Funktionsaussagen zu machen. Sie dienen aber zur Zeit vorwiegend wissenschaftlichen Zielsetzungen, während sich die angiographische Routine in allererster Linie mit den morphologischen Veränderungen beschäftigt. Diese lassen sich schematisch in folgende Grundveränderungen einordnen (Abb. 19).

Im Vergleich zu anderen röntgendiagnostischen Techniken (Lungenaufnahme) hat das Arteriogramm eine besonders hohe Treffsicherheit, die in eigenen prospektiven Untersuchungen für die verschiedensten Lokalisationen bei über 90% liegt (WENZ, 1972). Es darf dabei aber nicht vergessen werden, daß im ventrodorsalen Strahlengang Veränderungen an den Seitenwänden der Arterie zwar übersichtlich zur Darstellung kommen, Wandunregelmäßigkeiten an der Vorder- oder Hinterwand aber besonders dann überstrahlt werden, wenn kräftige Kontraste bevorzugt werden.

Zu fordern wären deshalb — wenigstens theoretisch —

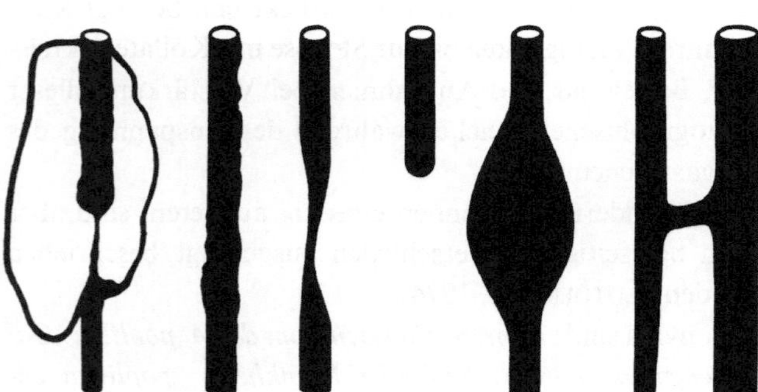

Abb. 19. Angiographische Befunde bei Arterienveränderungen: chronische Verschlußkrankheit mit Kollateralen; Atheromatose; kongenitale Stenose; Verschluß; Aneurysma; arterio-venöser Kurzschluß

mehrere Aufnahmeebenen sowie Aufnahmen mit dem einströmenden und abfließenden Kontrastmittel, obwohl gerade hier Unterströmungsphänomene zur Fehldeutung Anlaß geben können. Trotz dieser notwendigen Einschränkungen ist es erstaunlich, daß mindestens $^9/_{10}$ aller Extremitätenangiographien klinisch zu vollauf ausreichenden Aussagen bei Anfertigung in 1 Ebene führen.

Es gibt zweifellos pathologische Gefäßveränderungen, die sich dem angiographischen Nachweis in seltenen Fällen entziehen. Andererseits sind alle atypischen Angiogramme auch pathologisch-anatomisch relevant. Wenngleich das Angiogramm unter allen Untersuchungsverfahren den pathomorphologischen Befund am klarsten herauszuarbeiten erlaubt, darf seine Übersetzung in die klinische Wirklichkeit nicht ohne die übrigen Befunde vonstatten gehen. Auch hier gilt, daß der Röntgenbefund wichtiges Bauelement innerhalb der klinischen Diagnostik ist, tragender Eckstein, wenn wir vom Angiogramm ausgehen.

6. Gefäßdysplasie und -tumor

6.1. Definition

Schon die Definition zeigt Schwierigkeiten in der exakten Abgrenzung zwischen Dysplasie und Tumor:

Dysplasie: Dilatation präexistenter Gefäße

Hämangiom: Autonome Wucherung von Blutgefäßen bzw. deren Wandelemente.

Die durch erhebliche Dilatation präexistenter Gefäße verursachte Kontrastmittelansammlung im Angiogramm ist naturgemäß nicht gegen eine solche im Rahmen eines Hämangioms abzugrenzen, wenn es sich nicht um Extremfälle in beiden Richtungen — hier winzige, umschriebene Dysplasie, dort ausgedehntes z.B. cavernöses Hämangiom — handelt (Abb. 20–22).

Diagnostisch entscheidend ist im Gegensatz zu vielen anderen angiologischen Krankheitsbildern die Klinik, da sich die Veränderungen zum großen Teil an der Körperoberfläche abspielen.

6.2. Dysplasie

An der Haut entspricht die Dysplasie den Teleangiektasien, wie sie im Rahmen der verschiedensten Syndrome bekannt sind (Tabelle 24). Als eigenständige Veränderungen seien genannt:

Tabelle 24. Klassifikation der Angiodysplasien. (Nach VOLLMAR, 1974)

	Mitbeteiligung des Skelettsystems
A. Arterielle Dysplasien	
1. Ursprungs- bzw. Verlaufsanomalien	∅
2. Aplasien oder Hypoplasien einzelner Arterien	∅
B. Venöse Dysplasien	
1. Phlebangiome (Harmartome) a) lokalisiert (sog. cavernöse Hämangiome)	∅
b) systematisiert (cavernöse Hämangiome)	häufig Hypoplasien
2. Hypo- oder Aplasie der tiefen Venenstämme	Riesenwuchs möglich Typ Klippel-Trénaunay
3. Partielle oder totale Avalvulie	
4. Doppelung, Verlaufs- und Mündungsanomalien	
C. Arterio-venöse Fisteln	
morphologisch: Typ I: direkter Querachsenkurzschluß	Riesenwuchs häufig, (60–90%),
Typ II: indirekte multiple Querachsenkurzschlüsse	(Typ F.P. Weber)
Typ III: Längsachsenkurzschluß (meist lokalisiert-tumorförmig)	
funktionell: aktiv inaktiv	selten
D. Lymphatisch:	
1. Aplasie oder Hypoplasie (primäre Lymphödeme)	selten (meist als pagetförmige Corticalis-Verdichtungen) Riesenwuchs praktisch nur
2. Ektasien der Lymphgefäße mit Lymphangiomen	in Kombination mit venösen Dysplasien (Typ Klippel-Trénaunay)
E. Kombinierte Formen:	
Aus A, B, C und D (B+D am häufigsten)	Riesenwuchs häufig (Typ Klippel-Trénaunay)

1. *Naevus teleangiectaticus seu flammeus medialis:* Klinisch unregelmäßige, scharf begrenzte, rötliche Hautveränderungen, die besonders nach der Geburt an Nacken, Stirn usw. beobachtet werden und sich meist spontan zurückbilden. Sie sind angiographisch uninteressant.

2. *Naevus teleangiectaticus seu flammeus lateralis:* Angeborene, erhebliche Rotfärbung, meist dem Ausbreitungsbereich eines peripheren Nervensegmentes entsprechend oder gar über die halbe Körperseite ausgebreitet. Angiographisch nur im Zusammenhang mit Venektasien, arteriovenösen Anastomosen, Weichteil- und Knochenhypertrophie, Glaukom und Angiomatosis der Meningen interessant.

6.3. Angiophakomatosen

Klippel-Trénaunay-Syndrom

Kombination eines Naevus angiomatosus mit Varicosis sowie Riesenwuchs (Tabelle 25 und 26, Abb. 24–28). Röntgenologisch ist meistens ein stärkeres Längenwachstum der befallenen Extremitäten vorhanden. Das Arteriogramm zeigt ein unauffälliges Gefäßbild. Mit der Arterio-

Tabelle 25. Einteilung des umschriebenen Riesenwuchses. (Nach VOLLMAR, 1974).

I. Nach Lokalisation

1. monomel
2. halbseitig
3. bilateral-symmetrisch
4. gekreuzt

II. Nach Gefäßbeteiligung

1. ohne Angiodysplasie (ca. 60%)
2. mit Angiodysplasie (40%)
   a) Typ F.P. WEBER
   b) Typ Klippel-Trénaunay

Tabelle 26. Diff.-Diagnose der wichtigsten Angiophakomatosen. (Nach VOLLMAR, 1974).

	Klippel-Trénaunay-Syndrom (1900)	F.P. Weber-Syndrom (1907/18)
Riesenwuchs	meist dysproportioniert-elephantiastisch	proportioniert
Gefäßnävi bzw. Hämangiome, Lymphangiome	fast regelmäßig	sehr selten
Arterio-venöse Fisteln	fehlen (Ausnahme: inaktive Mikrofisteln)	vorhanden (meist epiphysennah-intraossär)
Anomalien der tiefen Venen (Aplasien; Hypoplasien; Avalvulie)	gelegentlich	fehlen
Prognose	*günstig:* weitgehend stationär nach Abschluß des Längenwachstums	*Zweifelhaft:* Neigung zur fortschreitenden Verschlimmerung

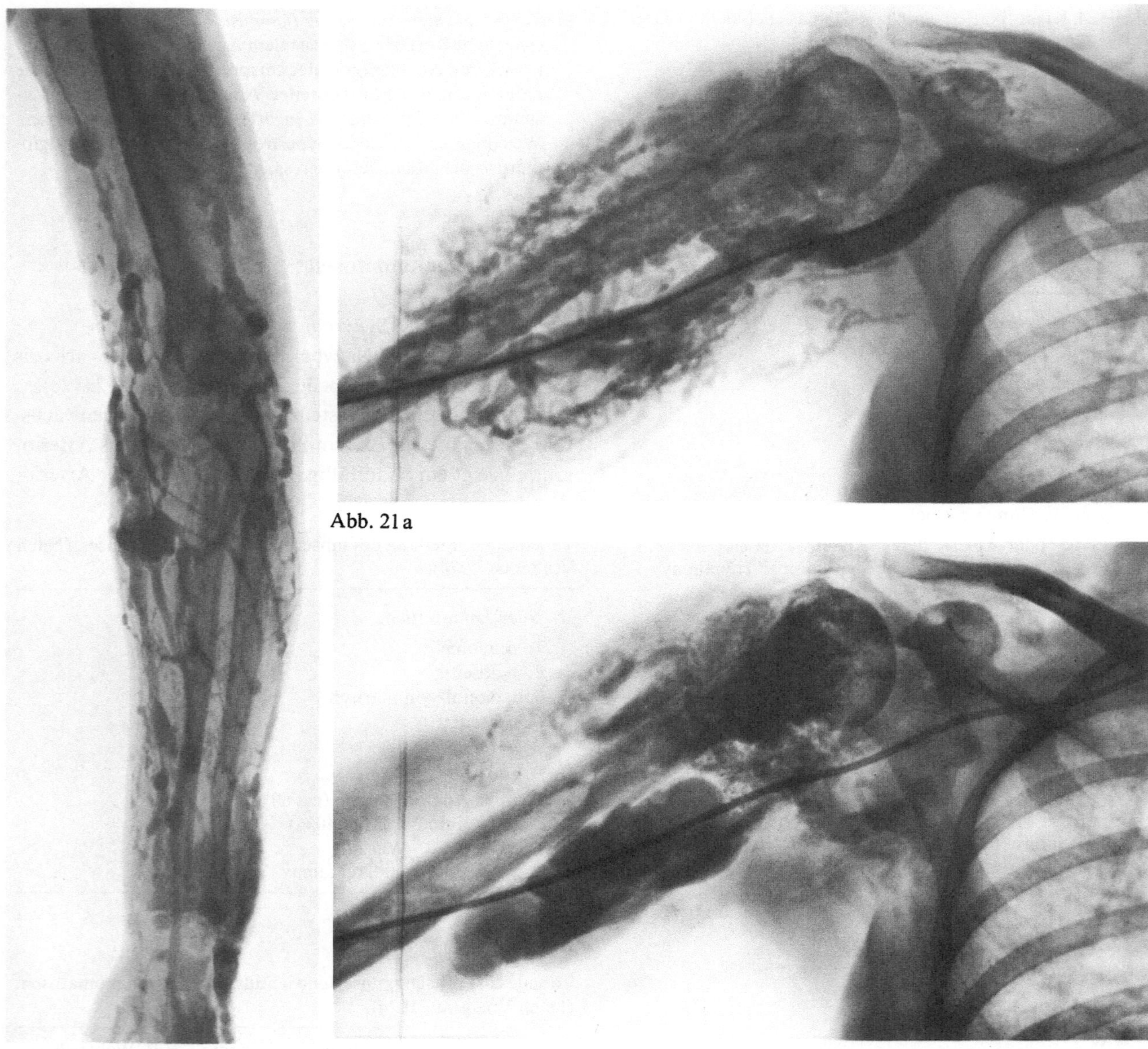

Abb. 21 a

Abb. 20   Abb. 21 b

Abb. 20. Hämangiomatose des Armes. Armphlebographie. Varicös erweiterte und stark geschlängelt verlaufende Unterarmvenen mit zahlreichen cavernösen Hohlräumen. Keine knöcherne Beteiligung

Abb. 21 a und b. Intra- und extraossäre Angiomatose re. Oberarm. Katheterarteriographie der re. A. subclavia. (a) Schlängelung der A. axillaris und A. brachialis. Kontrastierung zahlreicher Gefäßknäuel des Oberarmes. (b) Kontrastmittelpersistenz in varicösen Venen und daumendicken Angiomen. Multiple gefäßbedingte Arrosionen am Humerus

graphie lassen sich sehr häufig die sackförmigen Angiome in der venösen Phase darstellen (BEDUHN, 1968, Abb. 24–26). Da gelegentlich tiefe Venen nicht angelegt sind, ist die Phlebographie angezeigt. Sie vermag ausgedehnte Varicen zu verifizieren (Abb. 25).

F.P. Weber-Syndrom

Kombination von einseitigem Riesenwuchs mit arteriovenösen Kurzschlüssen der befallenen Extremität (Tabelle 24 und 25).

Nicht selten sind diese Kurzschlüsse in mehreren Etagen vorhanden, so daß die arteriographische Darstellung der peripheren Kurzschlüsse gelegentlich übersehen wird. Die exakte Lokalisation der Kurzschlüsse ist jedoch für die vorzunehmende operative Therapie außerordentlich wichtig. Aufnahmen mit schnellen Bildserien, 3–6 Aufnahmen pro Sekunde, erleichtern die Suche!

THOMAS und ANDRESS (1972) beschreiben die angiographischen und arthrographischen Befunde bei einem 8jährigen

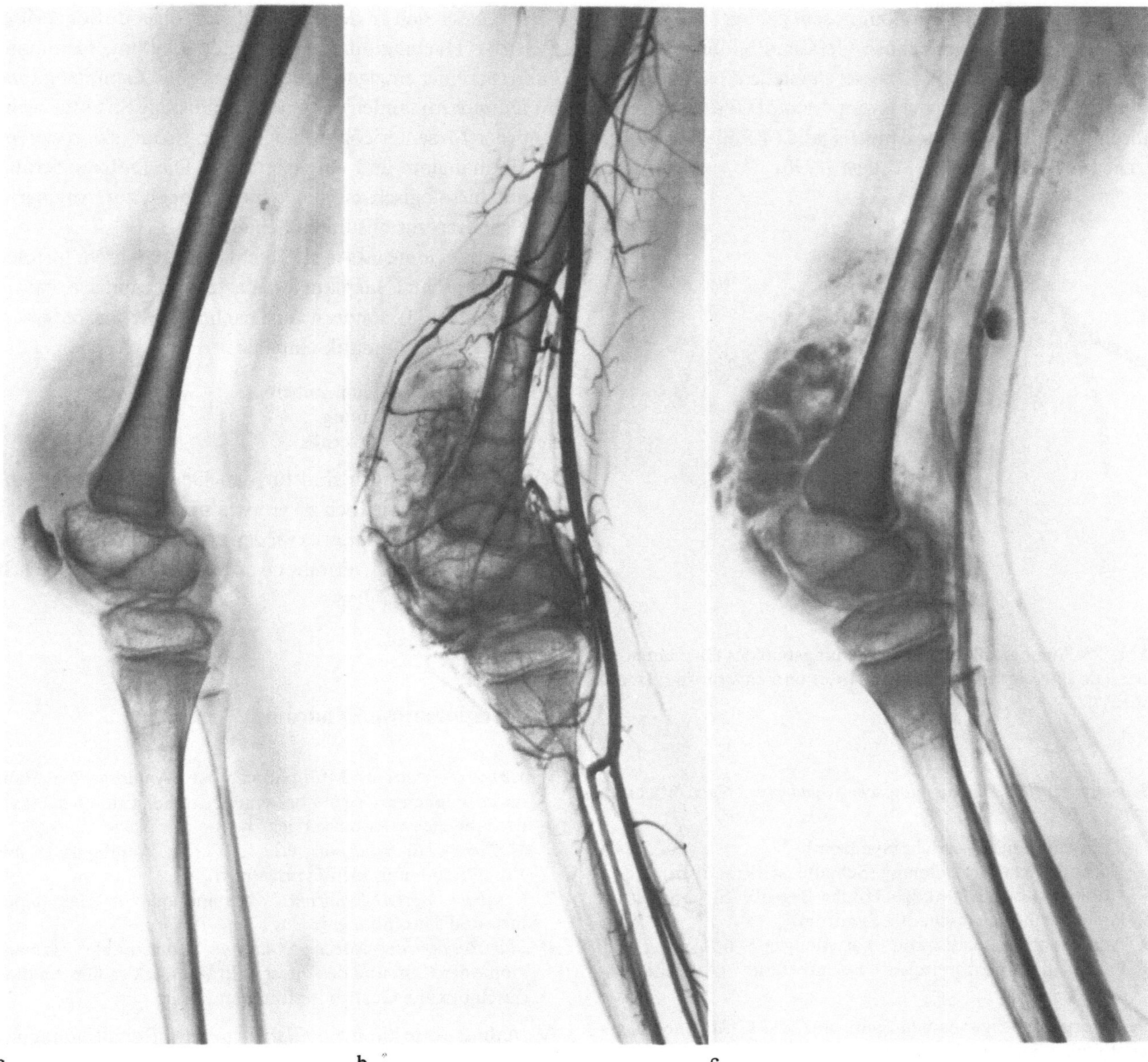

Abb. 22a–c. Kniegelenkshämangiom. Femoralisarteriographie. (a) Die Übersichtsaufnahme im seitlichen Strahlengang zeigt eine Verdichtung in Höhe der Bursa suprapatellaris mit mäßiger Abdrängung der Patella nach ventral und Corticalisarrosion auch an der distalen Femurvorderfläche und Metaphyse.

(b) Spätarterielle Phase: Kaliberstarke Femoralarterie mit weitgestellter A. genu descendens, A. genu superior-medialis und den übrigen Ästen des Rete articulare. (c) Venöse Phase: Kräftige Kontrastierung cavernöser Gebilde in Höhe der Bursa suprapatellaris

mit Angiom am rechten Kniegelenk bei Verlängerung des rechten Beines und fortgeschrittener Ossifikation der Patella.

Sturges-Weber-Krabbe-Dimitri-Syndrom

Naevus angiomatosus mit Knochenhypertrophie einer Extremität, intrakranielles Hämangiom, Hirnatrophie und evtl. Glaukom.

Hippel-Lindau-Syndrom

Kombination des Naevus angiomatosus mit Retina-Angiomen. Für die angiographische Untersuchung ist die Kombination multipler Teleangiektasien am proximalen Extremitätenabschnitt im Zusammenhang mit der Beteiligung innerer Organe im Rahmen des *M. Rendu-Osler* wichtig. Bei diesem dominant vererbbaren Leiden finden sich neben arteriovenösen Aneurysmen der Lunge gelegentlich angiomatöse Veränderungen im Bereich der Leber.

Zur Darstellung der Angiomatosen genügt die Arteriographie nicht immer. Venöse Gefäßmißbildungen lassen sich meist phlebographisch besser darstellen, ossäre Angiomatosen mit osteolytischer Komponente (GORHAM-STOUT) durch transossale Kontrastmittelgabe (4 Fälle von SCHUSTER, 1974. Siehe auch KLÜMPER, 1970).

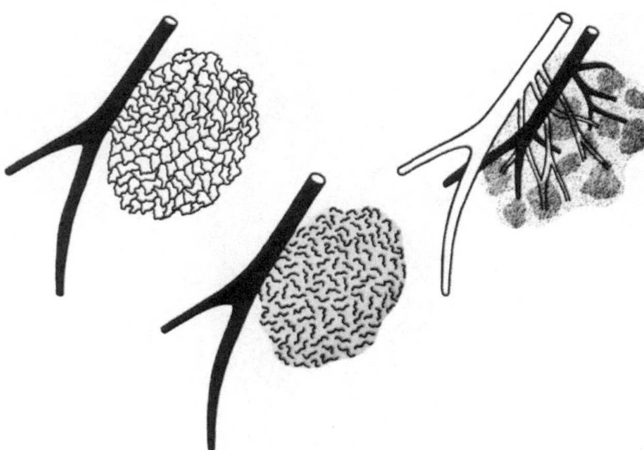

Abb. 23. Angiographisches Erscheinungsbild des Haemangioma arteriale (links oben), capillare (Mitte) und cavernosum (rechts oben)

Benennungsprinzipien angiologischer Syndrome (Nach VOLLMAR, 1974)

1. Autoren-Namen (Leriche-Syndrom)
2. Volkstümliche Bezeichnung (Schaufensterkrankheit).
3. Ätiologische oder pathogenetische Begriffe (Steal-Syndrom)
4. Hauptsymptome (Ischämie-Syndrom)
5. Anatomische Lokalisation (Aortenbogen-Syndrom)
6. Pathologisch-anatomischer Hauptbefund (Arteriitis-Syndrom).

Dem Vorteil der Eigennamen-Syndrome, daß sie für eine charakteristische klinische Symptomenkombination stehen können, ohne etwas über kausale oder formale Genese zu präjudizieren, stehen die Nachteile des stetigen Begriffswandels im Laufe der Zeit gegenüber. Als typisches Beispiel weist VOLLMAR (1974) auf das Klippel-Trénaunay- und F.P. Weber-Syndrom, die ohne Kenntnis der Primärliteratur durch den Einfluß neuer Untersuchungsverfahren eine fast grotesk anmutende Ausweitung erfahren haben und vielfach zu einem einheitlichen Krankheitsbegriff zusammengefaßt werden.

6.4. Hämangiom

Die meisten Hämangiome an der Extremität bedürfen keiner arteriographischen Abklärung. Am häufigsten findet sich das capilläre Angiom (Blutschwamm), das relativ selten an der Extremität vorkommt und nach seiner stärksten Größenzunahme in den ersten 9 Lebensmonaten glücklicherweise spontan verschwinden kann. Es kann multipel vorkommen beim M. Recklinghausen und Albright-Syndrom.

Selten finden sich an den Extremitäten folgende Sonderformen der Hämangiome: Hämangiopericytom, Gemmangiom (bei einer einzigen Beobachtung eines Gemmangioms im Dünndarm fanden wir eine gitterförmige Struktur während der Mesentericographie), Angiomyom, sklerosierendes Hämangiom und Angiokeratom. Die Differenzierung ist nur histologisch möglich, Indikationen zur Angiographie gehören zur absoluten Seltenheit.

Die Hämangiome lassen sich nicht nur nach ihrem histologischen Aufbau (Haemangioma arteriale, capillare, cavernosum, Abb. 23), sondern auch nach ihrer dermatologisch-klinischen Symptomatik einteilen:

Oberflächlich	— plano-tuberös
Tiefergelegen	— knotig
Subcutis	— cavernös

Diese Veränderungen sind für den Dermatologen bedeutungsvoll, führen jedoch so gut wie nie zu einer angiographischen Untersuchung, es sei denn, daß auch hier syndromale Verbindungen vermutet werden bzw. angiographisch gesichert werden sollen.

6.5. Angiomatöse Syndrome

1. *Maffucci-Syndrom:* Multiple, capilläre Angiome der Haut und der inneren Organe bei symmetrischer Chondromatose der Knochen oder einseitiger Dyschondroplasie.
2. *Maffucci-Kast-Syndrom:* Wie 1., nur in Kombination mit Vitiligo und multiplen Pigmentnävi.
3. *Kasabach-Merritt-Syndrom:* Kombination von Hämangiomen und Thrombopenie.
4. *Blue-Rubber-Bleb-Naevus-Syndrom:* Kongenitale Hämangiome der Haut und des Intestinaltraktes, sekundäre Anämie durch okkulte Gastrointestinalblutungen.

Ausnahmsweise kann ein *Glomustumor* differentialdiagnostisch Schwierigkeiten machen. Es handelt sich hier um schmerzhafte Knötchenbildung, besonders unter den Fingernägeln, die gelegentlich Zeichen der Überwärmung und der Knochenerosion aufweisen. Die Tumoren setzen sich aus angiomatösen, neuralen und myomatösen Elementen zusammen. Die knäuelförmigen, epitheloidzellhaltigen, arteriovenösen Anastomosen sind bei geeigneter Aufnahmetechnik angiographisch zu differenzieren (BEDUHN, 1971). Im Angiogramm erkennt man kleine, den Tumor versorgende, arterielle Gefäße, die dann in der Parenchymphase zu einer ausreichenden Anfärbung des Glomustumors führen. Durch rhythmischen Pulsationsdruck kommt es zu flachen, sichelförmigen Usuren, die sich im Röntgenbild als halbmondförmige Knochendefekte darstellen. Die Diagnose ist bereits aus der Übersichtsaufnahme durch den Nachweis von Osteolysen mit gelegentlichen Gefäßverkalkungen zu vermuten und wird durch das typische Arteriogramm bestätigt (Abb. 124).

Abb. 24a und b. Phakomatose: Klippel-Trénaunay-Syndrom. Axillarisarteriographie. (a) Hohe Teilung der Brachialis in die Unterarmarterien. Am Oberarm bereits zarte Darstellung kleiner Angiome. Verlängerung des Radius und Fehlstellung der distalen Ulna zusammen mit Weichteilhypertrophie. Gefäßanomalie: A. interossea versorgt direkt die Interdigitalarterien III und IV. (b) Darstellung multipler Angiome in der Spätphase

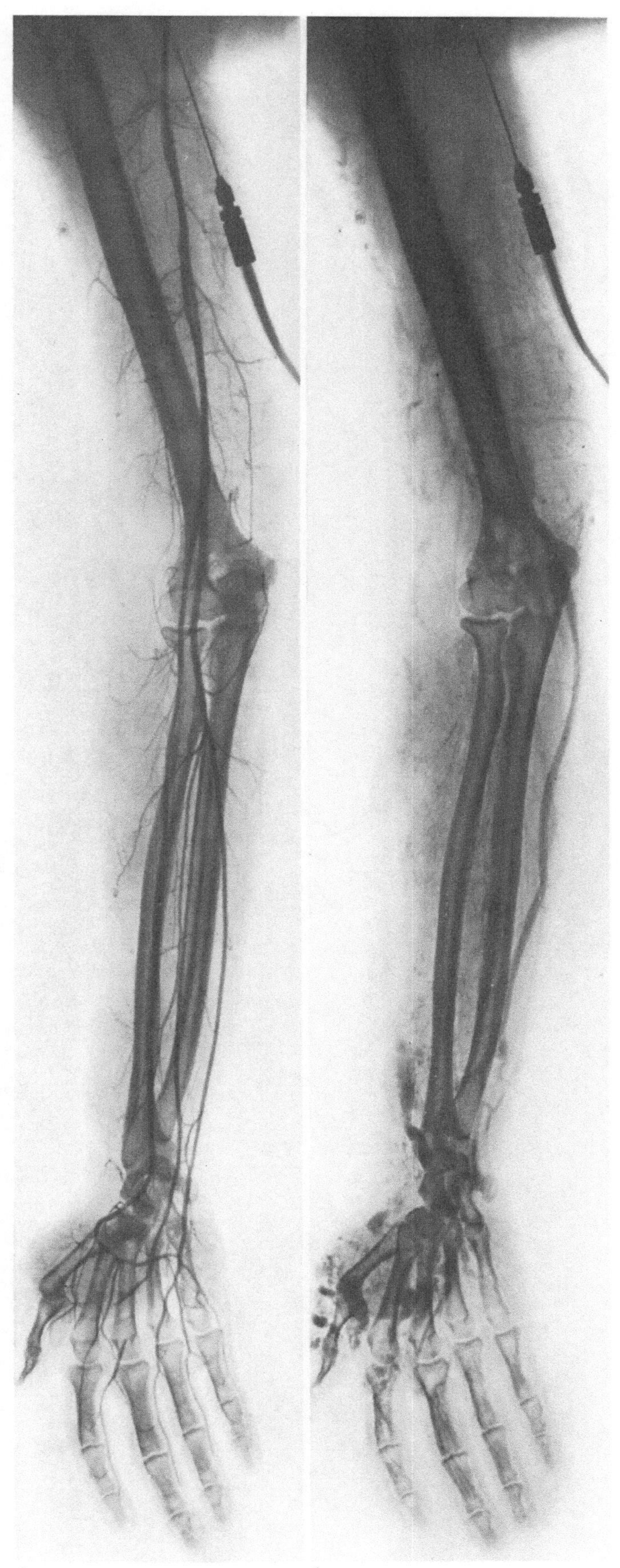

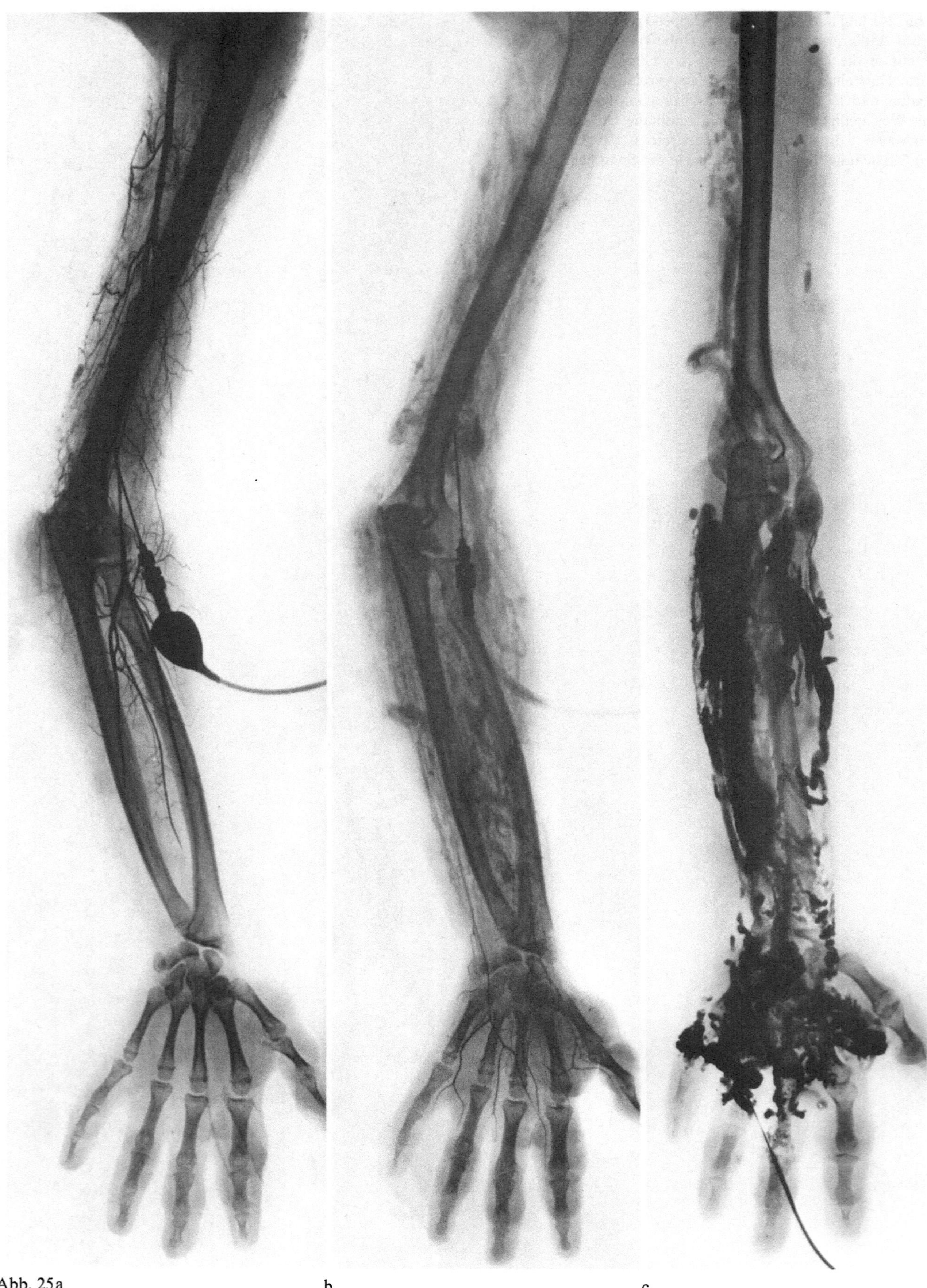

Abb. 25a   b   c

Abb. 25a–c. Phakomatose: Klippel-Trénaunay-Syndrom. (a) Brachialisarteriographie Frühphase: Zahlreiche kleine Angiome am Oberarm, die von feinen Ästen
der A. brachialis gespeist werden. Weichteilhypertrophie. Knochenanomalie in der
Umgebung des Handgelenkes. (b) Spätphase: Die Angiome am Ober- und Unterarm
kommen deutlicher zur Darstellung. Begin-
nende Kontrastierung der in den hypertro-
phen Weichteilen der Hand gelegenen Angiome. (c) Phlebographie von einer Handrückenvene aus: Exzessive Kontrastierung
von angiomartig umgewandelten Gefäßknäuel im Bereich der Hand und des Unterarms. Erheblich verzögerter Kontrastmittelabfluß aus den Hohlräumen

Abb. 26a und b. Phakomatose: Klippel-
Trénaunay-Syndrom.   (a) Übersichtsaufnahme: Grobmaschige Spongiosazeich-
nung im Wechsel mit rundlichen Aufhellungen im distalen Radius in einigen Hand-
wurzelknochen und an den Fingerstrahlen
I–III. (b) Brachialisarteriographie, venöse
Phase: Kontrastierung zahlreicher intra-
und extraossaler Angiome

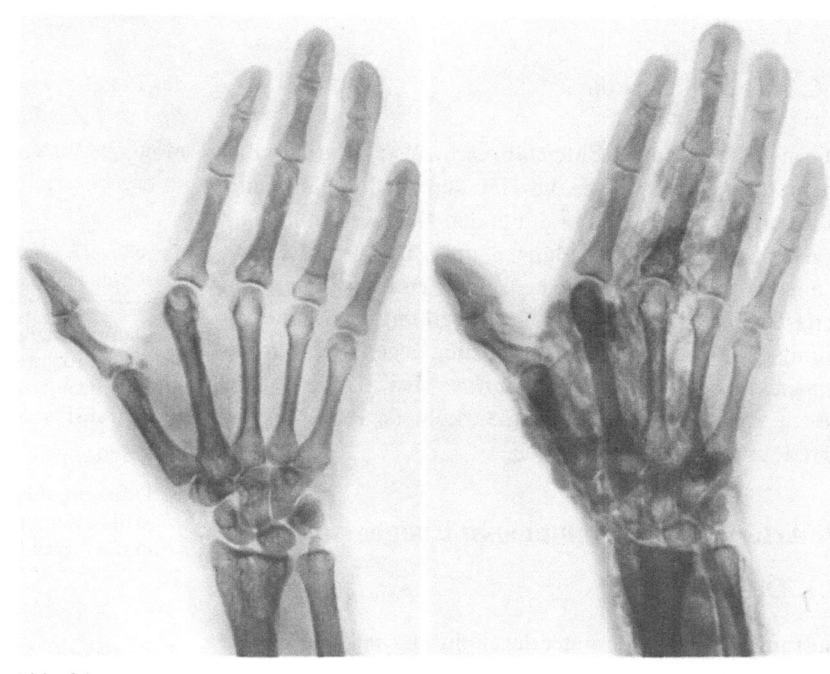

Abb. 26a   b

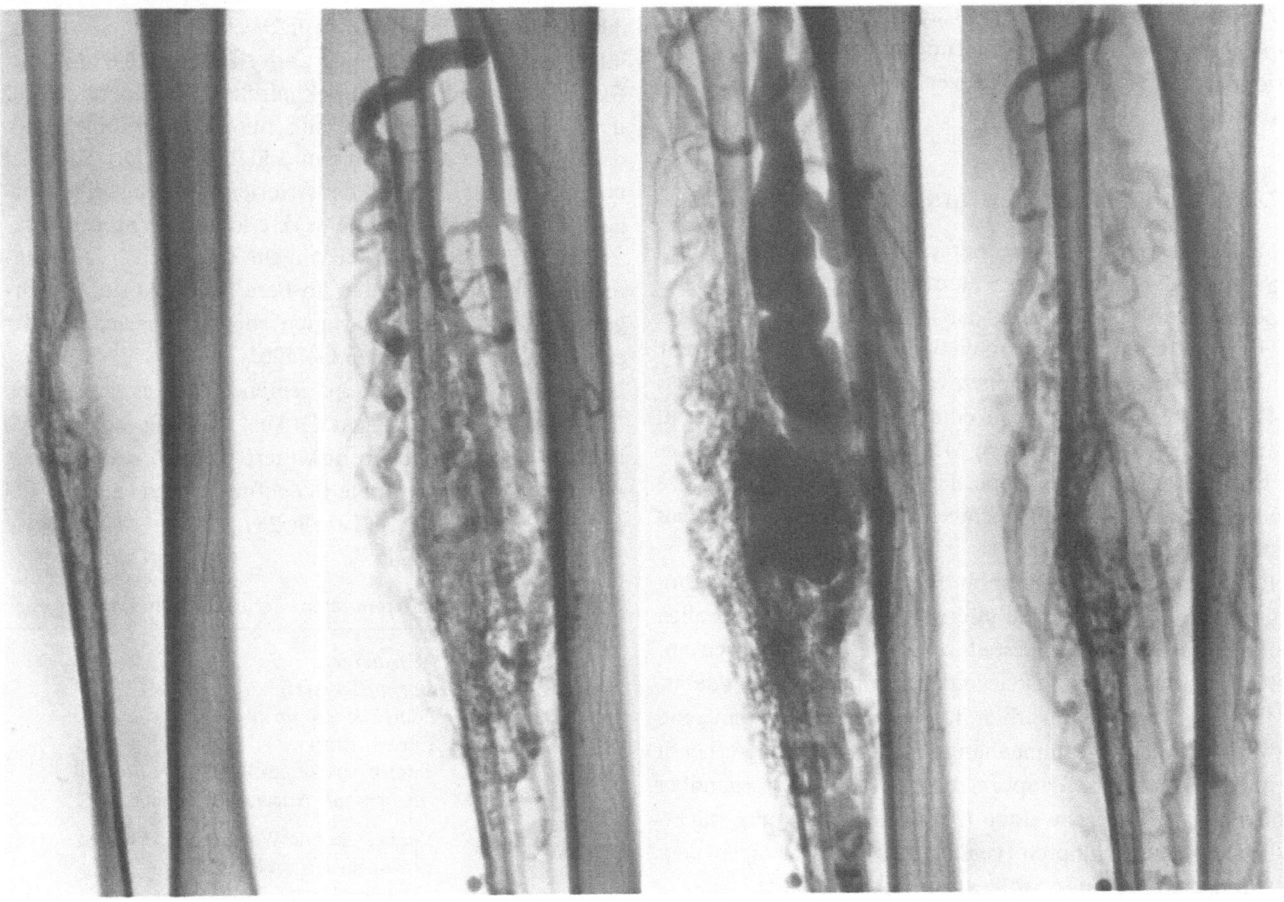

a   b   c   d

Abb. 27a–d.   Phakomatose: Klippel-Trénaunay-Syndrom.
(a) Übersichtsaufnahme: Spindelförmige Auftreibung der Fibula im mittleren Drittel mit grobwabig aufgelockerter Knochenstruktur und Knochendefekten an der medialen Begrenzung. Tibiacorticalis intakt. (b) Femoralisarteriographie, Frühphase: 3 kräftige Unterschenkelarterien mit starker Schlängelung; in Projektion auf die Fibula Knäuel kleiner und mittelstar-
ker Gefäße. (c) Venöse Phase: Kontrastierung ausgedehnter Angiome mit teilweise intraossaler Lage. Kontrastmittelabfluß über
ektatische Venen. (d) Spätphase: Angiome entleert. Schwache
Restfüllung in oberflächlichen Venen

6.6. Hämangiosarkom

Die maligne Form der Blutgefäßgeschwülste ist an der Extremität ebenso selten wie das Hämangioendotheliom und läßt sich im Arteriogramm durch den Nachweis völlig unregelmäßiger Gefäßneubildungen, unregelmäßiger Begrenzung und Infiltration in die benachbarten Knochenpartien schärfer lokalisieren, als es durch die klinischen Untersuchungen möglich ist. Die Abgrenzung gegenüber dem *teleangiektatischen osteogenen Sarkom* bei Kindern oder einem völlig entarteten Ewing-Sarkom (s. Abb. 114) ist arteriographisch nicht möglich.

7. Arterielle Durchblutungsstörungen

7.1. Definition

Störungen der Extremitätendurchblutung infolge Stenose oder Verschluß größerer Arterien werden nach RATSCHOW (1959) als *Angioorganopathien* bezeichnet. Kommt es zum Verschluß von Arteriolen und Capillaren, besteht eine *Angiolopathie* und beide Veränderungen lassen sich von funktionellen Durchblutungstörungen, den *Neuroangiopathien* abgrenzen.

7.2. Indikation zur Arteriographie

Die Aussagekraft der Arteriographie ist bei Verschluß oder Stenose der Stammarterien naturgemäß am größten. Dies bedeutet aber keineswegs, daß die Untersuchung in der Hauptsache oder gar ausschließlich bei älteren bzw. sehr alten Patienten vorgenommen werden müßte (WELLAUER, 1971). Dokumentiert doch eine Basler Studie (WIDMER, 1972) bei 6400 berufstätigen Männern der chemischen Industrie, daß in der Gruppe der 45–54jährigen rund 3% bereits angiographisch nachweisbare Veränderungen an den Gliedmaßen hatten.

Dabei ist die für eine Durchblutungsstörung nahezu pathognomonische Claudicatio intermittens keineswegs in allen Fällen nachweisbar. Einesteils sorgt ein Kollateralkreislauf für eine funktionell ausreichende Kompensation, andererseits wird sie nur dann erkannt, wenn der Patient genügend weit geht, den Zusammenhang mit der Belastung erkennt und der Arzt das Symptom bereits frühzeitig gegenüber arthrotischen Beschwerden (Anlaufschmerz) oder nächtlichen Wadenkrämpfen (venöse Rückflußstörungen oder Anomalien des Fußgewölbes) zu deuten versteht.

Keineswegs ist die Extremitäten-Arteriographie ausschließlich auf Untersuchungen zur Prüfung der Operabilität beschränkt, sondern hat gerade in letzter Zeit einen wesentlichen Indikationswandel erlebt (ZEITLER u. SCHOOP, 1970). Wie keine andere angiologische Untersuchung ist die röntgenologische Kontrastdarstellung der Gefäße in der Lage, *Verschlußlokalisation, Verschlußausdehnung* und *Ein- und Ausflußstrombahn* exakt darzustellen. Lassen wir mögliche funktionelle Aussagen zunächst außer Betracht, so ergeben sich heute folgende Indikationen (Tabelle 27).

Tabelle 27. Indikation zur Extremitätenarteriographie bei Durchblutungsstörungen

1. Planung therapeutischer Eingriffe
   a) Gefäßchirurgie
   b) Fibrinolyse
   c) transluminale Katheterrekanalisation

2. Kontrolle nach therapeutischen Eingriffen

3. Differentialdiagnostische Klärung gegenüber artikulären, neurogenen, ossalen, myogenen und anderen Erkrankungen

7.3. Akuter Extremitätenarterienverschluß

Nicht ganz eindeutig zu beantworten ist die Frage nach der Indikation zur Arteriographie bei der akuten Extremitätenischämie. Die Diagnose „arterielle Embolie" in einer Extremität ist mit einfachen klinischen Mitteln zu stellen, und die Embolektomietechnik mit dem Ballonkatheter nach FOGARTY (1963) wird grundsätzlich vom Ort der Wahl und nicht mehr vom Ort der Arterienverlegung selbst vorgenommen. Damit ist eine exakte anatomische Lokalisation des Embolussitzes nicht mehr erforderlich. Ausnahmen sind jedoch Embolien im Bereich der Aorta, der Organe (Niere, Mesenterialarterien), der Coronarien und der extra- und intracerebralen Gefäße.

Nur bei $^1/_{20}$ der Verschlußpatienten kommt es zum akuten Gefäßverschluß (WIDMER u. GLAUS, 1972). Pathogenetisch müssen 3 Möglichkeiten diskutiert werden, die auch für die geplante Angiographie Bedeutung haben (Suche nach einer Streuquelle usw.) (Tabelle 28).

Tabelle 28. Akuter Extremitätenarterienverschluß, Pathogenese

1. Embolie	*Mitralvitium*
	Vorhofflimmern
	älterer Herzinfarkt
	Endokarditis
	Tumorpartikelembolie
	Aneurysma (Aorta, Aortenäste)
2. Thrombose	Vorbestehende Wandveränderungen
	Thrombosierung eines peripheren Aneurysmas
	Aneurysma dissecans
3. Trauma	Arterienabriß
	Intimaeinrollung
	intramurales Hämatom
	Arterienkompression (Hämatom, Fremdkörper, Fragment, Luxation)

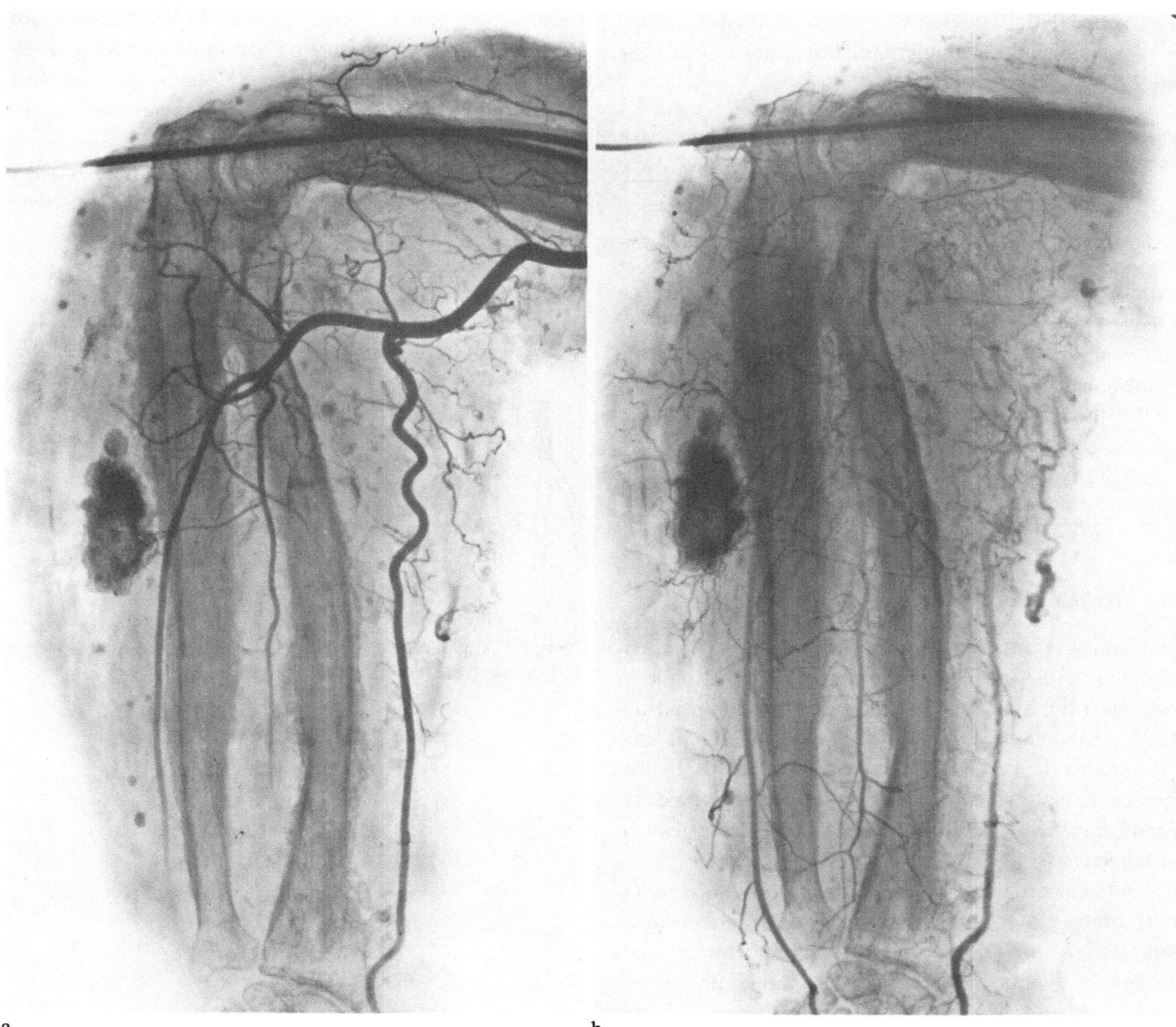

a b

Abb. 28a und b. Elephantiasis des re. Armes. Brachialisarteriographie. (a) Rarefizierung des arteriellen Gefäßsystems bei hochgradiger Kalksalzminderung und periostaler Randreaktion beider Unterarmknochen. Die metalldichte Verschattung am ulnaren Unterarm entstammt einem Thorotrastdepot nach 1940 durchgeführter Phlebographie. Zahlreiche z.T. geschichtete, bis erbsgroße Venensteine innerhalb des Weichteilschattens. Exzessive Hypertrophie der Weichteile. (b) Keine Angiomdarstellung, die erst über eine Phlebographie möglich war. Pathogenese: Kriegsverletzung am Oberarm mit Venenthrombose, Lymphabflußstörung und Stauungsinduration

Im Freiburger Krankengut wurde unter 240 Revascularisationseingriffen wegen *Embolie* keine einzige angiographische Untersuchung vor der Embolektomie vorgenommen und ihre Unterlassung auch nicht nachteilig empfunden (GOERTTLER u.Mitarb., 1973).

Bei der akuten Extremitätenischämie durch *Arteriothrombose* ist wegen zusätzlich vorhandenen, degenerativen Gefäßveränderungen eine angiographische Darstellung vor der Operation wünschenswert, weil in einigen Fällen die akute Thrombose erste schwerwiegende Manifestation einer bis dahin ohne wesentliche Einschränkung verlaufenen obliterierenden Arteriosklerose sein kann. Hier wurde bei 21 operativ Behandelten in 6 Fällen arteriographiert (inkomplette Ischämie); bei den übrigen 15 Kranken mußte die Thrombektomie ohne Angiographie sofort vorgenommen werden.

BARABAS und OFFEN (1973) erwähnen die arterielle Thrombose als mögliches Erstsymptom einer Polycythaemia vera.

Bei der akuten Extremitätenischämie durch *Trauma* ist die Arteriographie vor der operativen Rekonstruktion der Strombahn so gut wie *immer* zu fordern, da am Ort der Verletzung und nicht am Ort der Wahl operiert werden muß (Abb. 29). Bei der scharfen Verletzung mit ausgedehnter Weichteilwunde kann sie natürlich unterbleiben (Tabelle 29).

Tabelle 29. Indikation zur postoperativen Angiographie nach akuter Extremitätenischämie

1. Embolie

   Suche nach unbekannter Emboliequelle (im eigenen Krankengut unter 35 Nachangiographien 1 Aneurysma dissecans der thorakalen Aorta, 1 Aortenisthmusstenose mit aneurysmatischen Erweiterungen, 2 Aneurysmen der Bauchaorta)

2. Thrombose

   Abklärung der Grundkrankheit, Planung therapeutischer Eingriffe (Operation, transluminale Katheterkanalisation)

3. Trauma

   Zustand des operierten Gefäßabschnittes
   Gutachterliche Probleme

7.3.1. Angiographische Pathomorphologie

Röntgenologisches Leitsymptom für den akuten Arterienverschluß ist die quere Begrenzung der Kontrastsäule in Form einer horizontalen Linie oder häufiger kappenartig. Das Vorhandensein von Kollateralgefäßen erlaubt eine Aussage über die Entstehungszeit des Verschlusses: Fehlen jeglicher Kollateralen bedeutet akuten Verschlußmechanismus, ohne daß Zeit zur Ausbildung von Ersatzgefäßen vorhanden ist.

Die Differenzierung zwischen Embolie und akuter Arterienthrombose ist leicht, wenn die übrige Strombahn völlig intakt ist (Abb. 30). Die glatte Gefäßinnenwand, bestimmte Prädilektionsstellen und bekannte Embolistreuquellen (Abb. 31; Tabelle 29) sichern im Verein mit der glatten Verschlußbegrenzung die Diagnose (Abb. 32–36). Die traumatische Genese ergibt sich praktisch immer aus der Anamnese (Tuscano u. Mitarb., 1971).

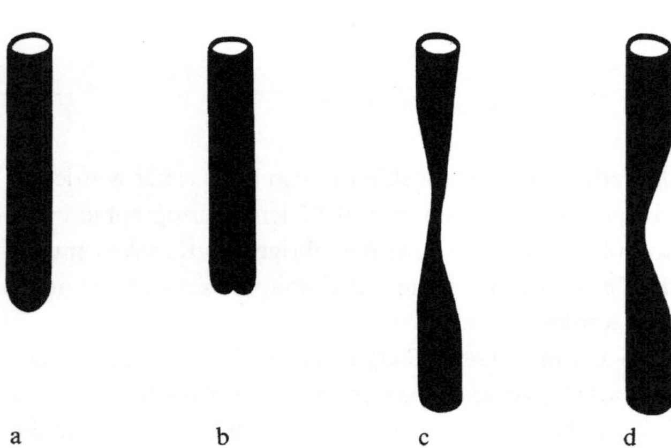

Abb. 29 a–d. Art der Gefäßverletzung. (a) Abriß. (b) Intimaeinrollung. (c) Intramurales Hämatom. (d) Extramurales Hämatom

Nicht selten gehen akuten *thrombotischen* Verschlüssen Veränderungen voraus, die eine Verminderung der arteriellen Durchblutung zur Folge haben: Kollaps, Narkose, kardiale Dekompensation; nach größeren operativen Eingriffen, Angiographie!

Andererseits kann es im Gefolge degenerativer, arterieller Durchblutungsstörungen zu scheinbar thrombotischem

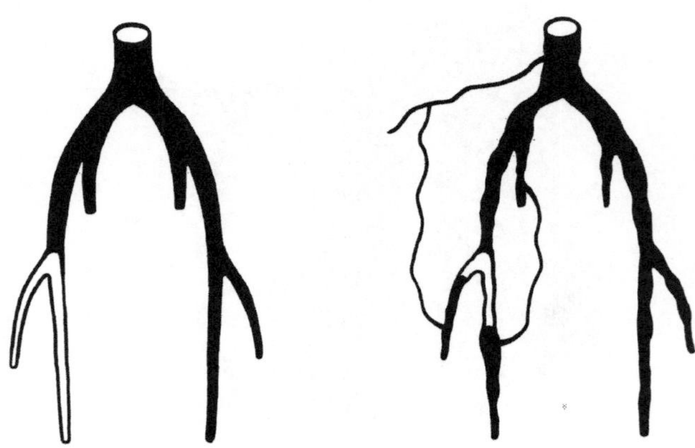

Abb. 30. Angiogramm bei Embolie (links) und akuter Arteriothrombose (rechts)

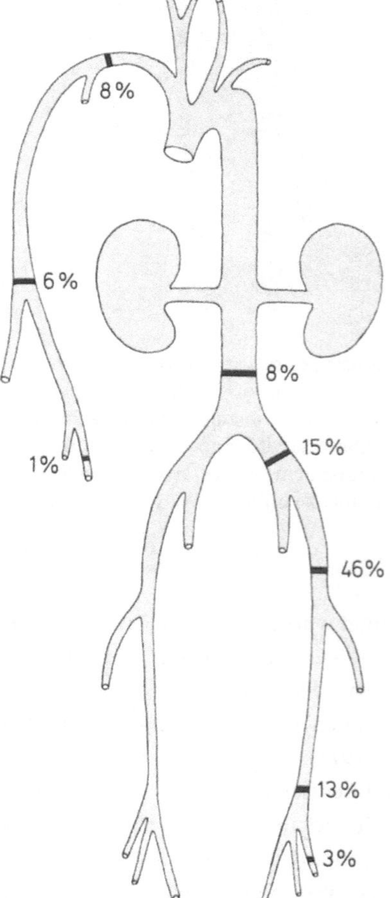

Abb. 31. Prozentuale Verteilung der Embolien im Bereich der Extremitäten

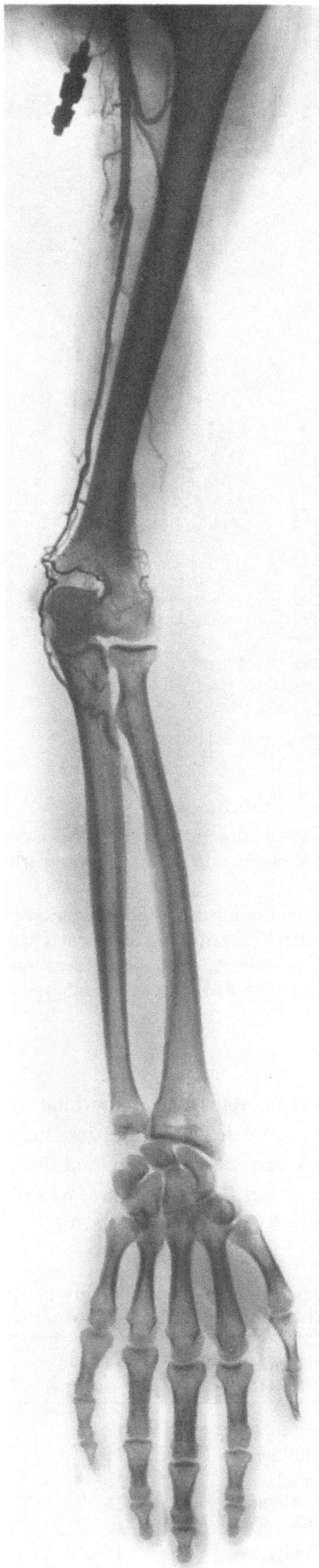

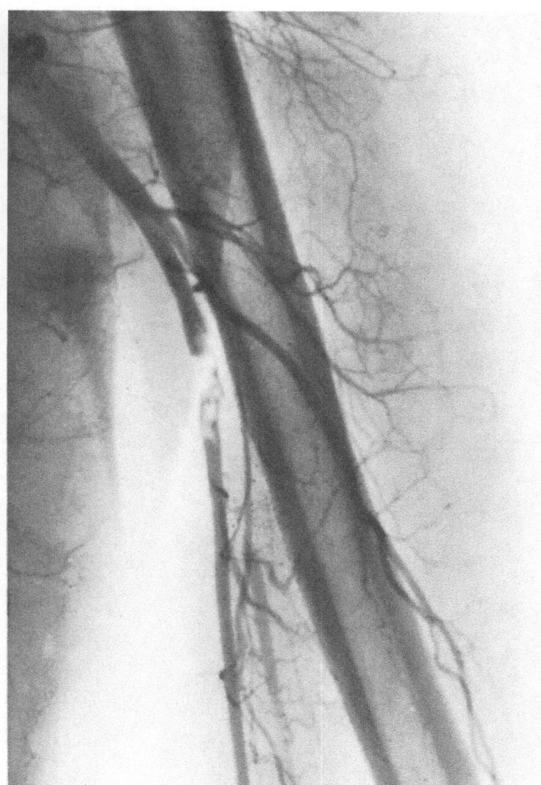

Abb. 33. Embolie der A. brachialis. Katheterangiographie der A. axillaris. 3 cm lange, unregelmäßig begrenzte Aussparung mit subtotalem Verschluß der A. brachialis im proximalen Drittel

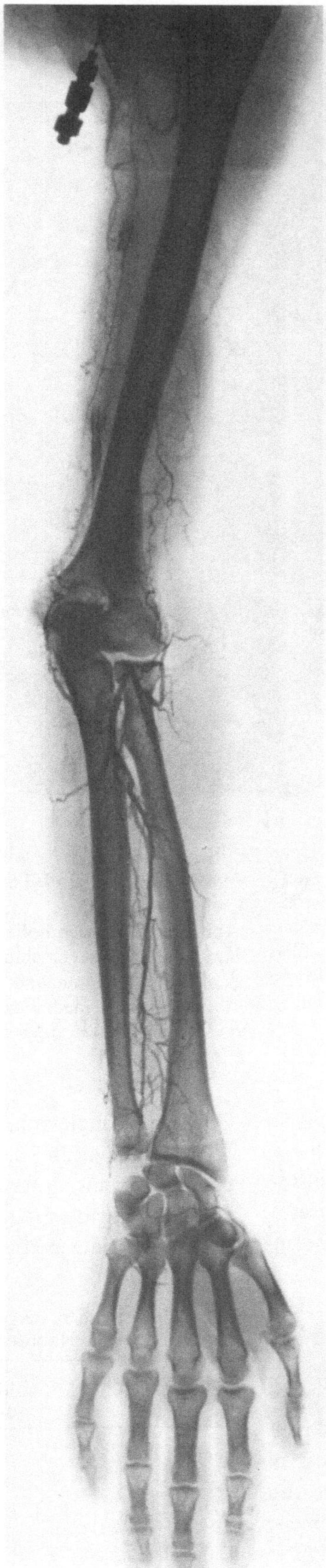

Abb. 32a und b. Multiple thrombotische Verschlüsse an Armarterien. Axillarisarteriographie. (a) Frühphase: Unregelmäßig begrenzter Brachialisverschluß im mittleren Drittel mit thrombotischen Aussparungen. Kompensatorisch weitgestellte A. profunda brachii. (b) Spätarterielle Phase: Langstreckiger, thrombotischer Brachialisverschluß; über Kollateralen Wiederauffüllung der 3 Unterarmarterien. Verschluß der Aa. radialis et ulnaris im proximalen Drittel. Auch hier thrombotische Aussparungen. Kaliberschwankungen der A. interossea, von der aus ganz vereinzelt Kollateralen zur Handwurzel ziehen (nach klinischen Angaben posttraumatisch aufgetreten)

Abb. 32a   b

45

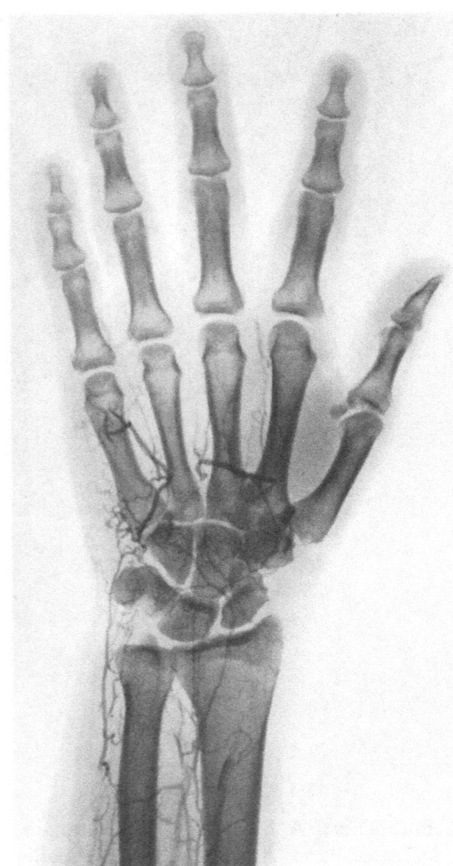

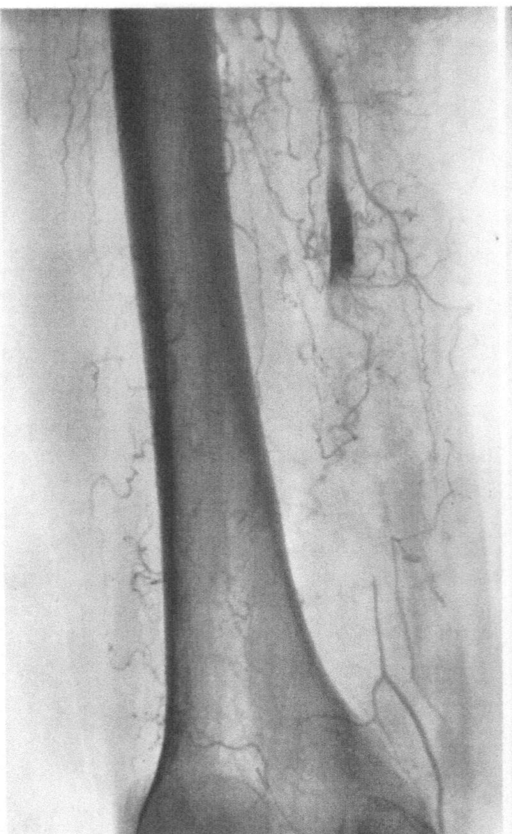

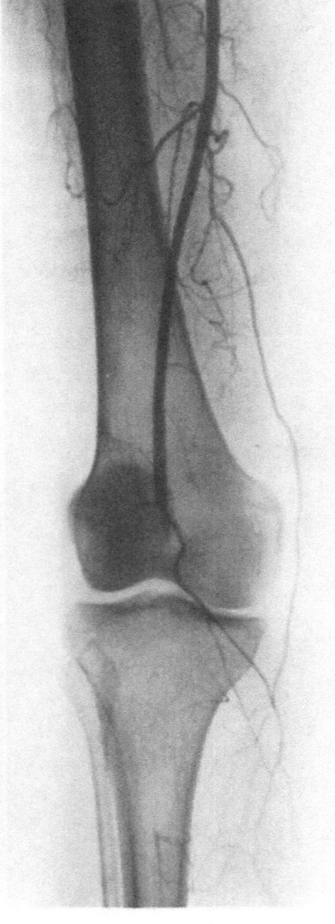

<table>
<tr><td>Abb. 34</td><td>Abb. 35</td><td>Abb. 36</td></tr>
</table>

Abb. 34. Periphere Embolien bei Subclavia-Aneurysma. Brachialisangiographie. Fehlende Darstellung der A. ulnaris. Ausgedehnte Unterbrechungen im Verlauf der A. radialis et interossea, wobei thrombotische Aussparungen besonders an der Interossea erkennbar sind. Über Kollateralen unvollständige Auffüllung des Arcus volaris mit unregelmäßig begrenzten Gefäßverschlüssen. Nur schemenhafte Kontrastierung einiger Interdigitalarterien

Abb. 35. Embolie der A. femoralis superficialis. Femoralisarteriographie. Haubenförmiger Verschluß der A. femoralis superficialis

Abb. 36. Popliteaembolie. Femoralisangiographie. Schrägverlaufender, totaler Verschluß der A. poplitea mit angedeutet haubenförmiger Begrenzung. Über die A. genu descendens und A. genu superior medialis zarte Kontrastierung des Anfangsteiles der A. tibialis posterior

Verschluß tiefer Unterschenkelvenen kommen. Ursache soll das Ansteigen des Gewebsdruckes mit Anschwellung der Wadenmuskulatur im straffen Fascienmantel sein. Besteht kein ausreichender venöser Abfluß, kann es zu zusätzlichen arteriellen Zuflußsperren kommen (BÖTTGER u. SCHLICHT, 1970).

7.4. Chronische Verschlußkrankheit

Die häufigste Ursache der arteriellen Verschlußkrankheit an den Extremitäten ist die Arteriosklerose, die sich in Phasen entwickelt und mit Intimaödem, Atherom, Ulceration und Thrombose einhergeht. Bestimmte Allgemeinerkrankungen wie Hypertension, Diabetes mellitus, Hypothyreose, Lipidstoffwechselstörung u.a. vermögen die Entwicklung der Arteriosklerose zu beschleunigen.

Ganz unabhängig vom angiographischen Befund hat sich — in Anlehnung an FONTAINE — die Einteilung der Durchblutungsstörung aufgrund von Beschwerden und Hautdurchblutung in 4 Stadien in der Praxis bewährt; sie sollte auch dem Röntgenologen bekannt sein (Tabelle 30).

Tabelle 30. Stadien der Durchblutungsstörung aufgrund von Beschwerden und Hautdurchblutung. (WIDMER u. WAIBEL, 1972)

Beschwerden	Lagerungsprobe nach RATSCHOW	Stadium
keine	normal	1 a
	pathologisch	1 b
Claudicatio	normal	2 a
	pathologisch	2 b
Ruheschmerz	pathologisch	3
Prägangrän Gangrän	pathologisch	4

7.4.1. Obere Extremität

Am Arm sind arterielle Durchblutungsstörungen wesentlich seltener als an den unteren Extremitäten. Ursache: Häufigere Lokalisation der Arteriosklerose an den Beinarterien und ausgezeichnete Kollateralisation am Arm, so daß selten klinische Symptome auftreten. Es wird klinisch unterschieden zwischen einem Schultergürtel- und einem peripheren Verschlußtyp. Die Kombination mit cerebralen Ausfallserscheinungen lenkt die Verdachtsdiagnose auf ein Aortenbogensyndrom, während Stenosen und Verschlüsse der Brachial- und Unterarmarterien eher acrale Syndrome auslösen. Während die Veränderungen an den Aortenbogenästen meist arteriosklerotischer Natur sind (Ausnahme: Takayashu-disease: Arteriitis), sind periphere Verschlüsse nicht selten durch entzündliche Veränderungen bedingt (Thrombangitis obliterans, Arteriitis, funktionelle Störung).

Im Vordergrund der klinischen Symptomatik stehen bei proximalen Verschlüssen intermittierende Schmerzen — während der Arbeit verbunden mit Schwächegefühl. Ruheschmerzen werden am ehesten bei arterieller Embolie, Thrombose oder nach Trauma angegeben. Nagelfalz- oder Fingerkuppennekrosen sind ebenfalls seltener als entsprechende Veränderungen an den unteren Extremitäten. Hinter mancher chronischen Paronychie verbirgt sich eine arterielle Verschlußkrankheit. Arteriographie! (Lit. bei NATALI, 1970).

Als Besonderheit an der oberen Extremität ist auf das *Raynaud-Syndrom* hinzuweisen. Anfallsweise auftretende Durchblutungsstörung, die durch Kälteexposition ausgelöst werden kann:

Parästhesie
Fingerkuppenblässe
gelegentliche Blauverfärbung
brennender Schmerz

Aufgabe der Arteriographie ist die Differenzierung zwischen dem Raynaud-Syndrom im Gefolge einer digitalen Verschlußkrankheit und dem rein funktionellen M. Raynaud, der bei jüngeren Frauen und meist symmetrisch auftritt.

Bei jüngeren Männern kann ein einseitiges Raynaud-Phänomen durch wiederholte kleine Embolien in Armschlagadern zustande kommen. BURI (1973) schildert ein Halsrippensyndrom mit Subclaviakompression und vermutlich muraler Thrombose sowie ein Brachialisaneurysma über einer Humerusexostose. Wichtiges Differentialdiagnostikum zwischen kardiogener Thromboembolie und peripherer Streuung ist für letztere die schleichend fortschreitende Minderdurchblutung.

7.4.1.1. Angiographische Pathomorphologie. Nach der klinischen Feststellung einer arteriellen Durchblutungsstörung am Arm (Anamnese, subjektive Beschwerden, Befunde bei

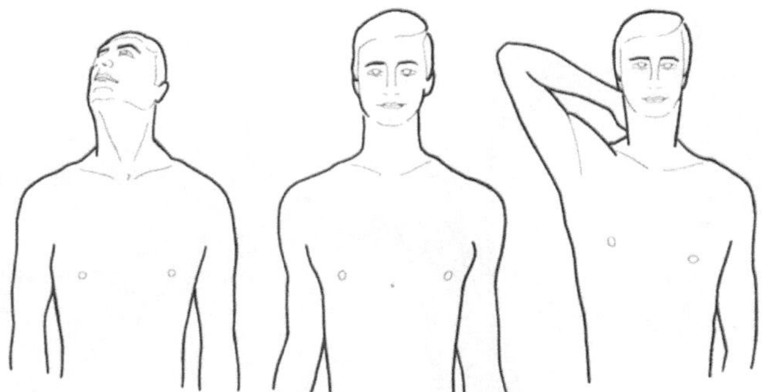

Abb. 37. Adson-Test (links): Drehung des Kopfes und Hyperextension zur untersuchten Seite und Auskultation auf Kompressionsgeräusch supraclaviculär. Kostoclavicular-Test (Mitte): Schultern wie beim Rucksacktragen nach dorsal ziehen und Auskultation auf Kompressionsgeräusch infraclaviculär. Hyperabduktions-Test: Bei eleviertem Arm Hand in den Nacken legen und Auskultation in der Achselhöhle. (Nach WAIBEL, 1972)

Pulspalpation, Auskultation, Faustschlußprobe, Oscillographie usw.) stellt sich zunächst die Frage nach der anzuwendenden arteriographischen Technik. Deuten die Veränderungen auf die A. brachialis, die Unterarm- oder Handarterien, so ist die periphere Brachialisarteriographie vom Ellbogen aus indiziert. Bestehen cerebrale Symptome in Form von Schwindel, Synkopen und Bewußtseinsstörungen, Sehstörungen, Paresen, Sensibilitätsstörungen sowie Blutdruckdifferenzen zwischen beiden Armen, so ist als Erstmaßnahme die thorakale Aortographie von der Femoralarterie aus vorzunehmen. Erst wenn Abgangsstenosen auszuschließen sind (Aortographie in rechtsschräger Projektion!), darf die selektive Darstellung des Truncus brachiocephalicus bzw. der linken Subclavia vorgenommen werden. Man findet alle Übergänge zwischen Füllungsdefekten im Sinne atheromatöser Plaques, ringförmiger und segmentärer, exzentrischer Stenosen bis zu Verschlüssen, die mehr oder weniger durch entsprechende Kollateralen überbrückt werden (Abb. 39).

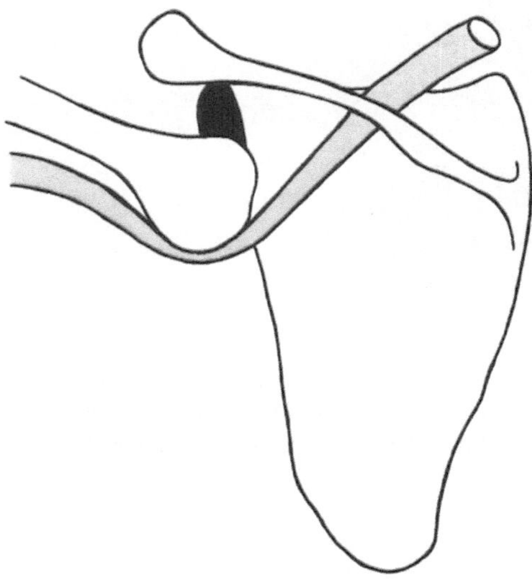

Abb. 38. Kompression der Axillararterie bei Schulterluxation

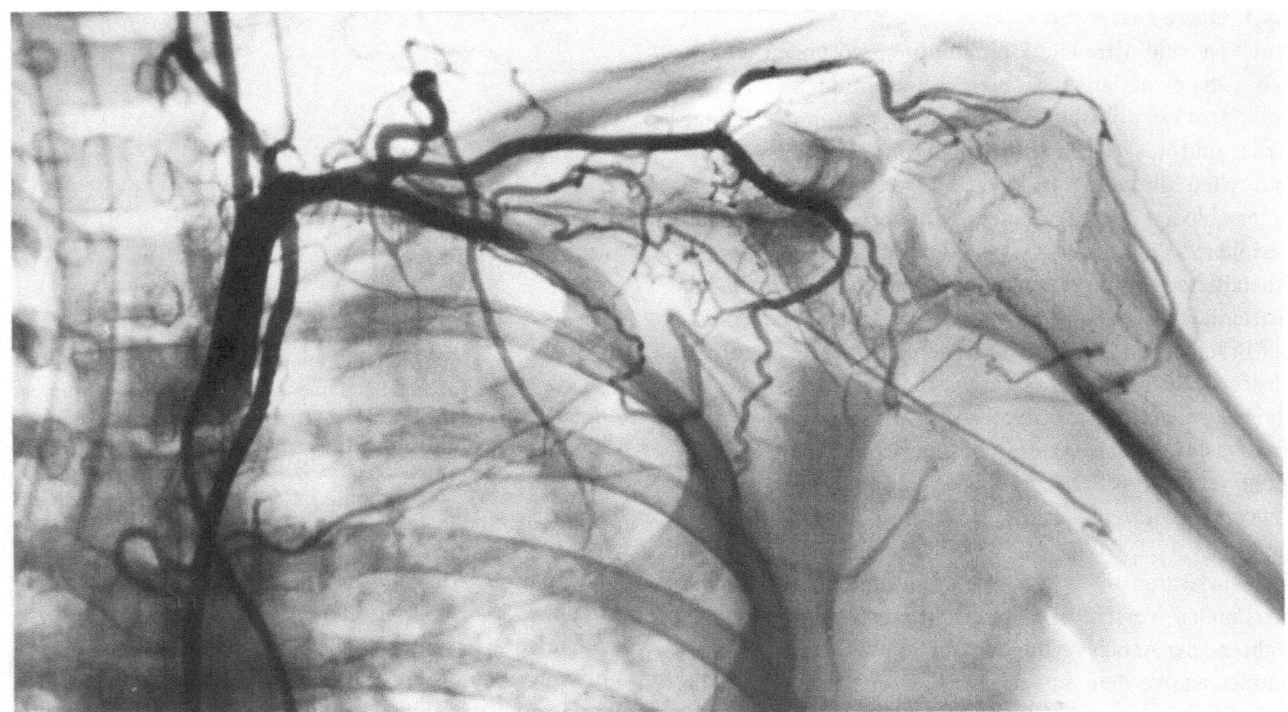

a

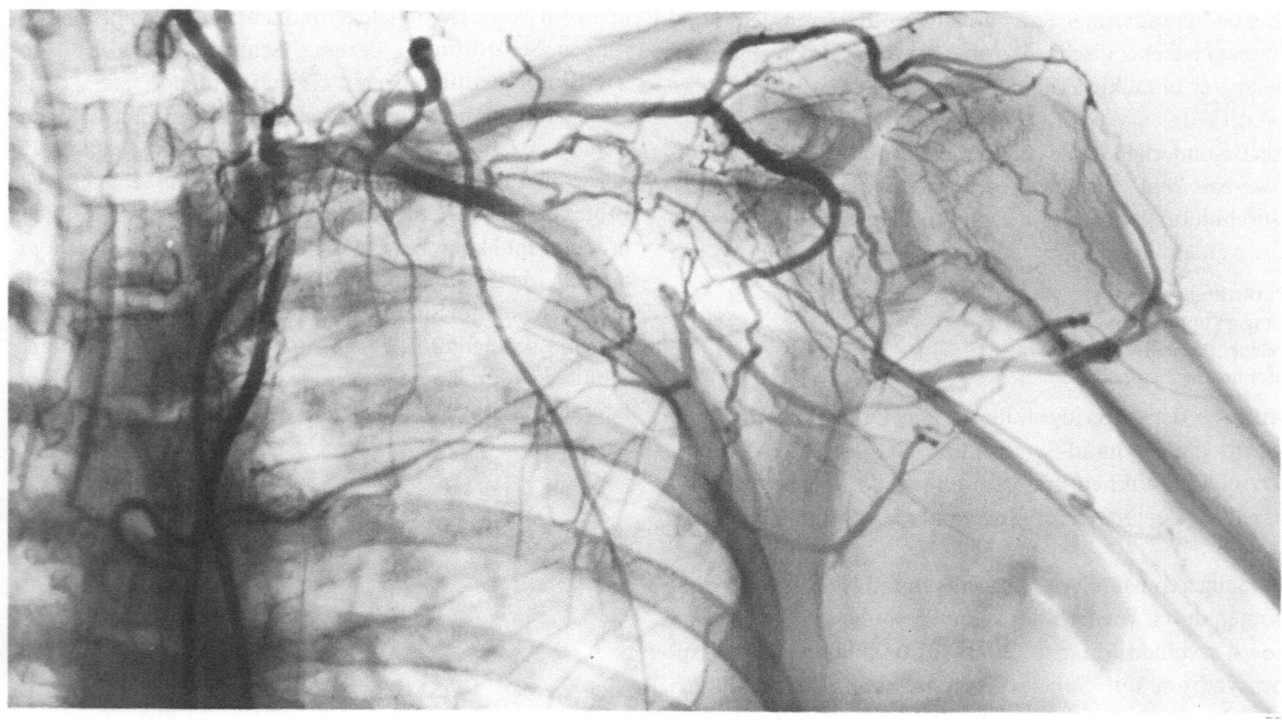

b

Abb. 39a und b. Katheterangiographie der A. subclavia links. Segmentärer Verschluß der A. subclavia-axillaris bei Endangitis obliterans. Ausgedehnter Kollateralkreislauf vorwiegend über die A. transversa colli und den Truncus costo-cervicalis, sowie die A. circumflexa humeri anterior et posterior. Wiederauffüllung der A. axillaris

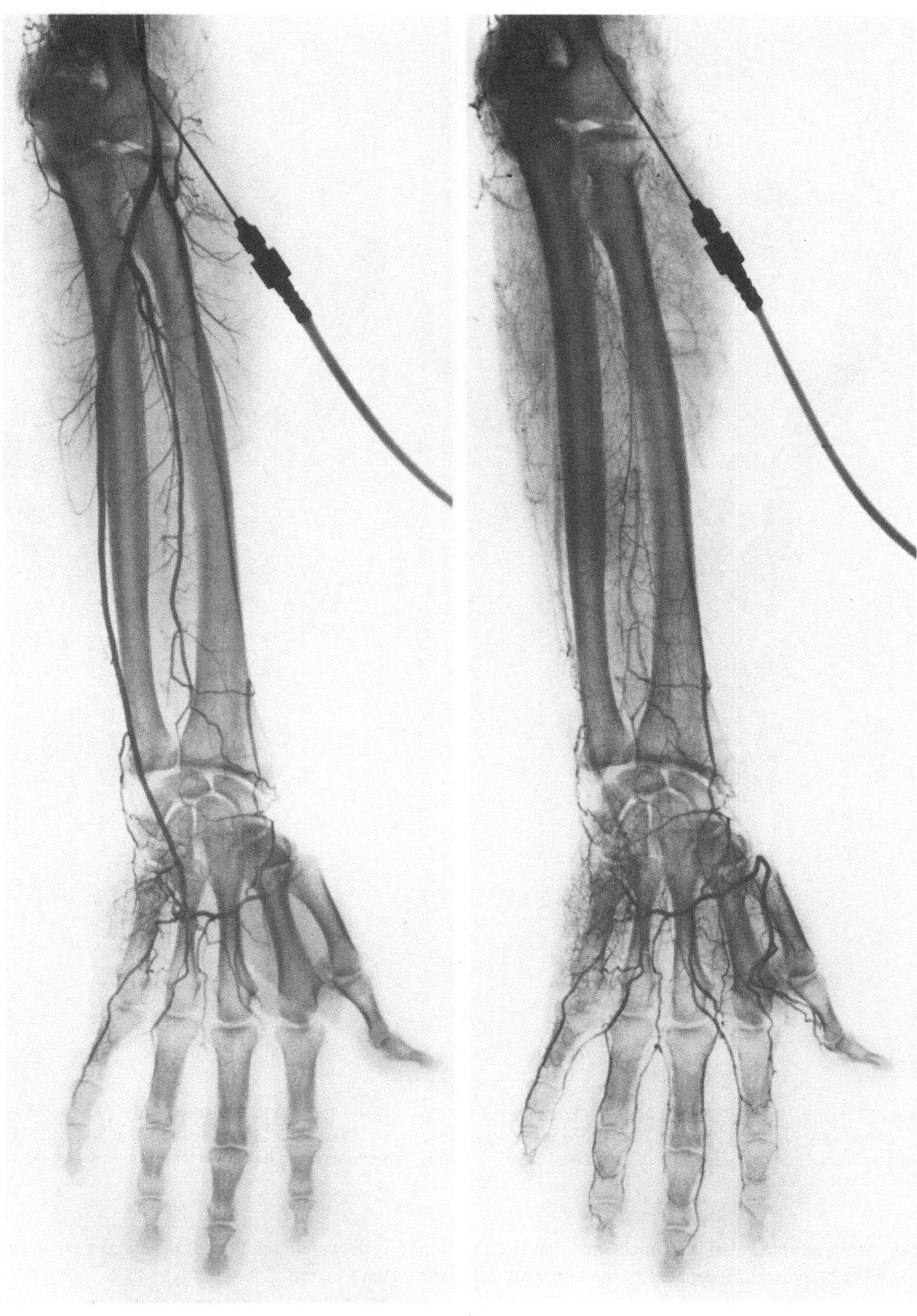

a   b

Abb. 40a und b. Brachialisarteriographie. Arterielle Verschluß-krankheit: Subtotaler Verschluß der A. radialis, Verschluß des Arcus volaris und von Digitalarterien. (a) Früharterielle Phase: Spasmus der Brachialarterie an der Punktionsstelle. Hochgradige Stenose der A. radialis mit Wandunregelmäßigkeiten. Distal Wiederauffüllung über Äste der sehr kräftigen A. interossea. Endgültiger Radialisverschluß in Höhe des Handgelenkes. Sehr kräftige A. ulnaris. (b) Spätarterielle Phase: Multiple Stenosen im Verlauf der Interdigital- und Digitalarterien mit Verschlüssen an den Fingern, besonders in Höhe der Mittel- und Endglieder

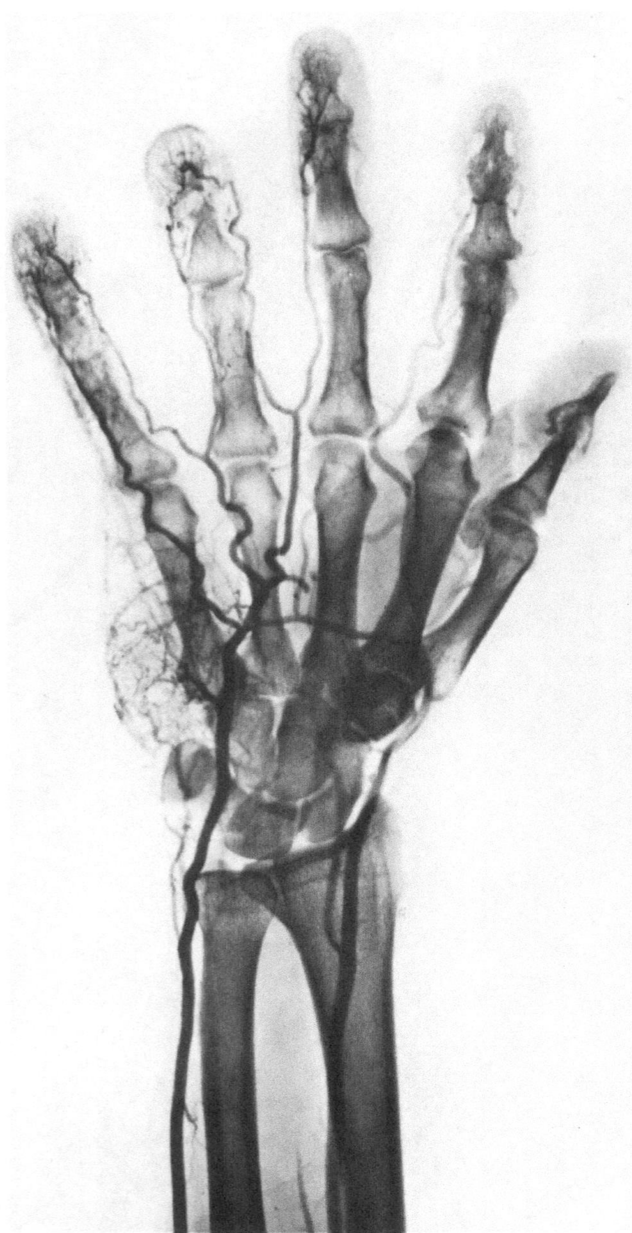

a

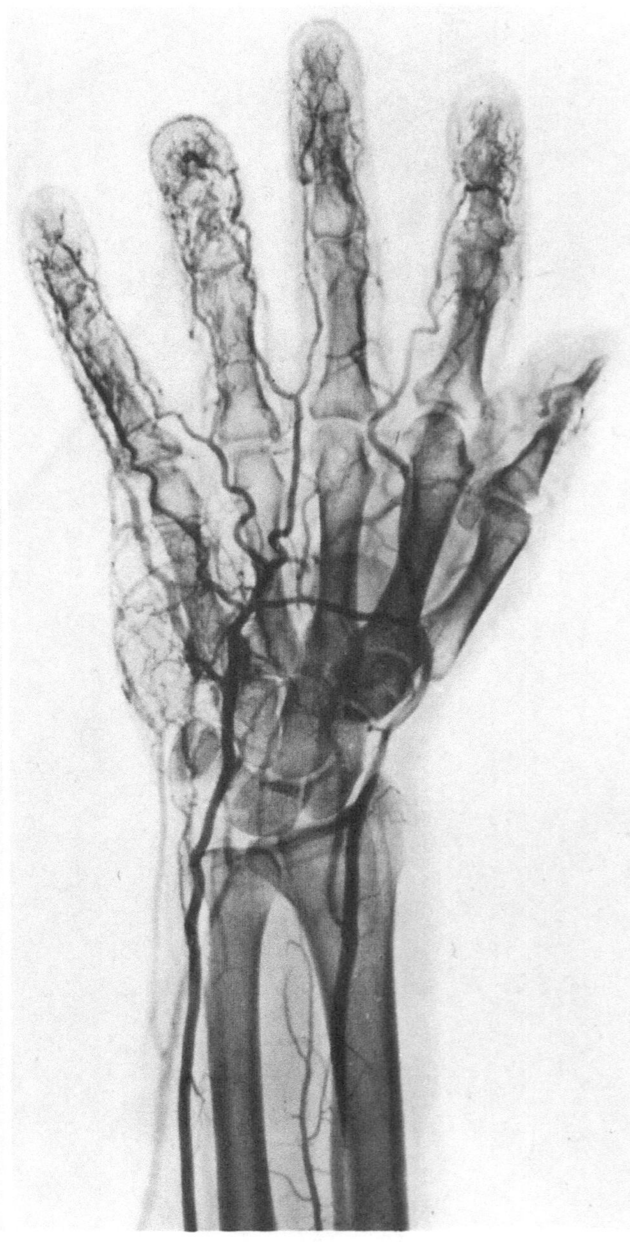

b

Abb. 41a und b. Brachialisarteriographie. Arterielle Verschluß-krankheit vom digitalen Typ. (a) Darstellung eines vorwiegend ulnaren Versorgungstyps in der früharteriellen Phase. (b) Wenig später kräftige Kontrastierung der peripheren Fingergefäße mit Gefäßverschlüssen an den radialen Seiten der Finger I–III und peripheren digitalen Verschlüssen in Höhe der Endgelenke

Die Arteriographie darf sich nicht mit der Lokalisation des Verschlusses zufriedengeben, sondern muß auch die periphere Strombahn berücksichtigen (Beurteilung des „run-in" und „run-off") (Abb. 40).

Arterielle Verschlüsse an den interdigitalen und Digitalar-terien sind gelegentlich nicht ganz einfach darzustellen (Abb. 41–43). Voraussetzung ist eine hervorragende Auf-nahmetechnik. Wichtiger Hinweis ist die geringere oder gar fehlende Kontrastmitteldarstellung der Fingerkuppen in der capillären Phase im Vergleich zu normal durchblute-ten Fingern.

Multiple Abbrüche an Fingerarterien, besonders wenn sie regellos erscheinen, müssen an die Möglichkeit einer peri-pheren Embolisation denken lassen, die nicht selten von einem Subclavia-Aneurysma ausgeht (Abb. 34).

Gelegentlich kommt es im Arteriogramm der Hand nur zur Kontrastierung des Hohlhandbogens, einschließlich der Mittelhandarterien. Es wäre ein schwerer diagnosti-

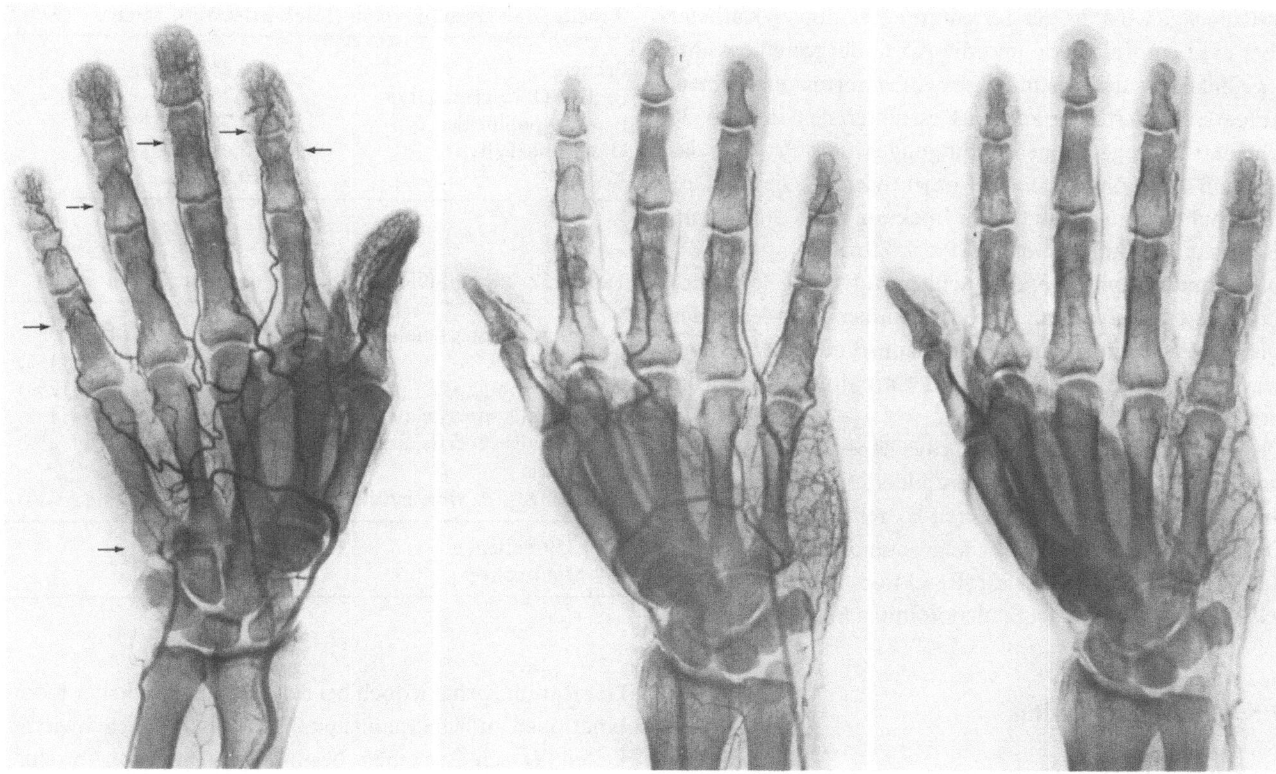

Abb. 42   Abb. 43 a   b

Abb. 42. Teilthrombose der distalen A. ulnaris mit digitaler Verschlußkrankheit. Brachialisarteriographie. Längliche, thrombotische Aussparung in der A. ulnaris in Höhe des Ellengriffelfortsatzes. Multiple, meist segmentäre Digitalarterienverschlüsse
(Pfeile)

Abb. 43 a und b. Digitale Verschlußkrankheit. Brachialisarteriographie. (a) Spätarterielle Phase mit bereits Interdigitalarterien-
verschlüssen. Über Kollateralen teilweise Wiederauffüllung digitaler Gefäße mit mehreren Plaques. Auch am 5. Finger Digitalarterienverschlüsse. (b) Venöse Phase: Mangelnde Kontrastierung
der Peripherie des 3. und 4. Fingers

scher Fehler, hier eine ausgedehnte Verschlußkrankheit
vom digitalen Typ anzunehmen. Nach Aufwärmen der
Hand, bzw. intraarterieller Gabe von Vasodilatantien,
kann ein völlig normales Arteriogramm resultieren. Einige
Autoren führen deshalb die Brachialisarteriographie zur
Darstellung der Handgefäße nur nach einem ausgiebigen
warmen Armband durch.

Warnen möchten wir vor Versuchen, über die A. brachialis
im Falle einer Arteriosklerose Katheter einzuführen. Wir
selbst haben 2 Gefäßverschlüsse im Anschluß an eine solche Untersuchung durch Ablösen arteriosklerotischer
Plaques erlebt. Im Zweifelsfall gibt eine retrograde Über-
druckarteriographie genügend Information über den Zustand der proximalen Armarterien.

7.4.1.2. Schultergürtelsyndrom. Ein für die Indikation zur
Arteriographie wichtiges Krankheitsbild hat sich in den
letzten Jahren deutlich herauskristallisiert und wird in der
angloamerikanischen Literatur als „thoracic-outlet-syn-
drome" bezeichnet. Es handelt sich um Veränderungen der

arteriellen Strombahn durch umgebende anatomische Gebilde:

1. Scalenuslücke zwischen M. scalenus anterior medius sowie
   1. Rippe (bzw. Halsrippe).
2. Costoclavicularraum zwischen Clavicula und 1. Rippe.
3. Pectoralis minor, wobei unter diesem Muskel der Gefäßner-
   venstrang distal des Processus coracoides verläuft (Abb. 37).

Klinisch kann es durch vorübergehende Kompressionen
des Gefäßnervenstranges zu neurogenen und vasculären
Störungen kommen, wobei neben Stenosierung oder Verschluß auch ein Aneurysma der A. subclavia mit peripheren
arteriellen Embolien auftreten kann (Abb. 58 und 59).

Die 3 Syndrome können durch entsprechende Provoka-
tionstests hervorgerufen werden, mit deren Hilfe die Diagnose schon klinisch weitgehend gesichert werden kann.
BOCQUET u.Mitarb. (1970) haben bei 11 Patienten während
der Kontrastmittelinjektion in die A. subclavia verschiedene Bewegungen wie Abduktion vornehmen lassen und
dabei pathologische Veränderungen erfaßt, die im Rou-
tine-Arteriogramm übersehen worden waren. Sie sprechen
vom „syndrome du hile du membre supérieur".

In Ruhelage wird die am besten durch Seldinger-Katheter über die Femoralarterie und die Aorta dargestellte rechte oder linke A. subclavia im allgemeinen normal erscheinen. Aufgabe der Arteriographie ist es, unter den in Abb. 38 schematisch angegebenen Bedingungen den Ort und das Ausmaß der Kompression zu objektivieren. Die Stellung des Schultergürtels muß bei der Injektion des Kontrastmittels exakt eingehalten werden (Pulskontrolle!).

Die Arteriographie vermag schlagartig die gelegentlich schwierige Differentialdiagnose gegenüber einer cervicalen Diskopathie, dem Ulnariskompressionssyndrom im Sulcus nervi ulnaris und gegenüber dem Carpaltunnel-Syndrom zu klären.

Der mögliche Verschluß der V. cava superior oder V. subclavia im Rahmen eines der geschilderten Syndrome wird bei der Phlebographie der oberen Extremität abgehandelt. Die Arteriographie ist damit wegweisendes Diagnostikum für die mögliche Behandlung (Resektion der 1. Rippe, Resektion einer Halsrippe, Skalenotomie u.ä.).

7.5. Untere Extremität

7.5.1. Typische Verschlußlokalisationen der unteren Körperhälfte (nach ZEITLER, 1974)

Infrarenale Aorta
Aorta in Höhe des Mesenterica inferior-Abganges
Bifurkation
Iliaca communis
Iliaca interna
Iliaca externa
Iliaca communis et externa der gleichen Seite
Proximale A. femoralis superficialis
Mittleres Drittel der A. femoralis superficialis
Distale A. femoralis superficialis
Distale A. femoralis + A. poplitea
Totalverschluß der A. femoralis superficialis
A. poplitea
Verschluß einer oder mehrerer Unterschenkelarterien
Verschluß einer oder mehrer Fußarterien.

Über 50% aller Patienten mit Beinarterienverschlüssen zeigen bilaterale Gefäßveränderungen, über 80% haben einen zentralen Verschluß und weitere periphere Gefäßobliterationen (WELLAUER, 1970). Zum Zeitpunkt der Ersterkennung liegen bei ungefähr 20% bereits multiple Stenosen oder Verschlüsse vor; an der unteren Extremität sind in über 70% beide Extremitäten befallen.
Für die klinische Klassifikation hat sich die Einteilung der Verschlüsse in einen Aorten-, Becken-, Oberschenkel- und Unterschenkeltyp bewährt. So gaben BUBLITZ u.Mitarb. (1973) unter 716 Patienten mit Durchblutungsstörungen an der unteren Extremität folgende Verteilung an (Tabelle 31).

Im eigenen Krankengut ergab sich folgende Verteilung der Verschlußtypen an der unteren Extremität (Tabelle 32).

Tabelle 31. Verschlußtypen. (Nach BUBLITZ u.Mitarb., 1973)

Beckentyp	20,2%
Becken-Oberschenkeltyp	17,2%
Femoro-poplitealer Typ	38,7%
Unterschenkeltyp	13,4%
Andere	10,5%

Tabelle 32. Verschlußlokalisation an der unteren Extremität

A. femoralis superficialis	1 132 (83%)
A. poplitea	155 (11%)
A. tibialis/fibularis	160 (12%)
A. femoralis superficialis + A. poplitea	154 (11%)
A. femoralis superficialis + A. tibialis/fibularis	108 (8%)
A. poplitea + A. tibialis/fibularis	48 (4%)

n = 1 359 Patienten
398 Mehrfachverschlüsse

Der Radiologe hat jedoch bei der Vielzahl möglicher Kombinationen und Übergangslokalisationen häufig Schwierigkeiten, Verschlüsse einem bestimmten „Typ" zuzuordnen. Vor jeder Angiographie sollte die vermutliche Höhe der Stenose einigermaßen klar sein. Es gilt die in Tabelle 33 aufgeführte Faustregel für die *Verschlußlokalisation*.

Tabelle 33. Klinischer Hinweis auf Verschlußlokalisation

Unterschenkelarterien:	Claudicatio im Fuß mit Kältegefühl und Parästhesien während des Gehens
Oberschenkelarterien:	Claudicatio in der Wade
Beckenarterie/Aorta:	Zusätzlich Claudicatio in Oberschenkel und Gesäß.

Da die A. iliaca interna posteromedial und die A. profunda femoris posterolateral abgehen, sind die Gefäßabgänge auf konventionellen a-p-Aufnahmen häufig nicht zu differenzieren. LEA und ANDRESS (1972) empfehlen deshalb Schrägaufnahmen zur Darstellung von Abgangsstenosen bzw. Verschlüssen dieser Gefäße.

Die angiographische Pathomorphologie bei der chronischen Verschlußkrankheit weist ein relativ einförmiges Bild auf: Einengung des Lumens von der isolierten, vom Intimaödem herrührenden Verschmälerung der Kontrastmittelsäule über unregelmäßig geformte „Plaques" und wie ausgestanzt wirkende Ulcerationen bis zu filiformen, nie gleichmäßig angeordneten Stenosen und vollständigem Verschluß des Gefäßlumens (Abb. 44 und 45).

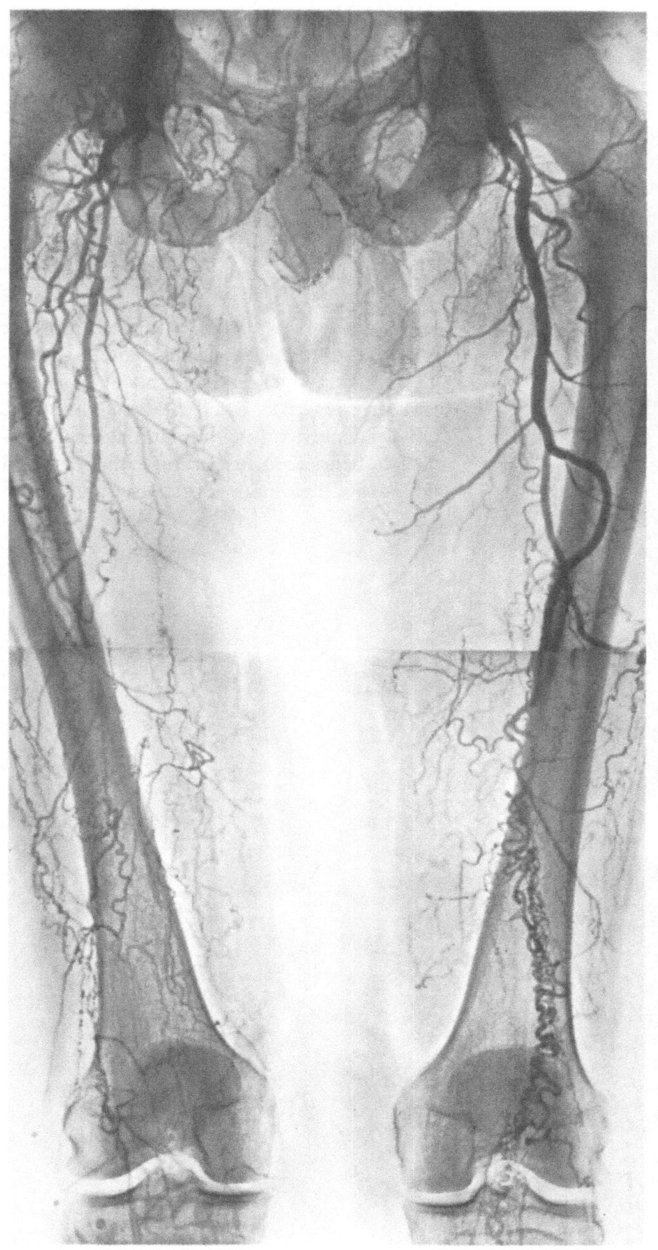

Abb. 44

Abb. 44. Symmetrischer langstreckiger Verschluß der A. femoralis superficialis einschl. A. poplitea. Lumbale Aortographie. Verschluß der A. femoralis superficialis am Profundaabgang beidseits, wobei sich die tiefen Oberschenkelarterien weitgehend in die Achse der Beckenarterie eingestellt haben. Ausgedehnte Kollateralisation mit vorwiegend primären Kollateralen im Bett der A. femoralis superficialis links und der A. poplitea. Nur spärliche Vascularisation unterhalb des Kniegelenkes

Abb. 45. Symmetrischer Femoralis-superficialis-Verschluß einschl. Poplitea und proximaler Unterschenkelarterie. Lumbale Aortographie. Deutliches „Kinking" der Beckenarterien; symmetrischer Verschluß der A. femoralis superficialis beidseits in Oberschenkelmitte. Kräftiger Kollateralkreislauf mit kontrastreicher Versorgung des Rete articulare genu links mit Wiederauffüllung der A. tibialis posterior, während rechts die A. fibularis nur ganz zart angedeutet ist

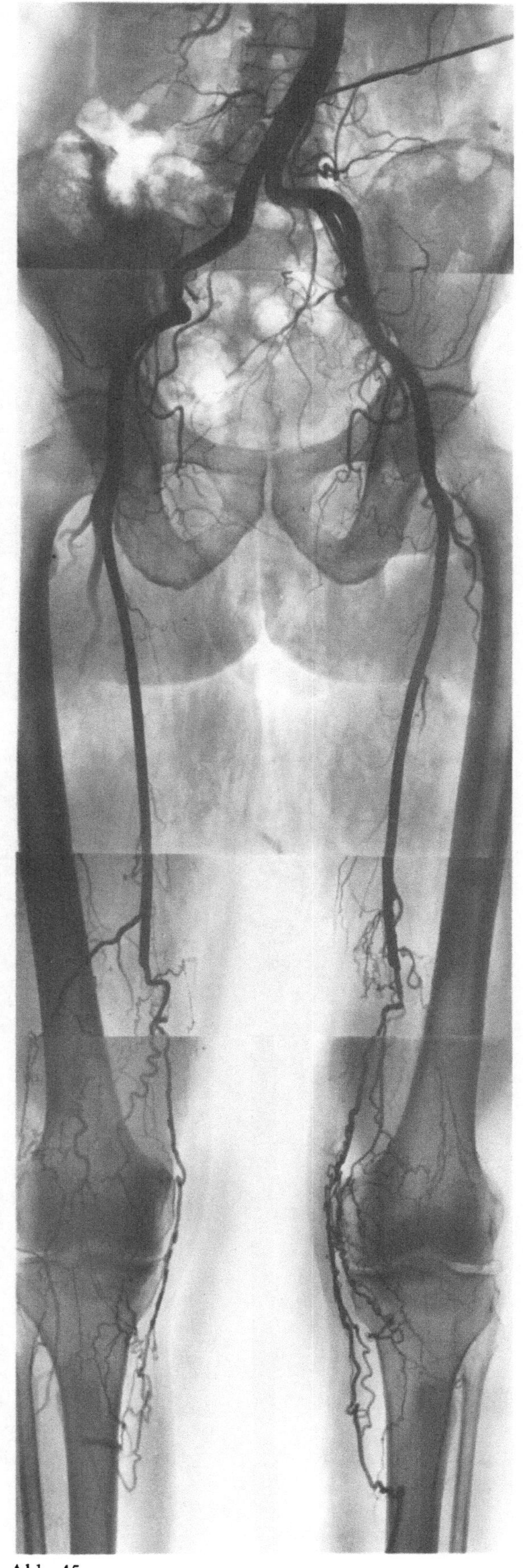

Abb. 45

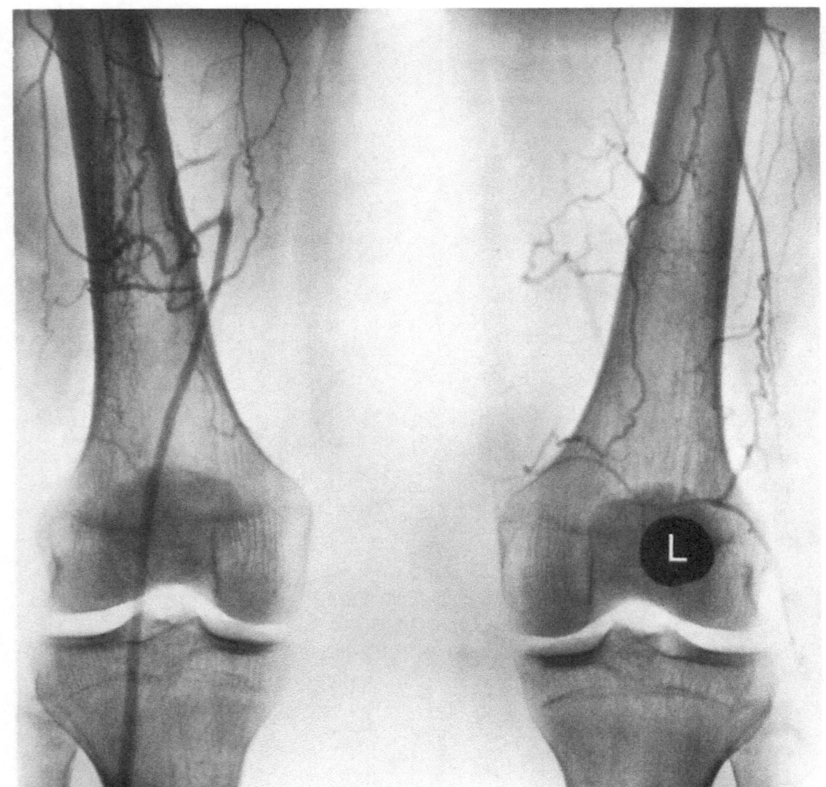

a

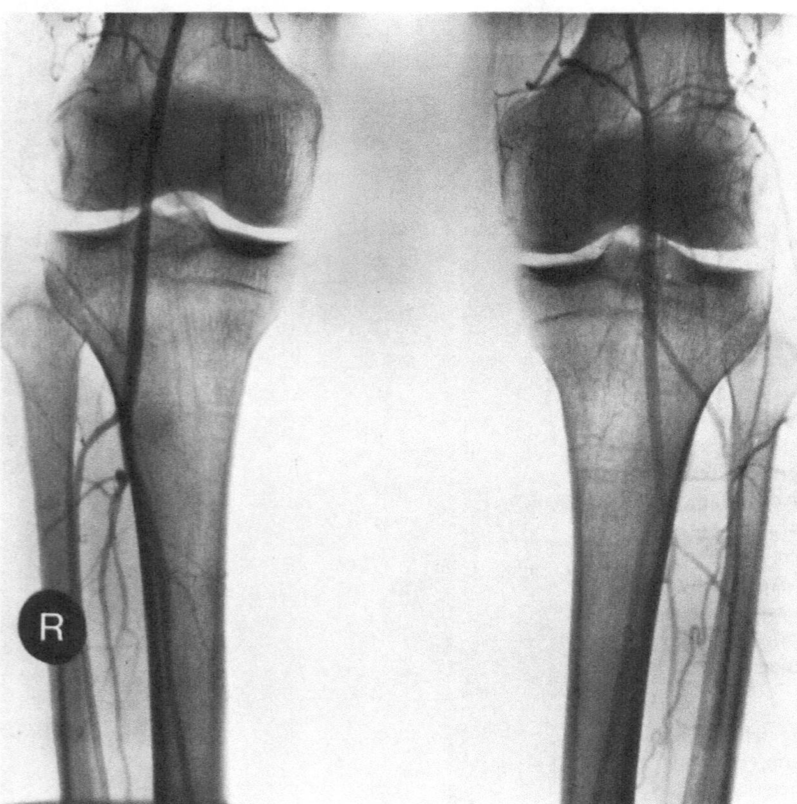

b

Abb. 46a und b. Phasenverschobene Wiederauffüllung der A. poplitea links bei symmetrischem A. femoralis superficialis-Verschluß beidseits. Lumbale Aortographie. (a) A. femoralis superficialis-Verschluß beidseits, rechts kräftiger Kollateralkreislauf und Wiederauffüllung der A. femoralis superficialis in Höhe des Hunterschen Kanals. Poplitea frei durchgängig. Links kräftiger Kollateralkreislauf ohne Darstellung der A. poplitea. Verdachtsdiagnose: Einbeziehung der Poplitea in die Verschlußerkrankung. (b) Erneute Kontrastmittelinjektion mit nahezu seitengleicher, kräftiger Darstellung der Kniegelenksarterien. Die Zweituntersuchung zeigt, daß bei der ersten Injektion durch die phasenverschobene Kontrastierung ein Verschluß der A. poplitea links vorgetäuscht wurde

Von erheblicher prognostischer Bedeutung an der unteren
Extremität ist der Zustand der A. femoralis profunda, die
beim Superficialisverschluß die Hauptlast der Unterschen-
kelversorgung trägt. Sie wird oft zu wenig beachtet, obwohl
sie häufig Stenosen aufweist (39% unter 209 Extremitätenarteriographien im Krankengut von BEALES u.Mitarb.
(1971). In 68% waren diese Stenosen nur auf Schräg- oder
Seitaufnahmen sichtbar.

7.5.2. Kollateralkreislauf

Beherrscht wird die angiographische Szene jedoch vom
Kollateralkreislauf, dessen Funktion allein die Möglichkeit
bietet, auch die Strombahn jenseits des Hindernisses („run-
off") einwandfrei zu beurteilen (Abb. 46–47).
Körperliche Aktivität soll der beste Anreiz zur Mehrdurch-
blutung und damit auch für eine Verbesserung der Kollateralzirkulation sein (THULESIUS, 1972).
Bei Neigung zu allgemeinem Gefäßspasmus, bei spärlich
ausgebildeten Kollateralen oder Auskühlung des Patienten
kann eine angiographische Darstellung allerdings schwierig sein. Grundregel ist in solchen Fällen, die betreffende
Extremität, besser den ganzen Körper warmzuhalten (evtl.
vorher Bad!) und intraarteriell eine dilatierende Substanz
unmittelbar vor der Kontrastmittelapplikation zu geben.
Wir haben recht gute Erfolge mit Dusidril gesehen. Andere
Autoren empfehlen Ronicol oder Priscol. Unter Umständen kann die vasodilatierende Medikation aber auch zu
einem verfrühten Abtransport des Kontrastmittels in Höhe
des Verschlusses (A. brachialis, A. poplitea) führen, wonach sich die Peripherie gleich schlecht darstellt. Welche
der genannten Methoden am günstigsten ist, muß indivi-
duell getestet werden.
Wenngleich jedes Kollateralsystem im Prinzip den gleichen
Aufbau zeigt — Umleitung eines Teils oder der gesamten
Strombahn von proximal am Hindernis vorbei nach distal
—, lassen sich doch bestimmte Bauelemente differenzieren.
Man unterscheidet *direkte* und *indirekte* Kollateralverbindungen, entsprechend ihrem Abgang aus dem verschlossenen Gefäß selbst bzw. aus einer höheren, parallelgeschalte-
ten Arterie. Direkte Kollateralen findet man besonders
bei ringförmigen Stenosen bzw. kurzen Segmentverschlüssen und damit in erster Linie nach traumatischer bzw.
iatrogener Einwirkung (Ligatur!). Das Bild korkzieherar-
tig sich genau in den Verlauf des Ursprunggefäßes einpas-
sender Kollateralen, die so dicht beieinanderliegen können,
daß der Gefäßverschluß auf den ersten Blick übersehen
werden kann, ist häufig bei der Endangitis obliterans, also
bei der Verschlußkrankheit jüngerer Patienten auf entzündlicher Basis zu sehen. Kollateralwege sind hier die
Vasa vasorum, die sich überraschend stark erweitern können (Abb. 48). Ihre Entwicklung haben ERIKSSON und
SAHLSTEDT (1971) an 207 Kaninchen angiographisch und
mikroskopisch untersucht.

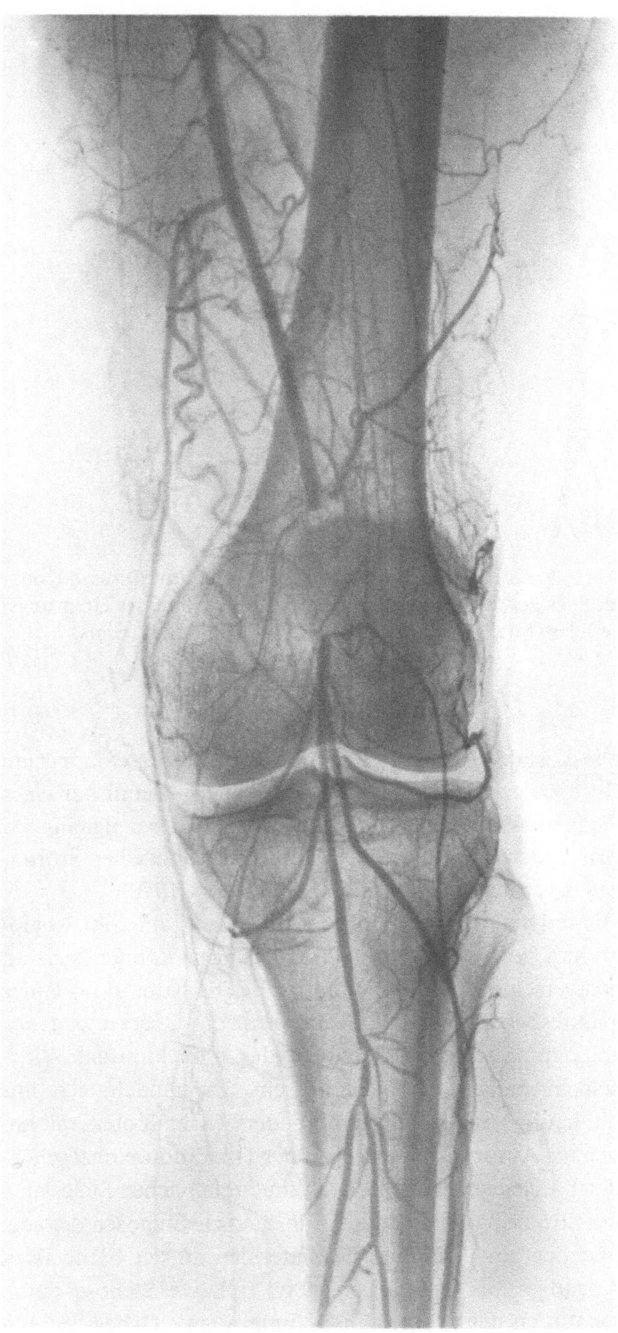

Abb. 47. Segmentärer Popliteaverschluß. Femoralisarteriographie. 2,5 cm langer, segmentärer Gefäßverschluß am Übergang
der A. femoralis superficialis in die A. poplitea. Kräftiger Kollateralkreislauf über die A. genu descendens und die A. genu
superior medialis. Wiederauffüllung der A. poplitea noch oberhalb des Kniegelenkspaltes. Früher Abgang der A. tibialis
anterior bereits in Höhe des Kniegelenkes. Multiple arteriosklerotische Stenosen an den proximalen Unterschenkelarterien

Angiographien vor und nach rekonstruktiven Eingriffen
zeigen 4 wichtige funktionelle Segmente:

1. A. iliaca communis
2. A. iliaca externa
3. A. femoralis superficialis
4. A. poplitea.

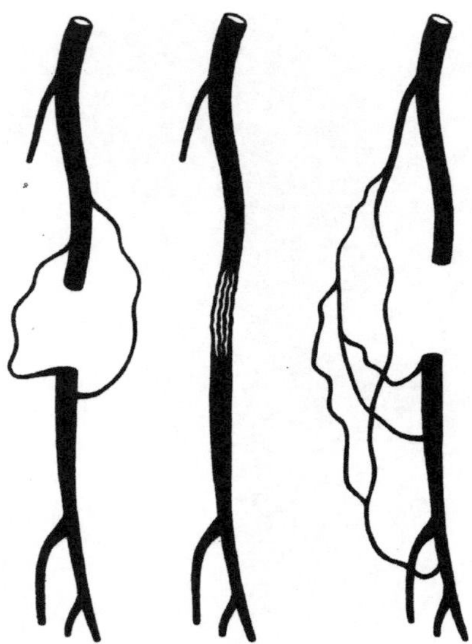

Abb. 48. Kollateraltypen bei Arterienverschluß: Direkte Kollateralverbindung (links); Kollateralen im Verlauf des Ursprungsgefäßes (Mitte); Indirekte Kollateralverbindung (rechts)

Die Ausbildung des Kollateralkreislaufes vom Donor- zum Receptorgefäß soll nahezu 1 Jahr dauern. Befall nur eines Segmentes führt zu Claudicatio, während bei Beteiligung von 2 oder mehr Segmenten auch mit trophischen Störungen gerechnet werden muß (STOCKLUND, 1970).

Hämodynamisch außerordentlich bedeutsame, im Angiogramm gut darstellbare Veränderungen können sich an den verschiedensten Abschnitten des Kollateralkreislaufes manifestieren (Abb. 49). Zur besseren Übersetzung des angiographischen Röntgenbefundes in die klinische Wirklichkeit müssen sie bekannt sein. Es handelt sich um die häufige Schlängelung besonders enger Kollateralbahnen als Ausdruck eines neben der Dilatation einhergehenden Längenwachstums, das zu einer erheblichen Steigerung des Strömungswiderstandes führt, sowie Stenosen der sog. Spender- und Empfängerkollateralen an der Stelle ihres Abganges aus der Stammarterie (relative Stenose durch Dilatation des übrigen Gefäßlumens, an welcher der Abgang nicht mitmacht). VOLLMAR (1967) hat außerdem auf eine umschriebene Gefäßausbuchtung unmittelbar hinter einer Kollateraleinmündung aufmerksam gemacht, die als *Sinusphänomen* bezeichnet wird (Jeteffekt? Poststenotische Dilatation?) (Abb. 50).

Wichtig ist der Hinweis, daß Stenosen oder Verschlüsse der arteriellen Strombahn bei vielen Patienten zu einer Beeinträchtigung der Funktion des neuromuskulären Systems führen. EAMES und LANGE haben 1967 gezeigt, daß in solchen Fällen die Vasa vasorum in erheblichem Maße pathologisch gestört waren. GÖBBELER und TACKMANN (1973) sind der Auffassung, daß neben der Angiographie auch die Messung elektrophysiologischer Parameter eine

Aussage über den Funktionszustand der Endstrombahn bei Gefäßverschluß erlaubt.

So verwirrend die Zahl der möglichen Kollateralverbindungen besonders bei Mehrfachverschlüssen und -stenosen ist, so folgen sie doch meist bekannten Gefäßbahnen, von denen für die untere Extremität auch die des Abdomens eine große Rolle spielen (Abb. 45). Hauptversorgungsgefäß beider Beine ist im Falle des infrarenalen Aortenverschlusses nämlich die Mesenterica superior oder bei noch freiem Abgang die Mesenterica inferior, so daß deren Kollateralverbindung (Riolansche Anastomose) ebenso bekannt sein muß, wie die Möglichkeit eines Stealeffektes durch vermehrte Beinarbeit aus den Visceralarterien („mesenteric-steal-syndrom").

Neben den Mesenterialarterien sind bei distalen Aorten- und Beckenarterienverschlüssen in erster Linie die Lumbal-

Tabelle 34. Kollateralbahnen. (Nach SCHMIDT u. SUM, 1974)

Verschluß der terminalen Aorta:
Medialer und lateraler Weg zur A. femoris profunda
Medialer und lateraler Weg zur A. iliaca interna

Anschluß an A. femoralis profunda
a) Medialer Weg:
   A. mesenterica inferior — Aa. rectales — Aa. pudendae — A. iliaca interna — Aa. glutaeae — A. circumflexa femoris lateralis
b) Lateraler Weg:
   Aa. lumbales — A. glutaealis superior bzw. A. circumflexa ilium profunda — A. iliaca externa

Anschluß an A. iliaca externa
a) Medialer Weg:
   A. mesenterica inferior — Aa. rectales — A. pudenda interna — A. iliaca interna oder: A. sacralis media — Aa. sacrales laterales — Aa. iliacae internae oder: Aa. lumbales — Aa. iliolumbales — A. iliaca interna
b) Lateraler Weg:
   A. lumbalis — A. glutaea superior — A. circumflexa femoris lateralis — A. profunda femoris oder: A. lumbalis — A. circumflexa ilium profunda — A. iliaca externa

Verschluß der A. iliaca externa:
Aa. lumbales III u. IV — Aa. iliolumbales — A. iliaca interna — A. iliaca externa oder: gegenseitige A. iliaca communis — A. iliaca interna — Aa. sacrales — A. iliaca interna der Verschlußseite — A. iliaca externa

Verschluß der A. iliaca externa:
a) Medialer Weg:
   A. obturatoria — Aa. glutaeales — A. circumflexa femoris medialis
b) Lateraler Weg:
   A. iliaca interna — Aa. glutaeales — A. circumflexa femoris medialis

Bei Kombinationsverschlüssen kann die Deutung des Angiogrammes außerordentlich schwierig sein.

Abb. 49a und b. Multiple Stenosen und Verschlüsse
an den Beinarterien. Femoralisarteriographie.
(a) Kurzstreckige Stenose in Mitte der A. femoralis
superficialis mit arteriosklerotischen Plaques. Ab-
gangsstenose der A. tibialis posterior mit multiplen
Stenosen im weiteren Verlauf und Verschluß in Höhe
des Calcaneus. Stenosen im proximalen Abschnitt
der A. fibularis; Verschluß in Unterschenkelmitte.
(b) In der spätarteriellen Phase retrograde Auffüllung der A. plantaris pedis über die weitgestellte
A. dorsalis pedis und den Arcus plantaris

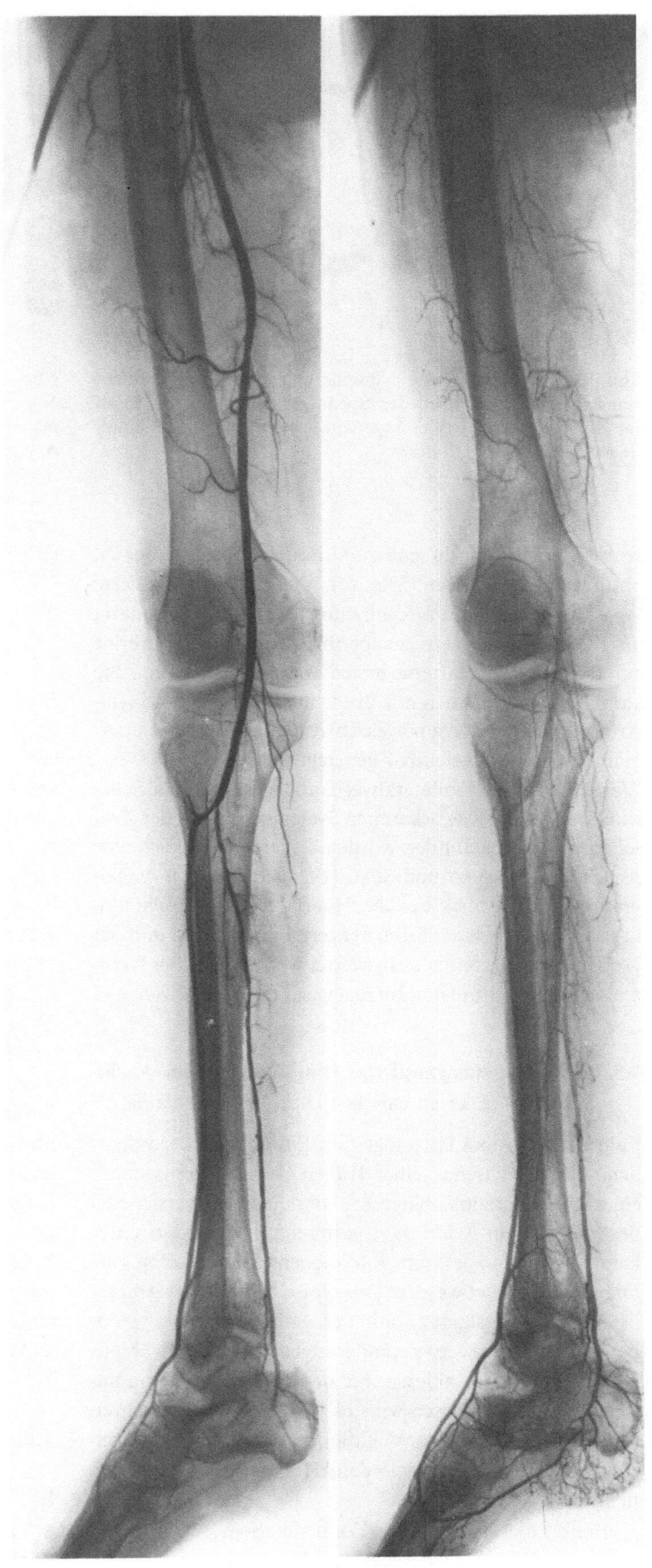

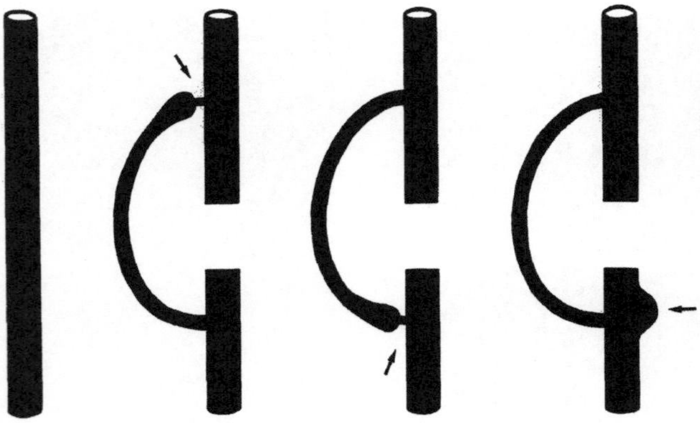

Abb. 50. Angiographische Veränderungen an Kollateralen: Normalgefäß. Stenose an der Spenderkollaterale. Stenose an der Empfängerkollaterale. Sogenannte Sinusphänomen hinter einer Kollateraleinmündung

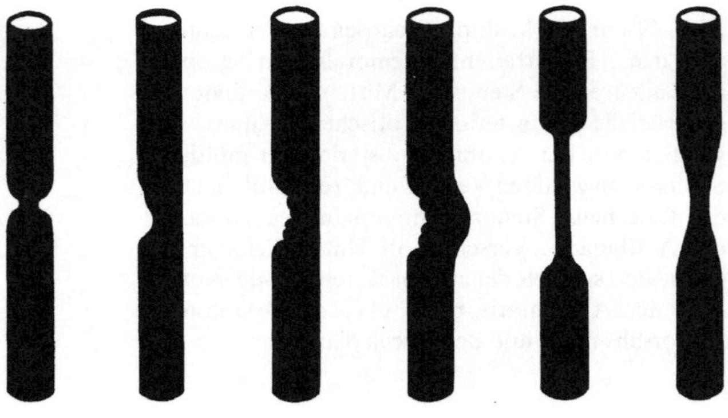

Abb. 51. Angiographische Formen arterieller Stenosen: Ringstenose: Bspl. Übergang A. iliaca ext./A. femoralis comm. Asymmetrische, glatt begrenzte Stenose: Bspl. nodöse Atheromatose. Asymmetrische, höckrig begrenzte Stenose: Bspl. Atheromatose mit Thromben. Asymmetrische, höckrig begrenzte Stenose mit Gefäßwandausbuchtung: Bspl. Atheromatose mit ektatischem Lumen. Segmentäre, röhrenförmige Stenose: Bspl. diffuse Atheromatose. Sanduhrförmige Stenose: Bspl. häufig an der A. iliaca externa

arterien mit Verbindungen zur Iliaca interna und der A. obturatoria bedeutsam. Die von ZEITLER (1974) zitierte Winslowsche Kollateralverbindung über die A. mammaria interna, die A. epigastrica superior, A. epigastrica inferior zur äußeren Iliacalarterie haben wir nie beobachtet. Sie kann naturgemäß auch nur über eine selektive Subclavia-Arteriographie oder superselektive Kontrastierung der A. mammaria interna sichtbar gemacht werden.

Wesentliche neue Kollateralwege, außer den aus der Schering-Tafel von LOOSE bekannten Systemen, sind in der Zwischenzeit kaum gefunden worden. Zitiert sei lediglich eine Arbeit von SCHMIDT und SUM (1974), in der 100 Angiogramme im Hinblick auf die Häufigkeit von Kollateralkreisläufen bei Verschlüssen der terminalen Aorta und der großen Beckenarterien ausgewertet werden, um die Komplexität dieses Problems aufzuzeigen (Tabelle 34).

7.5.3. Differentialdiagnostische Hinweise aus dem Angiogramm bei der chronischen Durchblutungsstörung

Fällt es schon dem Histologen im Einzelfall außerordentlich schwer, zwischen einer frühen Arteriosklerose oder einer Thrombangitis obliterans, oder innerhalb verschiedener Formen von Arteriitis zu differenzieren, so darf unter keinen Umständen vom Radiologen eine histologische Diagnose erwartet werden. Das typische Bild einer generalisierten Arteriosklerose mit der ganzen Bandbreite der bereits beschriebenen Veränderungen läßt sich zwar aus dem Angiogramm ablesen, bei den meisten angiographischen Befunden müssen wir uns jedoch mit der Beschreibung des Aussehens der Gefäßinnenwand, den Stenosen- und Verschlußtypen sowie dem Kollateralsystem zufriedengeben.

Hinweise, die sich aus der Form der Stenosen ergeben, seien schematisch wiedergegeben (Abb. 51).

Bei 16 Patienten mit histologisch gesicherter Thrombangitis obliterans (alle starke Zigarettenraucher) fanden LAMBETH und YONG (1970) angiographisch in 90% Gefäßverschlüsse und in je 70% diffuse und segmentale Stenosen. Die distalen Verschlüsse zeigten häufig baumwurzelartige Kollateralen, die proximalen typische korkzieherartige Umgehungskreisläufe. Fast immer bestanden beidseitige Verschlüsse.

Auf Sonderformen der Gefäßstenose wurde bereits beim Popliteakompressionssyndrom (s.S. 33) hingewiesen.

Ähnlich selten ist die *cystische Degeneration der A. poplitea,* die ebenfalls bei jungen Männern zur Claudicatio intermittens führt und durch Arterienresektion und Venentransplantat zu behandeln ist (DUNANT u. EUGENIDIS, 1973). Die Veränderung ist jedoch keineswegs nur auf die Poplitea beschränkt, sondern kann auf der Beugeseite großer Gelenke an allen kaliberstarken Arterien beobachtet werden. Angiographisch typisch ist die umschriebene, glattbegrenzte Impression durch intramurale Cystenbildung außerhalb der Media. ROMANUIK u.Mitarb. (1971) empfehlen übrigens die Bezeichnung „adventitielles Ganglion", in Anlehnung an die Ganglien der Sehnenscheiden und Gelenke.

7.6. Das Gefäßbild bei der Femurkopfnekrose

In der Vergangenheit wurden immer wieder Versuche zur arteriographischen Diagnose bzw. Prognose der Femurkopfnekrose diskutiert, mit sehr unterschiedlichem und oft nicht überzeugendem Erfolg: Das verwirrende, schon in gesundem Zustand zahlreiche Variationen aufweisende arterielle Versorgungssystem ist kaum zu deuten.

Aufgrund eingehender mikroangiographischer Studien an 5 jüngeren und 27 älteren Patienten fanden COLLARD und COLLARD (1972) folgende Veränderungen bei der Femurkopfnekrose (Tabelle 35).

Wichtige Informationen vermittelt daneben die *pertrochantere Phlebographie*: Anstieg des intramedullären Druckes, descendierender, venöser Abfluß, Darstellung diaphysärer Venen und Kontrastmittelstasen (KASBARIAN u.Mitarb., 1972).

Tabelle 35

Hauptversorgungsgefäß
A. circumflexa femoris dorsalis aus der A. profunda femoris — A. circumflexa femoris anterius versorgt nur den unteren-inneren Quadranten des Kopfes — A. capitis femoris: von untergeordneter Bedeutung

---

Femurkopfnekrose bei alten Patienten:
Arteriosklerose der A. circumflexa dorsalis, deren reduzierter Durchfluß zu einer Osteoporose führt. Nur bei erheblichem Ausfall der Durchblutung kommt es zur reversiblen sequestrierenden Nekrose

---

7.7. Diabetes

Das diabetische Gefäßleiden manifestiert sich als generalisierte Mikro- und Makropathie der Coronarien, Cerebral- und Gliedmaßenarterien. Neben charakteristischen histologischen Befunden an Capillaren und Arteriolen finden sich besonders histochemisch nachweisbare Veränderungen in der Intima größerer Arterien.

RATSCHOW (1953) hat 2 Formen der diabetischen Durchblutungsstörung unterschieden:

1. Arteriosklerotische Wandveränderungen vorwiegend an großen und mittleren Arterien
2. Diabetische Wandveränderungen an kleinen und kleinsten Gefäßen (Angiolopathie).

HAUSER u.Mitarb. (1973) fanden im Vergleich zwischen 37 Patienten mit diabetischer Makroangiopathie und 28 Kranken mit arterieller Verschlußkrankheit ohne Diabetes 43 bzw. 33 periphere Verschlüsse ohne Anschlußsegment. Verschlüsse mit Anschlußsegment waren bei Diabetikern selten. Hoher Verschlußtyp mit und ohne Anschlußsegment und peripherer Verschlußtyp waren in beiden Gruppen gleich häufig, während allgemein ein Überwiegen des peripheren Verschlußtypes bei Diabetes beschrieben wird. Im Krankengut von CÉCILE u.Mitarb. (1973) waren unter 100 angiographisch untersuchten Kranken mit Arteriitis 23 Diabetiker. Kein einziger Diabetiker hatte ein normales

Arteriogramm. Bei beginnenden trophischen Störungen der Haut zeigt das Angiogramm bereits erhebliche chronisch deformierende Arterienveränderungen mit völligem Fehlen der arteriellen Gefäßversorgung der Zehenspitzen. Die besonders starke Neigung zur Bildung einer Gangrän an den Acren des Diabetikers hat 2 Gründe: zur arteriosklerotisch bedingten Durchblutungsstörung kommt die Begünstigung bakterieller Infektion auf dem Boden einer allgemeinen Abwehrschwäche des Diabetikers hinzu. Auf die spezielle diabetische Neuropathie wirkt sich dies weiter ungünstig aus.

Die diabetische Angiopathie ist von einer Arteriosclerosis obliterans im Angiogramm nicht zu unterscheiden. Hinweise können sein: Symmetrie und Progredienz der arteriopathischen Befunde, bevorzugter Befall von Füßen und Unterschenkeln (Differentialdiagnose gegenüber der Sklerodermie), multiple Verschlüsse und Stenosen kleiner und mittelgroßer Arterien besonders am Fuß, Kalibersprünge sowie unregelmäßige Konturierung und „Füllungsdefekte" kleiner und mittelgroßer Arterien; Stenosen und Wandunregelmäßigkeiten sind häufiger als segmentäre oder komplette Arterienverschlüsse.

8. Funktionelle Störungen

8.1. Definition

Periphere Durchblutungsstörungen mit Störung der Vasomotorik.

8.2. Klinik

Gefäßspasmen, die zum anfallweisen Blaßwerden einzelner Finger führen (Digitus mortuus). Symmetrische, intermittierende, maximal 30 min anhaltende Ischämie bzw. Minderdurchblutung der Finger, ausgelöst durch Kälte oder psychische Erregung. Sie kann begleitet sein von Parästhesien, Cyanose und terminaler Rötung mit Schmerzen. Später kommen trophische Veränderungen mit Wachstumsstörungen der Nägel und Fingerkuppennekrosen vor; schließlich organische Gefäßveränderungen, Sklerödem der Haut und Sklerodermie mit Akrosklerose (M. Raynaud). Sonderform dieser Erkrankung ist das Thiebièrge-Weissenbach-Syndrom mit gleichzeitigen subcutanen Kalkeinlagerungen an den Fingern (s. Abb. 134). Gegenüber dem M. Raynaud ist das Raynaud-Phänomen klinisch oft schlecht abgrenzbar. Die Ischämie soll länger dauern und nicht immer symmetrisch sein. Die trophischen Störungen sind stärker ausgebildet und führen bis zur Fingergangrän.

Die folgende Einteilung des M. Raynaud durch MÜLLER
u.a. (1975) scheint uns Klinik und Angiographie am klarsten wiederzugeben:

Klinik

Stadium I: Intermittierende Ischaemia der Finger, in der
Regel symmetrisch auftretend und durch Kälte provozie-
ren.
Stadium II: Dauerschmerz einzelner Finger; Nachweis von
Ischaemie ohne Provokation; meist asymmetrischer Fin-
gerbefall.
Stadium III: trophische Störungen der Akren (Fingerkup-
pennekrosen, Nagelveränderungen).

Angiographie

Schweregrad I: Generalisierte Gefäßengstellung; evtl. zusätzlich vereinzelte segmentäre Obliterationen der Aa. di-
giti propriae.
Schweregrad II: Multiple segmentäre Verschlüsse der Fingerarterien und einzelne langstreckige Obliterationen; guter Kollateralkreislauf.
Schweregrad III: Multiple langstreckige Verschlüsse der
Fingerarterien mit ungenügender Kollateralzirkulation.

8.3. Angiographische Pathomorphologie

Die echte Raynaudsche Erkrankung ist erst dann anzunehmen, wenn während einer zweijährigen Beobachtungszeit
keine Anhaltspunkte für eine sekundäre Form erbracht
worden sind (KAPPERT, 1972) (Abb. 52–53).
Der Arteriographie kommt bei der Differentialdiagnose
des Raynaud-Phänomens eine ganz besondere Bedeutung
zu. Es findet sich eine Arteriosclerosis obliterans in 10%,
eine Thrombangitis obliterans in ca. 20%.
Seltener besteht ein embolischer oder thrombotischer Verschluß einer größeren Extremitätenarterie, wobei die Emboliequelle in Form eines teilthrombosierten Aneurysmas
unbedingt aufgesucht werden muß (s. Abb. 35).
Im Rahmen der Periarteriitis nodosa und anderer Angiiti-
den, Kollagenkrankheiten und thrombotischer Mikroan-
giopathie können kleine periphere Arterien thrombotisch
verschlossen sein. Schließlich kann ein Schultergürtelsyndrom mit einem Raynaud-Phänomen einhergehen
(s.S. 51).
Kollagenkrankheiten vom Typ der Sklerodermie (Abb. 54
und 55) oder des Lupus erythematodes disseminatus sollten
ebenso wie hämatogene Erkrankungen (Kälteagglutinin-
krankheit, Dysproteinämie, Thrombophilie u.a.) klinisch
abgeklärt werden. Ähnliches gilt für die Gangrän nach
intravenöser Verabreichung von Nor-Adrenalin, gewissen
Antikoagulantien, nach fehlerhafter Injektion von Narkotica in die Armarterie usw.

Die Akrocyanose als atonisch-hypertone Dysregulation im
Bereich der Endstrombahn, bei welcher die Acren rötlich-
blau bis dunkelcyanotisch verfärbt sind, wird nur selten
Indikation zur Arteriographie sein. Sie kann zusammen
mit Raynaud-artigen Symptomen auftreten (s.S. 59).
Zu den funktionellen Gefäßveränderungen, die sich beson-
ders im Bereich der Hand abspielen, zählt auch der sog.
segmentäre Gefäßkrampf, den jeder angiographisch tätige
Radiologe von der Brachialisarteriographie her kennt. Der
hier immer wieder nachzuweisende segmentäre Spasmus
kann auch nach irrtümlicher intraarterieller Injektion von
Narkotica, Diuretica oder Strophantin auftreten.
Es resultiert ein Ischämiesyndrom mit heftigem Schmerz,
livider Blässe und Abkühlung der Haut, neurologischen
Ausfällen und Fehlen der peripheren Pulse.
Die Arteriographie vermag die Differentialdiagnose gegenüber der arteriellen Embolie, aber auch der Phlegmasia
coerulea dolens abzuklären. Der heute kaum mehr beobachtete Ergotismus nach protrahierter Einnahme von Mut-
terkorn-Alkaloiden ist ebenfalls abzugrenzen.
Die Sonderstellung der Hand bei der arteriographischen
Untersuchung wird von WEGELIUS (1972) besonders hervorgehoben. An seinem sehr umfangreichen Untersu-
chungsgut von 146 Patienten und 47 Leichen unterscheidet
der Autor Verschlüsse, Einengungen, Korkziehergefäße,
Kollateralen und atrophische Arterien. Bei zunehmender
Zahl von Verschlüssen und arteriosklerotischen Plaques
zeigte sich auf der radialen Seite das oberflächliche Gefäßnetz kräftiger, auf der ulnaren Seite hingegen das der tiefge-
legenen Mittelhandarterien.

9. Aneurysma

9.1. Definition

Singulär oder multipel auftretende Arterienerweiterung infolge einer Wandschwäche.

9.2. Ursache

An der oberen Extremität meist Trauma, an den Beinen
meist Arteriosklerose; seltener Medianekrose, hyaline Nekrose, Arteriitis nach Gefäßoperationen.
Es finden sich sowohl sackförmige als auch spindelförmige
Aneurysmen. Posttraumatische Aneurysmen sind meist
sackförmig (Aneurysma spurium). Bei jedem Aneurysma
besteht die Neigung zur Größenzunahme und schließlich
zur Ruptur. Die akute Thrombosierung kann zum Ischämie-Syndrom einer Extremität führen.

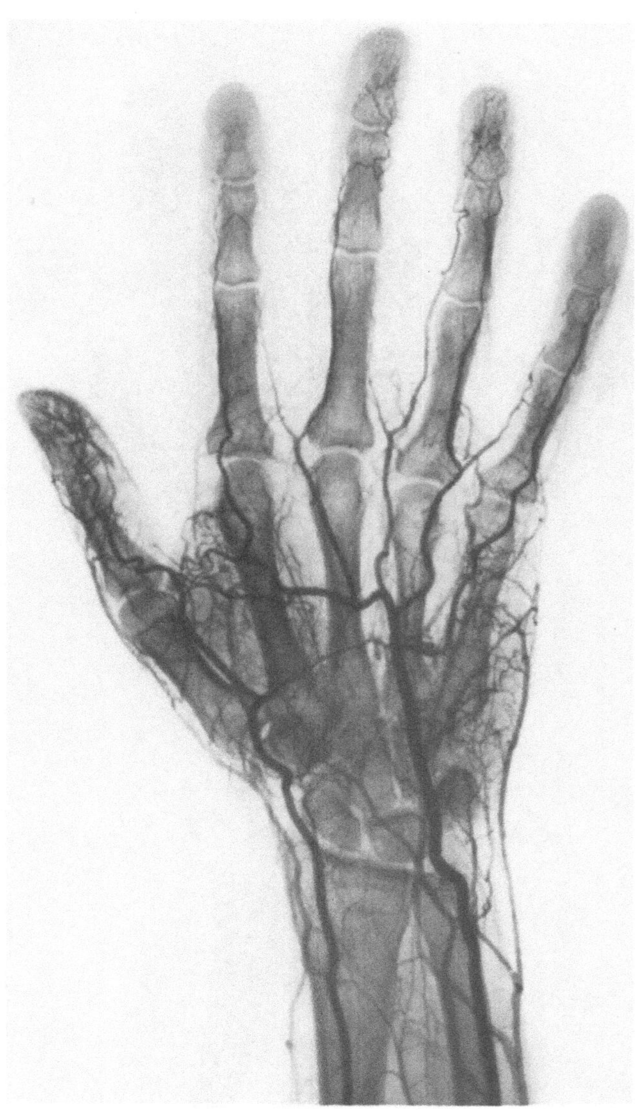

Abb. 52

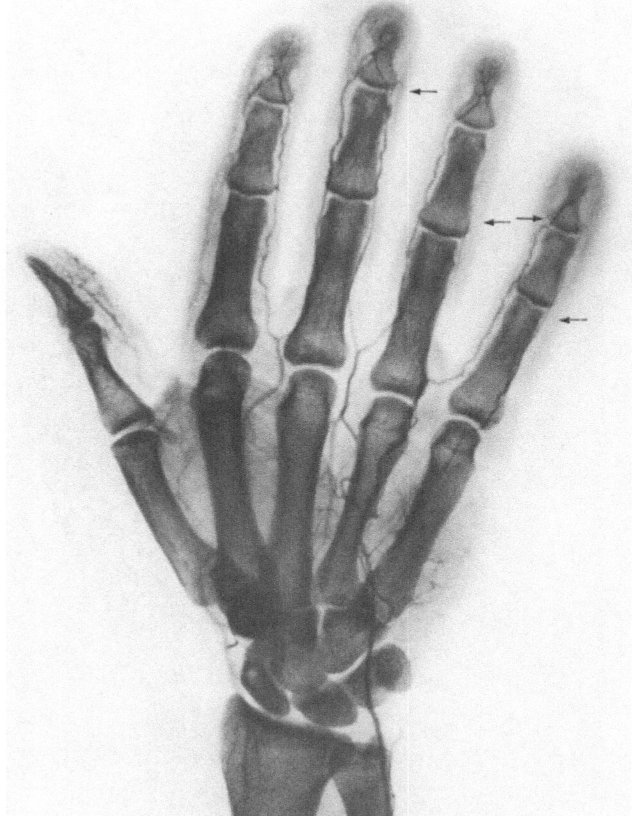

Abb. 53a

Abb. 53b

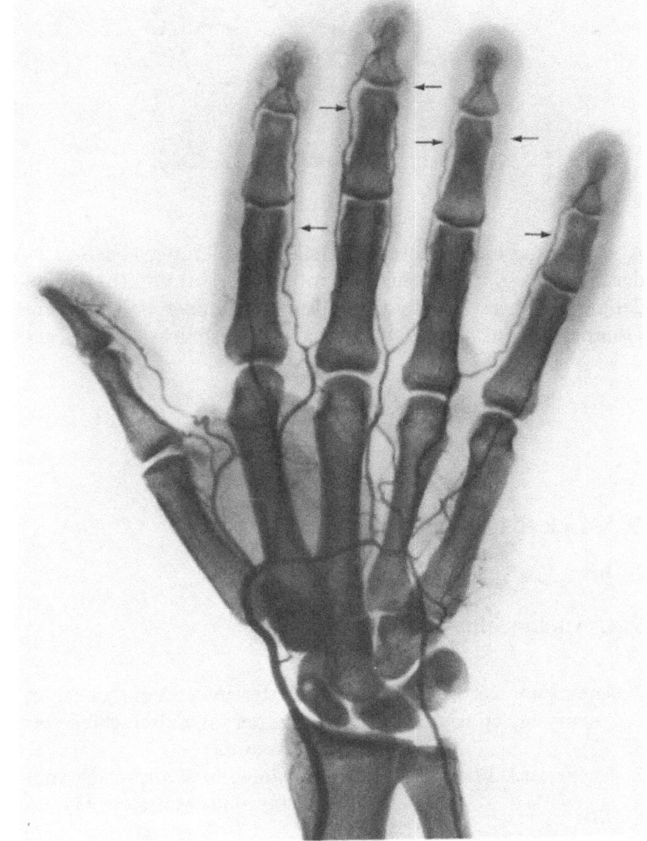

Abb. 52. Raynaud-Syndrom. Brachialisarteriographie. Engstellung von Interdigitalarterien, fadendünnes Kaliber zahlreicher Digitalarterien, die in der Peripherie verdämmern. Unvollständige Kontrastierung im Bereich der Fingerbeeren II und V, daneben mehrere segmentäre Gefäßverschlüsse

Abb. 53a und b. Raynaud-Syndrom. Brachialisarteriographie. (a) Deutliche Engstellung des arteriellen Gefäßsystems an der re. Hand. Schlängelung der Digitalarterien mit Gefäßabbrüchen. (b) Persistenz des Kontrastmittels in den fadendünnen Digitalarterien. Gefäßverschlüsse an den Fingerarterien (Pfeile)

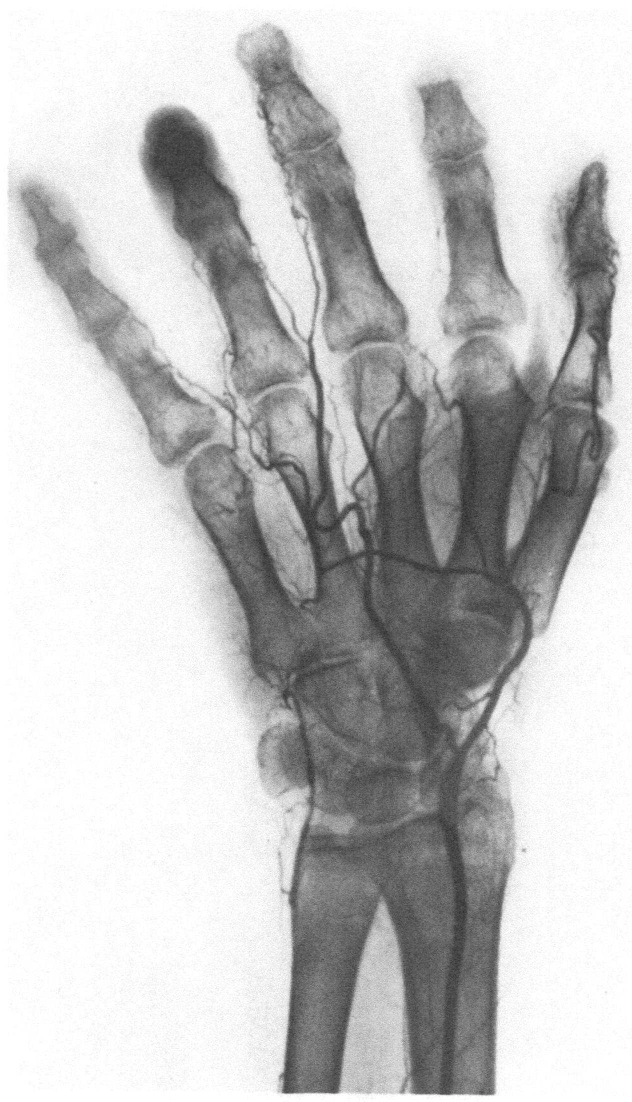
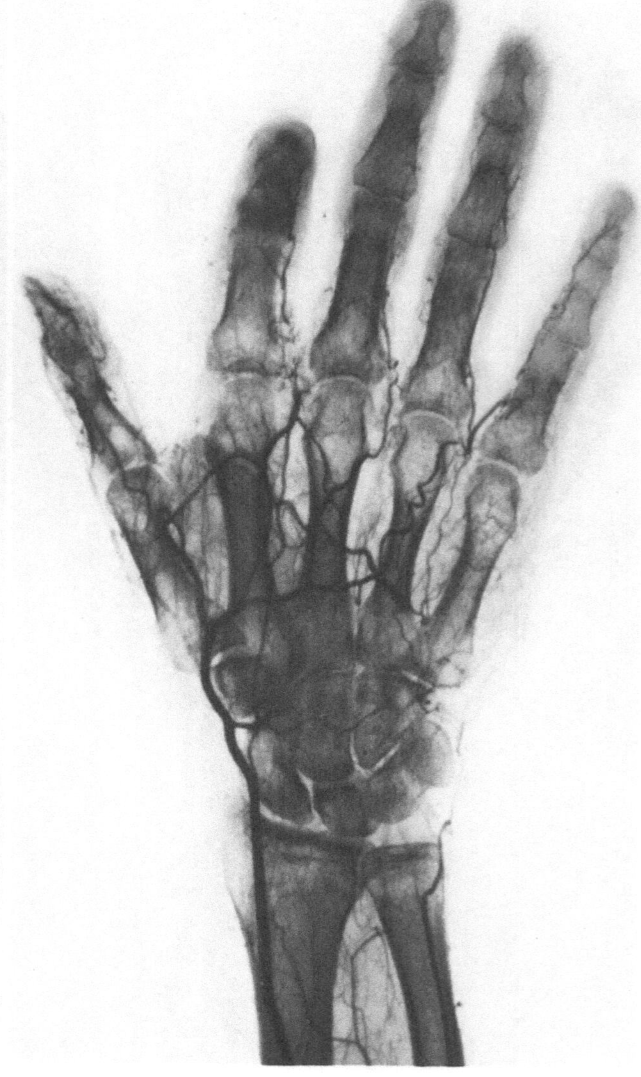

a

b

Abb. 54a und b. Symmetrische Gefäßveränderungen bei Sclerodermia progessiva. Brachialisarteriographie. (a) und (b) Ausgedehnte periphere Arterienverschlüsse, kombiniert mit distalem Ulnarisverschluß links und distaler Ulnarisstenose rechts. Teilverschluß des Arcus volaris und mehrerer Digitalarterien (Zustand nach Amputation des li. Mittelfingerendgliedes und im distalen Drittel des Zeigefingermittelgliedes)

9.3. Lokalisation

(Tabelle 36 s.S. 64)

9.4. Aneurysma-Formen

1. Aneurysma verum: Gesamte Arterienwand ausgebuchtet
2. Aneurysma spurium: Zerreißung der Wandschichten bis auf die Adventitia
3. Aneurysma dissecans: Einriß der inneren Wandschicht mit Bildung eines intramuralen Hämatoms

9.5. Klinik

Bei 1 und 2 meist keine subjektiven Symptome bis auf Schmerzen infolge Druck auf Nervenäste; Ischämie-Syndrom bei Thrombosierung; „pulsierender Tumor" mit systolischem Geräusch über dem Aneurysma; periphere Pulse meist normal, bei Thrombosierung fehlend.
Beim Aneurysma dissecans der Aorta Kombination von akutem Schmerzsyndrom, Ischämie und descendierenden neurologischen Ausfällen.

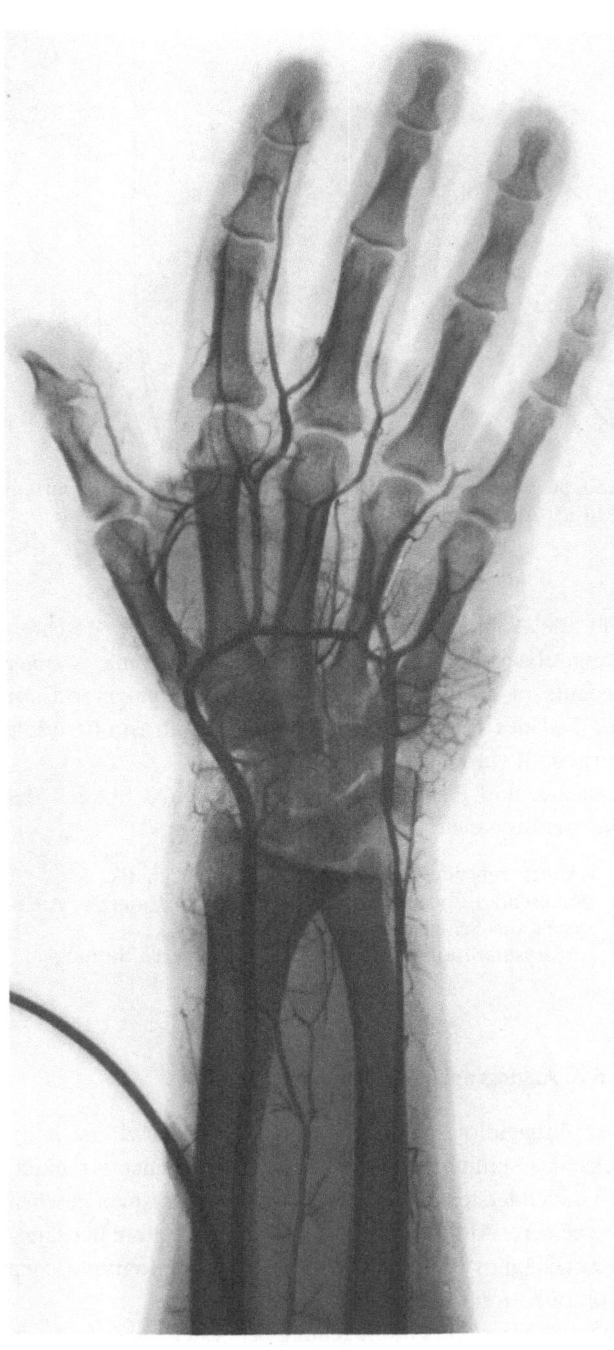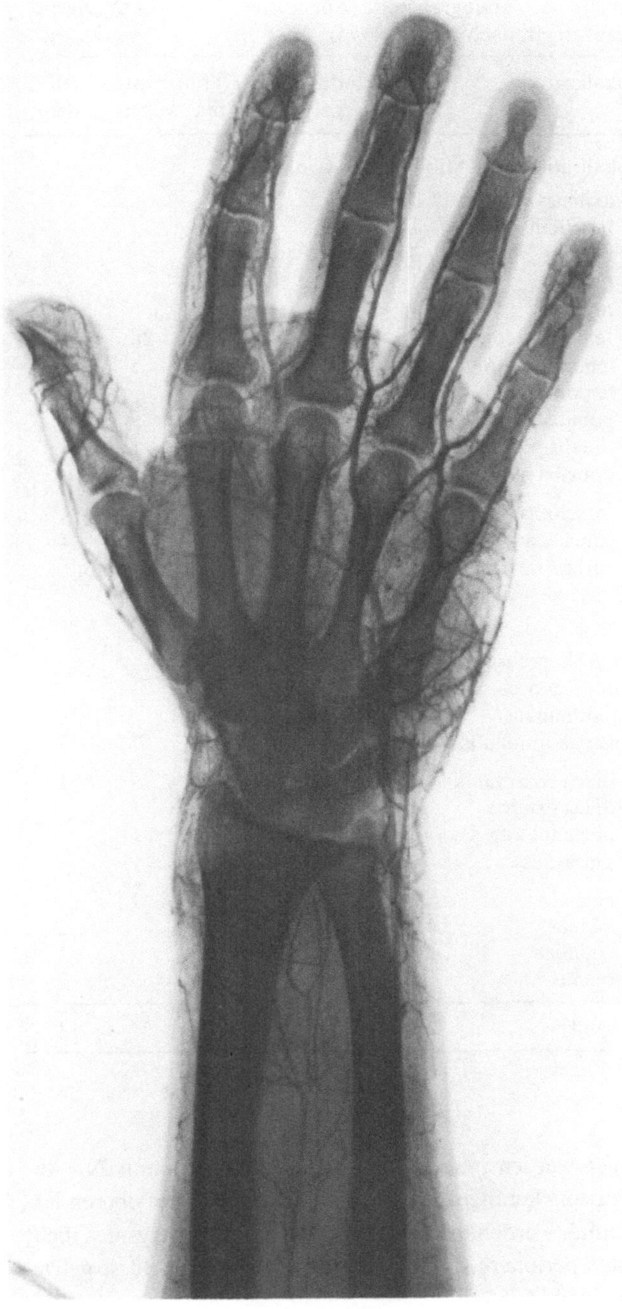

a

b

Abb. 55a und b. Gefäßveränderungen bei Sclerodermia progressiva. Brachialisarteriographie. (a) Segmentäre Stenose der A. ulnaris in Höhe des Ellengriffelfortsatzes. Verzögerter Durchfluß des Kontrastmittels durch die Digitalarterien III–V. Engstellung der radialen Digitalarterien am 2. Finger mit Abbruch in Höhe des Mittelgelenkes. (b) In der Spätphase deutliche Digitalarterienabbrüche in Höhe des Endgliedes IV und an der ulnaren Seite V

9.6. Angiographische Pathomorphologie

9.6.1. Aneurysma verum

Sackförmige oder spindelförmige Verbreiterung des Kontrastmittelbandes der Arterie, wobei benachbarte arteriosklerotische Wandveränderungen bereits einen Hinweis auf die Pathogenese geben (Abb. 56). Das Arteriogramm gibt nur in den seltensten Fällen die wahre Größe des Aneurysmas wieder. Mehr oder weniger ausgedehnte wandständige Thromben engen das offene Aneurysmalumen ein, so daß der Palpationsbefund bzw. der vom Aneurysma gebildete weichteildichte Schatten zur Größenbeurteilung herange-

Tabelle 36. Angiographierte Aneurysmen 1959–1972 (eigenes Krankengut, nach NEUER, 1975)

Lokalisation	n	Arterio-sklerose	Lues	Trau-ma	Iatro-gen	An-dere
Lokalisation und Ätiologie (n=276)						
A. axillaris	2			2		
A. brachialis	1			1		
A. radialis	3	1		2		
A. ulnaris	1			1		
A. digitalis	1			1		
A. femoralis comm.	42	14			28	
A. femoralis sup.	18	12		1	5	
A. femoralis prof.	1	1				
A. poplitea	30	18		2	9	1
A. tibialis post.	2				1	1
A. dorsalis pedis	1			1		
Tr. brachiocephal.	2	2				
A. subclavia	3	1		1		1
A. carotis interna	1	1				
Tr. thyreocervi-calis	2	1		1		
Aorta thoracica	16	2	5	9		
Aorta thoraco-abdominalis	10	9	1			
Aorta abdominalis	60	50			7	3
A. iliaca communis	42	38			3	1
A. iliaca externa	4	3			1	
A. iliaca interna	14	13			1	
A. glutaealis	1				1	
A. coeliaca	2	1			1	
A. lienalis	9	7				2
A. hepatica	3	1				2
A. renalis	5	3				2
Gesamt	276	178	6	22	57	13

zogen werden muß. Auch die Sonographie kann zur Abgrenzung herangezogen werden. Gerade an der oberen Extremität werden mit der Darstellung des Aneurysmas nicht selten periphere, emboliebedingte Gefäßverschlüsse gewiesen (Abb. 57–59).

Die Differentialdiagnose eines Aneurysmas im Bereich der Bauchaorta und der Becken-Bein-Arterien ist nicht ganz so einfach wie an der oberen Extremität, weil in diesem Abschnitt eine Gefäßerweiterung vorkommt, die nur willkürlich gegenüber Aneurysmen abzugrenzen ist: Die *dilatierende Arteriosklerose* geht mit Gefäßerweiterung vornehmlich im Bereich der Beckenarterien einher, kann aber auch an der distalen Bauchaorta und im Bereich der Oberschenkel unter gleichzeitiger Gefäßkrümmung, atheromatösen Auflagerungen und Ulcerationen der Gefäßwand vorkommen. Umschriebene Erweiterungen im Anschluß an eine Arterienstenose (poststenotische Dilatation) sind ebenfalls nicht ungewöhnlich.

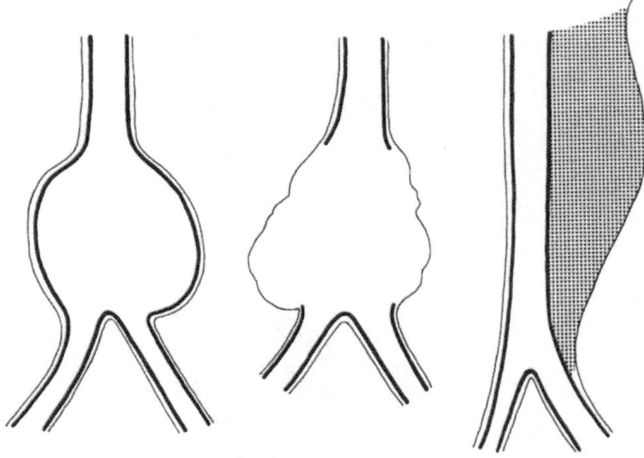

Abb. 56. Aneurysma verum (links); Aneurysma spurium (Mitte); Aneurysma dissecans (rechts)

Für die Angiographie ist die morphologische Beschreibung, ob spindel- oder sackförmiges Aneurysma, weniger bedeutsam, da besonders im Bereich der Bauchaorta nur ein Teil des Innenlumens durch die Kontrastmittelsäule dargestellt wird.

HEBERER und REIDEMEISTER (1974) geben 3 Stadien des Bauchaortenaneurysmas an:

1. Kleines, ruhendes Aneurysma ohne Symptomatik.
2. Wachsendes, penetrierendes, gedeckt perforiertes Aneurysma, das Schmerzen verursacht.
3. Aneurysmaruptur mit den Zeichen der inneren Blutung.

9.6.2. Angiographische Technik

Zur röntgenologischen Diagnostik wünschen wir uns möglichst das Stadium 1. Hier haben wir im eigenen Krankengut in den letzten Jahren die meisten Aneurysmen gesehen (verbesserte Aufklärung der Patienten, gezieltere hausärztliche Diagnostik?). Die Gefahr einer angiographischen Komplikation ist in diesem Stadium gering.

Schwieriger ist die Untersuchung bei bestehenden Penetrationsbeschwerden; sie muß dann unterbleiben, wenn Zeichen einer manifesten Perforation bestehen.

Für das technische Vorgehen ist wichtig zu wissen, daß — nach den oben genannten Autoren — 95% der arteriosklerotischen Aneurysmen — und um diese handelt es sich in der überwiegenden Zahl der Fälle — infrarenal vorkommen. Da immer die Gefahr einer Loslösung thrombotischen Materials oder aber gar einer Perforation im Stadium der Penetration besteht, hat hier die hohe oder infradiaphragmale, direkte Aortographie zweifelsohne ihre Berechtigung.

Im eigenen Krankengut haben wir im Zeitraum von mehr als 12 Jahren allerdings bei weit über 100 Aneurysmen

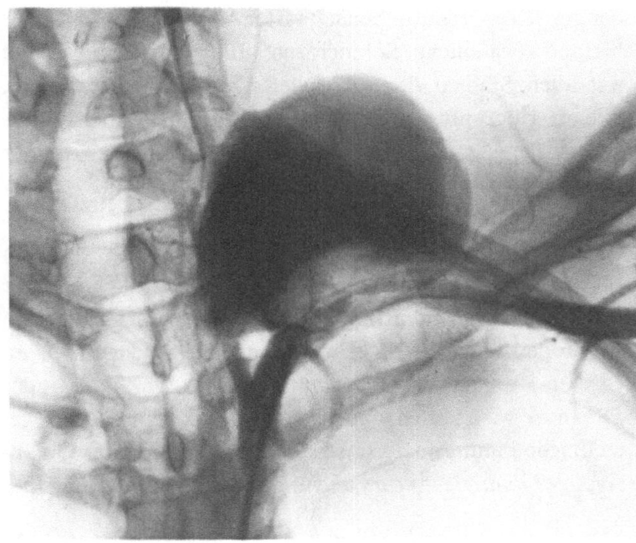

Abb. 57

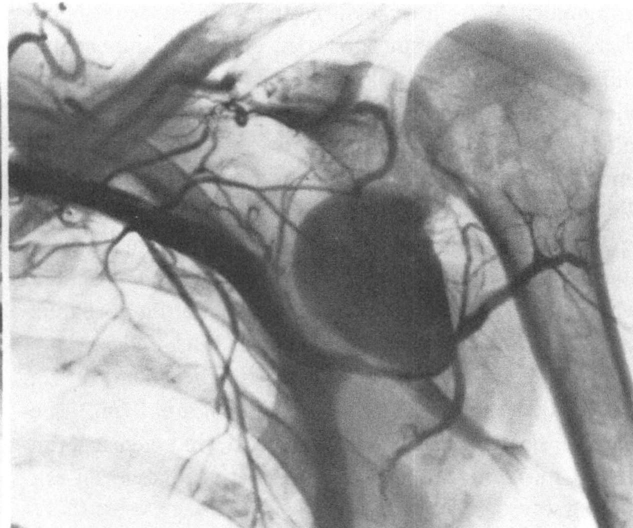

Abb. 58

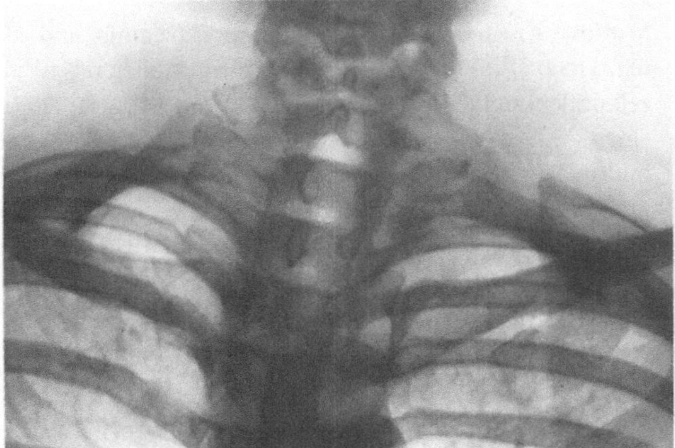

Abb. 59 a

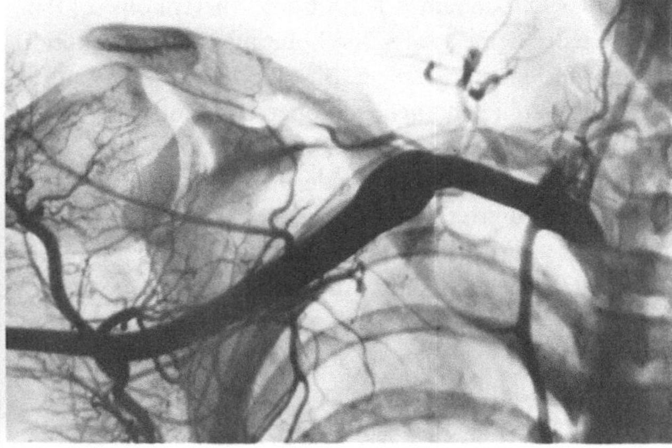

b

Abb. 57. Posttraumatisches Aneurysma des Truncus thyreo-cervicalis, Katheterangiographie der A. subclavia links. Von der unauffälligen A. subclavia füllt sich über den Truncus thyreo-cervicalis ein apfelgroßes, inhomogenes Aneurysma, in dem das Kontrastmittel lange persistiert

Abb. 58. Aneurysma der A. axillaris. Katheterangiographie der li. A. subclavia. Deutliche Stenosierung der A. axillaris mit bogiger Impression durch ein mandarinengroßes Aneurysma mit glatter Begrenzung. Nur schwache Kontrastierung der A. brachialis

Abb. 59 a und b. Subclavia-Aneurysma re. bei Halsrippe. (a) Gegenstromangiographie der re. A. brachialis. Übersichtsaufnahme der oberen Thoraxapertur mit Darstellung von Halsrippen beidseits, re. stärker als li. (b) Geringgradige Einengung des Subclavialumens in Höhe der Halsrippe mit poststenotischer, aneurysmatischer Erweiterung

der Bauchaorta keinen einzigen katheterbedingten angiographischen Zwischenfall beobachtet. Wir sind trotzdem der Meinung, daß bei geringstem Verdacht auf eine mögliche Komplikation der ungefährlichere Zugangsweg entweder über Brachial- oder Axillararterie — oder gar über einen Rechtsherzkatheter — gesucht werden sollte. Die von manchen Chirurgen vorgeschlagene transseptale Kontrastinjektion in das linke Herz ist nur wenigen Röntgenologen möglich.

Abb. 60 gibt die verschiedenen angiographischen Zugangswege zur Darstellung von Aneurysmen der thorakalen und abdominalen Aorta an.

Für die Wahl der angiographischen Technik ist die Symptomatik des Aortenaneurysmas wegweisend: Pulsierender Tumor mit auskultatorisch deutlichem systolischem Geräusch, der sich unterhalb des Rippenbogens umfassen und abgrenzen läßt, bedeutet mit größter Wahrscheinlichkeit ein infrarenales Aneurysma, das mit der hohen infradiaphragmalen Aortographie dargestellt werden kann. Nicht abgrenzbare Aneurysmen bei der Palpation müssen mit Hilfe der Kathetertechnik entweder über eine Armarterie oder bei Lokalisation im Bereich der thorakalen Aorta mit Penetrationszeichen (traumatisches Aneurysma) über einen Herzkatheter kontrastiert werden (BEDUHN, 1972). Ein Aneurysmadurchmesser von 5–7 cm gilt für viele Chirurgen als Operationsindikation. Dieser Durchmesser ist aber nicht im Angiogramm, sondern durch den Weichteilschatten und glücklicherweise durch die häufig vorhandenen Kalkschalen recht gut abgrenzbar. Die *Abdomenübersichtsaufnahme in 2 Ebenen* ist also für die Diagnose von größter Bedeutung, während eine Aortographie in 2 Ebenen, wie sie gelegentlich gefordert wird, im eigenen Krankengut nur zum Ausschluß von Penetrationszeichen notwendig war.

Schocksymptomatik mit vorausgegangener Übelkeit, Erbrechen, Durchfall (evtl. blutig durch Aneurysmaperforation in das Duodenum!), Harndrang, Nierenkoliken, Parästhesien der Beine sowie Durchblutungsstörungen kündigen die *Aneurysmaruptur* an. Sie ist Kontraindikation für die Angiographie und bedeutet operative Notfallsituation. Häufigste Ursache der Becken- und Beinarterienaneurysmen ist ebenfalls die Arteriosklerose (Abb. 61–64). Während die Beckenarterien oft in Aneurysmen der Bauchaorta miteinbezogen sind, kommen am Bein seltener solitäre Gefäßerweiterungen vor. Die Aneurysmen der A. femoralis und der A. poplitea sind durch sog. Anastomosenaneurysmen — also iatrogene Aneurysmen nach Gefäßchirurgie — in den letzten Jahren häufiger geworden (Abb. 64 und 66). Ihre Symptomatik ist natürlich von der Lokalisation ab-

hängig: Kompression benachbarter Venen (Stauung) oder Nerven (erhebliche Schmerzzustände), Thrombosierung mit allen Stadien der arteriellen Durchblutungsstörung. Die arteriographische Diagnose des Poplitea-Aneurysmas kann wegen der häufigen Thrombosierung und dem immer wieder zu beobachtenden distalen Gefäßverschluß schwierig sein. Zustand der zuführenden und abführenden Strombahn und genaue Lokalisation des Aneurysmas, das sich oft nur als weichteildichter Schatten verrät, sind von großer prognostischer Bedeutung (Abb. 65).
Methode der Wahl zur Darstellung der Aneurysmen im Becken-Bein-Bereich ist die lumbale Aortographie. Mit der Diagnose wird zumeist auch die Operationsindikation gestellt. Sie kann schwierig sein, wenn entlang eines Gefäßstranges *multiple Aneurysmen* nachgewiesen worden sind.

9.6.3. Aneurysmose

Multiple Aneurysmen an der unteren Extremität sind selten. HELD (1958) hat 5 Beobachtungen publiziert („Wurzelknollenkrankheit"), denen HEUCK und MÜLLER (1973) einen weiteren Fall angefügt haben. Charakteristisch sind multiple Ektasien und aneurysmatische Veränderungen der großen Arterien. Wahrscheinlich können verschiedene Gefäßerkrankungen im Endstadium zu solchen Dilatationen führen.
Weitere Synonyma wie „Aneurysmatose" (SCHOOP) oder „polyaneurysmale Dystrophie" (WALZ u. DEININGER, 1974) sind ebenfalls eher deskriptiv, als daß sie kausale Faktoren erklären. Sie sollen vorwiegend an den kräftigen Hauptarterien des Körpers auftreten und wurden an peripheren Arterienästen nicht beobachtet.

9.6.4. Aneurysma spurium

Jede Änderung im Bau des Wandskeletts eines Gefäßes, so z.B. Trauma, Narbe oder eine Änderung der räumlichen Umgebung, in die eine Arterie eingebettet ist, schafft pathologische Voraussetzungen innerhalb des geschlossenen mechanischen Funktionssystems (GOERTTLER, 1953). Die schwächste Stelle in diesem System wird dabei zum Ausgangspunkt der morphologischen Veränderung, die nach stumpfen und spitzen Traumen, Fremdkörperverletzungen u.ä. zum falschen Aneurysma führen kann. Dazu zählt auch die chronische Gefäßwandschädigung durch einen Knochentumor (GOERTTLER u.Mitarb., 1973).
Das Aneurysma bildet sich dann, wenn auf die begünstigende Ursache sich ein Trauma als auslösender Faktor aufpfropft (Abb. 68–71). Die Latenz zwischen Trauma und Manifestation des Aneurysmas kann Jahrzehnte betragen. Zur Diagnostik trägt bereits der Nachweis von schattengebenden Fremdkörpern Wesentliches bei. Bei den von uns

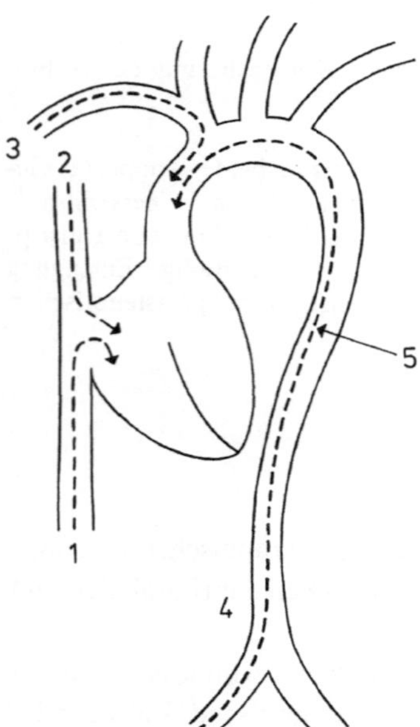

Abb. 60. Angiographische Zugangswege zur Darstellung von Aneurysmen: *1* und *2* Rechtsherzkatheter über V. femoralis bzw. V. cubiti; *3* A. brachialis bzw. A. axillaris; *4* A. femoralis; *5* Direktpunktion der A. abdominalis

Abb. 61a und b. Aneurysma der A. femoralis. Femoralisarteriographie. (a) Mandarinengroßes, unregelmäßig begrenztes Aneurysma der A. femoralis superficialis im distalen Drittel. (b) Postoperative Kontrolle: Frei durchgängiges, interponiertes Venentransplantat. Im Bereich der Anastomosen winzige Konturunregelmäßigkeiten mit umschriebener Erweiterung des Lumens

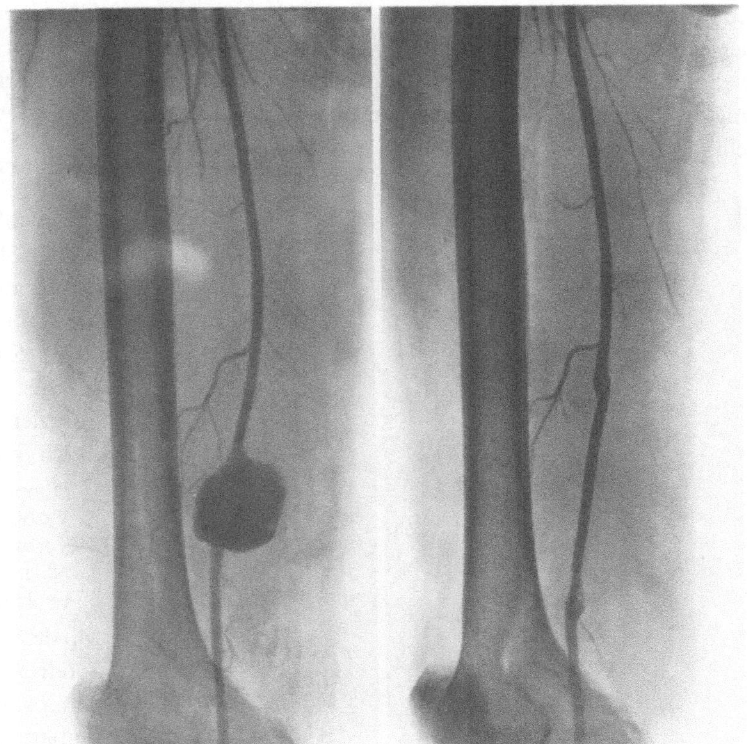

Abb. 61a   b

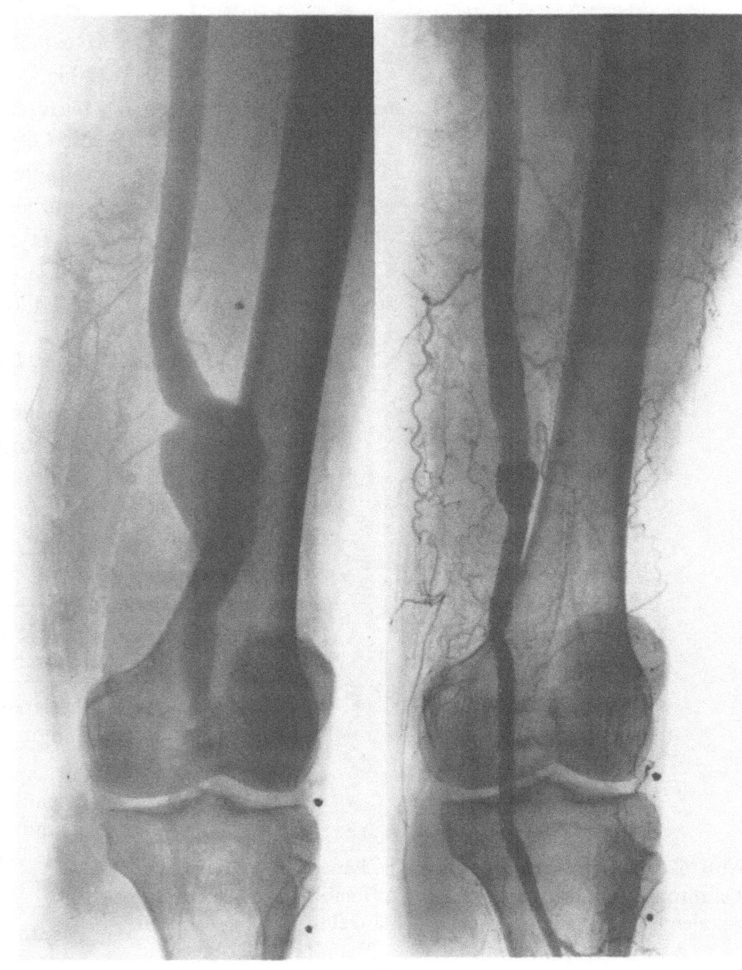

Abb. 62a und b. Aneurysma der A. femoralis. Femoralisarteriographie. (a) Auffallend weitgestellte A. femoralis superficialis mit zarten arteriosklerotischen Wundveränderungen. Im distalen Drittel hühnereigroßes, unregelmäßig begrenztes Aneurysma, das spindelförmig in die A. poplitea ausläuft. Diese ist hochgradig geschlängelt. Durchflußgeschwindigkeit des Kontrastmittels bei dilatierender Arteriosklerose deutlich herabgesetzt. (b) Postoperative Kontrolle nach Aneurysmaresektion und Veneninterposition. Freie Durchgängigkeit der noch weitgestellten A. femoralis superficialis und des stellenweise geriffelten Interponates. Umschriebene Lumenerweiterung im Bereich der proximalen Anastomose. Periphere Arterien durchgängig

Abb. 62a   b

beobachteten Fällen falscher posttraumatischer Aneurysmen handelte es sich um exzentrische, sackförmige Ausbuchtungen mit unregelmäßiger Begrenzung. Die Darstellung der Peripherie war in keiner unserer Beobachtungen behindert.

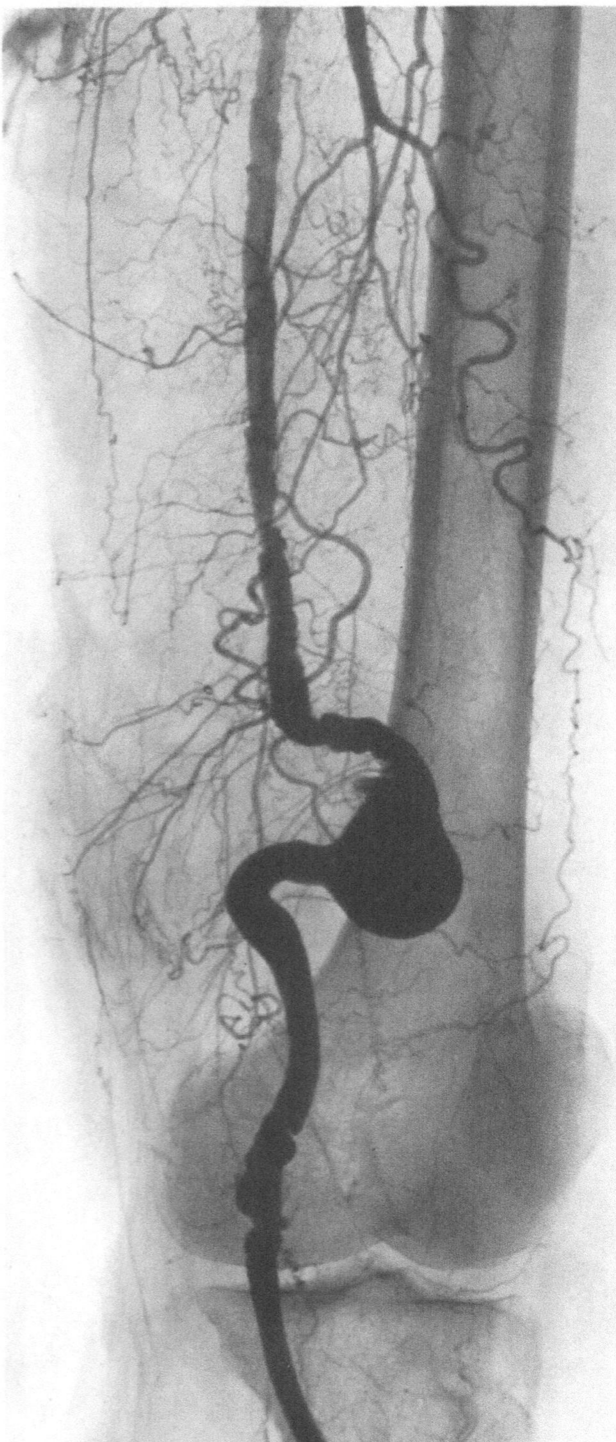

Abb. 63. Aneurysma der A. femoralis. Femoralisarteriographie. Teilthrombosiertes Aneurysma der A. femoralis superficialis im distalen Drittel mit hochgradiger Schlängelung der Femoralarterie und schweren arteriosklerotischen Wandveränderungen

Als seltene Ursache eines falschen Poplitea-Aneurysmas berichten HERSHEY und LANSDEN (1972) über 2 Fälle von Osteochondromen mit Arrosion der Arterie und nachfolgendem Aneurysma spurium.

9.6.5. Aneurysma dissecans

Die Wahl der angiographischen Technik ist nicht immer einfach. Bei Verdacht auf ein dissezierendes Aneurysma der thorakalen Aorta ist die Katheterangiographie von der A. brachialis bzw. axillaris aus vorzuziehen (BEDUHN, 1973). Sind die oberen Extremitäten in Mitleidenschaft gezogen, so handelt es sich um die Typen I und II des dissezierenden Aneurysmas, das sich im Arteriogramm durch folgende Symptomatologie verrät:

1. Doppellumige Aorta.
2. Verbreiterung der Aortenwand.
3. Verbreiterung des gesamten Aortenschattens.
4. Nachweis eines Septums innerhalb des Kontrastbandes.
5. Fehlende Darstellung von Aortenbogenästen.

Mit dem Aneurysma dissecans ist zu rechnen beim Marfan-Syndrom (Arachnodaktylie, Linsenzittern) und Ehlers-Danlos-Syndrom (Überdehnbarkeit der Gelenke und Nasenbluten).

Bei unklarer Situation muß auf die Katheterisierung des arteriellen Schenkels verzichtet werden; vorzuziehen ist ein Rechtsherzkatheter oder die transseptale Lävo-Kardiographie.

Differentialdiagnose: Die Aorto-Arteriographie erlaubt die Differenzierung des arteriellen Aneurysmas gegenüber mitgeteilten Pulsationen durch arteriennahe Tumoren, gegenüber starker Gefäßschlängelung (z.B. der A. subclavia) bei Hypertonikern und gegenüber aneurysmatischen Venenveränderungen, wie etwa im Bereich des Mediastinums (Mediastinaltumoren!).

9.6.6. Diagnostische Treffsicherheit

Tabelle 37 zeigt, daß alle 8 Aneurysmen an der oberen Extremität angiographisch diagnostiziert und operiert wurden.

Tabelle 37. Diagnostische Treffsicherheit (n = 95 Aneurysmen)

Klinischer Hinweis	Obere Extremität				Untere Extremität			
	n	Rö+	Op	Rö−	n	Rö+	Op	Rö−
Pulsierender Tumor	4	4	4	−	47	42	37	5
Positiver Palpationsbefund	3	3	3	−	10	8	10	2
Ohne klinischen Hinweis	1	1	1	−	30	28	12	2
Gesamt	8	8	8	0	87	78	59	9

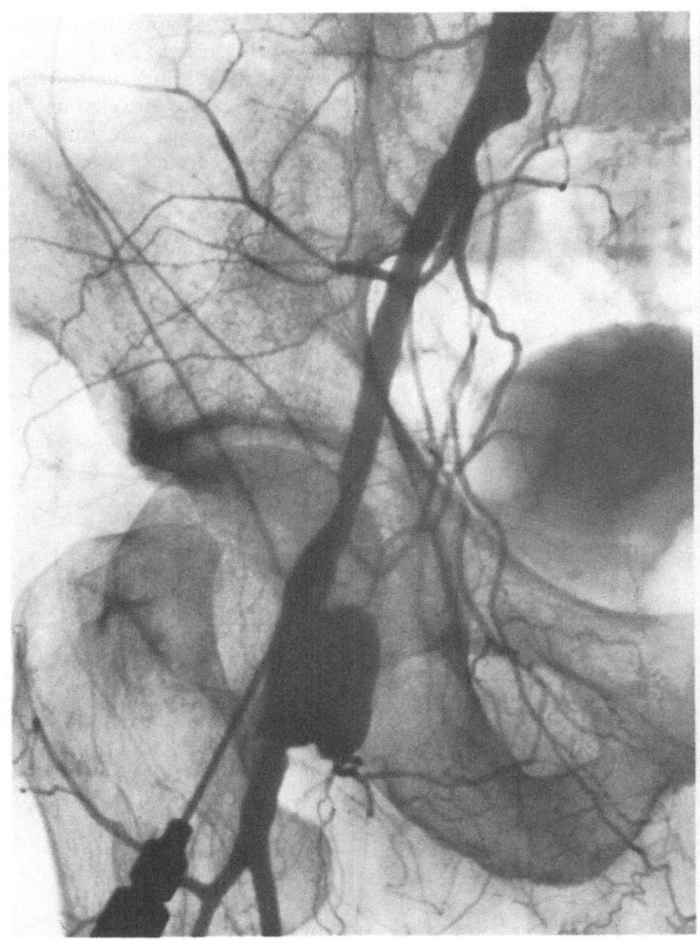

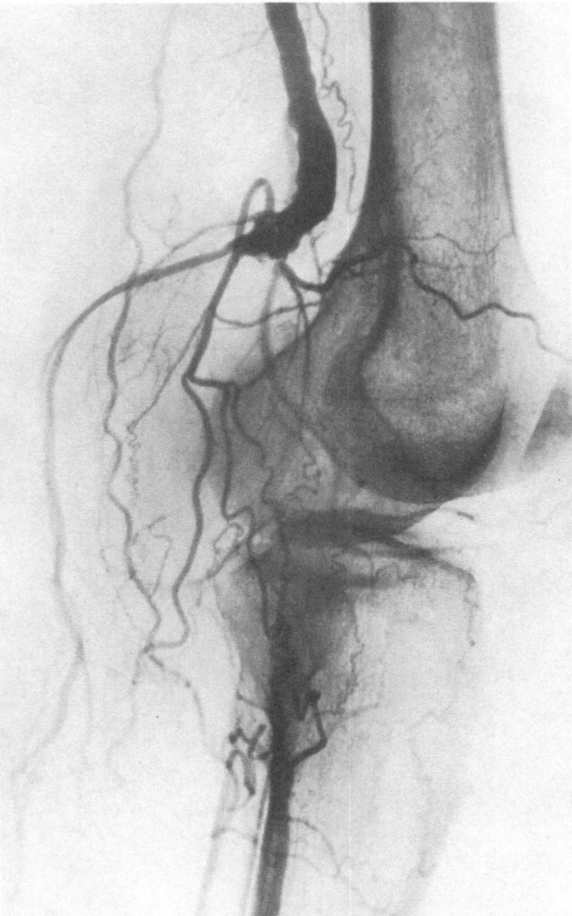

Abb. 64

Abb. 65

Abb. 64. Aneurysma nach infiziertem Venen-Patch. Gegenstrom-angiographie der A. femoralis. Pflaumengroßes, nach medial gelegenes Aneurysma, ausgehend von der A. femoralis commu-nis mit glatter Begrenzung. Zustand nach Thrombendarteriekto-mie und Bildung des Aneurysmas durch infizierten Venen-Patch

Abb. 65. Totalthrombosiertes Poplitea-Aneurysma, Femoralis-arteriographie. Verschluß der A. femoralis superficialis dicht oberhalb des Kniegelenkspaltes. Über einen kräftigen Kollate-ralkreislauf Wiederauffüllung von 2 Unterschenkelarterien. Die Kollateralen ziehen bogenförmig um ein kleinfaustgroßes, bei der Operation totalthrombosiertes Aneurysma herum

Demgegenüber wurden von 87 Aneurysmen der unteren Extremität nur 59 operiert, unter diesen waren jedoch im-merhin 9 Fehldiagnosen, ausnahmslos Gefäßverschlüsse ohne Darstellung eines Aneurysmasackes, der erst intra-operativ verifiziert werden konnte. Dafür machte die An-giographie jedoch in nicht weniger als 30 Fällen Aneurys-men sichtbar, die klinisch nicht vermutet worden waren.

10. Arteriovenöse Fistel

10.1. Definition

Angeborene oder erworbene Verbindungen zwischen dem arteriellen und venösen Gefäßschenkel. Sie können einzeln und multipel auftreten und sind im allgemeinen charakteri-siert durch weitlumige Verbindungen mit aneurysmatischer Erweiterung auf der venösen Seite (Aneurysma varicosum).

10.2. Ursache

Während der Röntgenologe durch die Hämodialyse an der oberen Extremität vorwiegend mit iatrogenen, arterio-venösen Fisteln konfrontiert wird, kommen Kurzschluß-verbindungen mit hämodynamischer Wirksamkeit im Bek-ken-Bein-Bereich sowohl angeboren als auch erworben — hier meist posttraumatisch — vor (Tabelle 38). Gelegent-lich wird durch eine Angiographie die arteriovenöse Ver-bindung ungewollt vom untersuchenden Arzt geschaffen (Brachialisfistel nach cerebraler Angiographie: COOPER u. GLADSTONE, 1974).

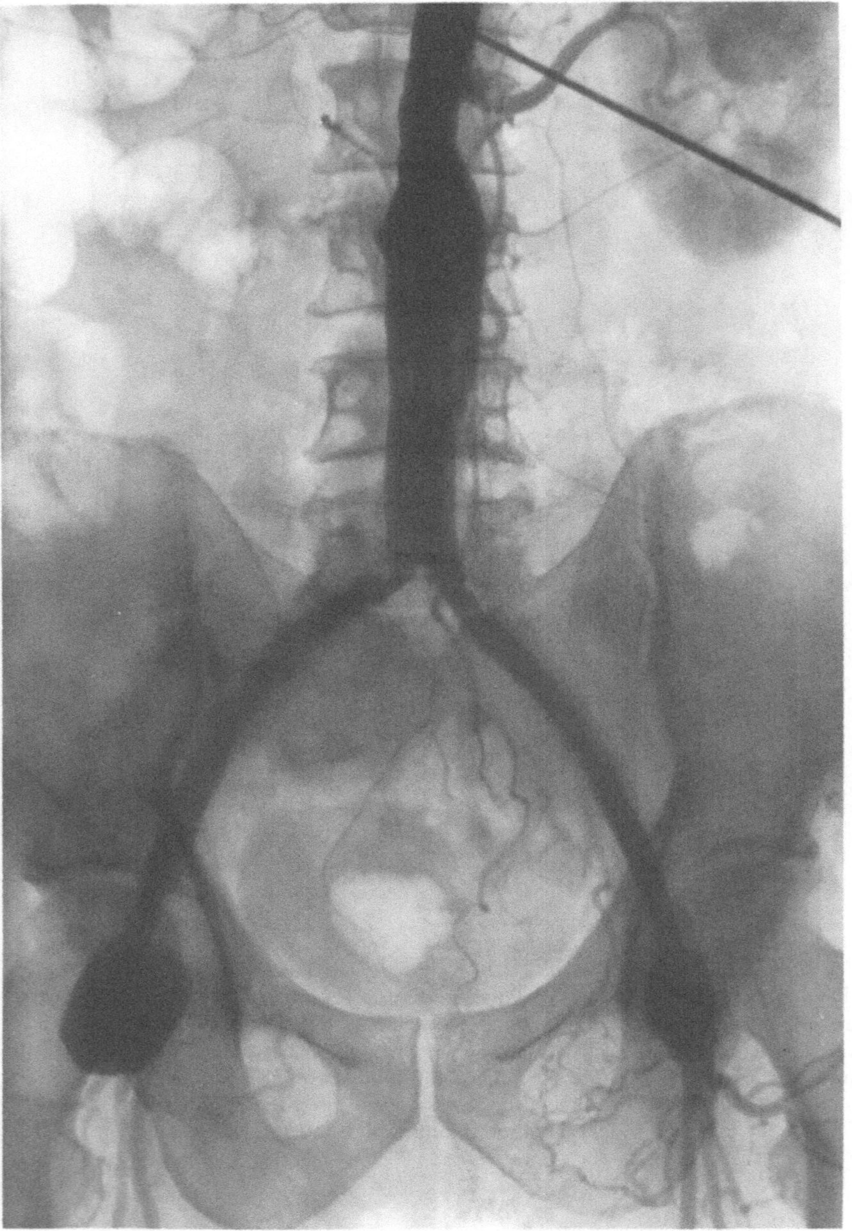

Abb. 66. Anastomosenaneurysmen. Lumbale Aortographie. Zustand nach aorto-femoralem Bifurkations-Bypass beidseits vor 5 Jahren. Erweiterung der Anastomose zwischen der lumbalen Aorta und der Dakronprothese. In der re. Leiste fast hühnereigroßes Aneurysma in Höhe der Anastomose zwischen femoralem Schenkel der Dakronprothese und der A. femoralis communis. Links ein etwas kleineres Aneurysma. Abfluß in die Peripherie frei

Tabelle 38. Arterio-venöse Fistel: Ursache (eigenes Krankengut n = 45 Patienten)

Kongenital	17
Traumatisch	24
Iatrogen	3
Andere Ursachen	1

Bei den iatrogenen Fisteln handelte es sich um operative Ursachen durch Sammelligatur und einen Herzkatheter, während bei den posttraumatischen Kurzschlußverbindungen zumeist Splitterverletzungen (9), Stichverletzungen (6), Schußverletzungen (5) und Schnittwunden (2) im Vorder-grund standen. 1 Hechtbiß mit nachfolgender arterio-venöser Fistel und 1 Trauma unbekannter Art runden das Bild der Shuntursachen ab.

Die *kongenitalen Fisteln* werden meist im Bereich der Bekkengefäße angetroffen und im Rahmen der auf S. 35 diskutierten *Angiophakomatosen* besprochen (Abb. 67).

Posttraumatische Shunts können je nach dem Unfallmechanismus im Verlaufe der gesamten Strombahn auftreten. Ist eine solche Fistel hämodynamisch wirksam, dann ist es angiographisch uninteressant, ob sie kongenital oder erworben ist. Wichtiger ist die genaue Lokalisation und die Abschätzung des Shuntvolumens (FONTANYI, 1972).

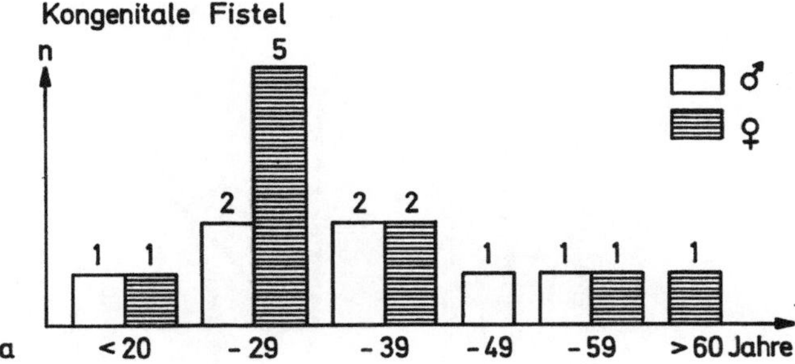

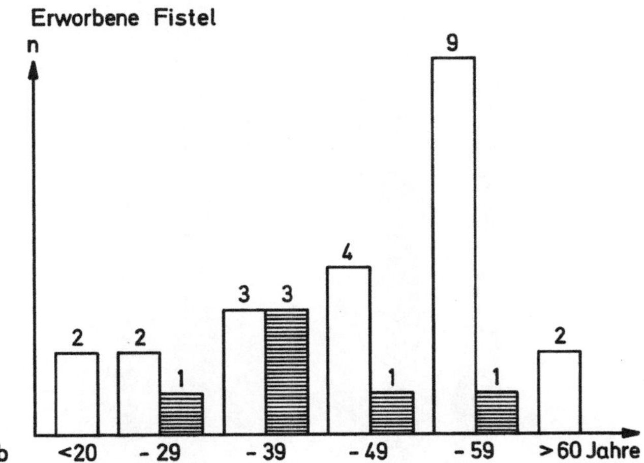

Abb. 67a und b. Verteilung der arterio-venösen Fistel

10.3. Lokalisation arterio-venöser Fisteln

Diese aus der Weltliteratur gesammelten Zahlen haben sich in den letzten Jahren zweifellos erheblich verändert, geben aber doch einen groben Anhaltspunkt über die Verteilung arteriovenöser Kurzschlüsse, in denen natürlich die iatrogenen Fisteln zur Hämodialyse nicht eingeschlossen sind (Tabelle 39).

Aufschlußreich ist auch die Altersverteilung der zur Angiographie kommenden Patienten mit kongenitaler oder erworbener Kurzschlußverbindung. Es ist keineswegs so, daß arterio-venöse Shunts kongenitaler Herkunft bereits in der frühen Jugend zur Diagnostik anstehen. Immerhin wurde eine solche Diagnose in 1 Falle erst im Alter von 63 Jahren gestellt! In unserem eigenen Krankengut fand sich eine nahezu gleiche Verteilung kongenitaler Fisteln bei Mann und Frau; während die posttraumatischen Kurzschlußver-

Tabelle 39. Lokalisation arterio-venöser Fisteln. (Nach VOLL-MAR, 1975)

Kopf und Gehirn	ca. 2000
Extremitäten	ca. 600
Lunge	ca. 500
Herz	ca. 150
Niere	ca. 110
Milz und Leber	ca. 60

bindungen infolge Kriegseinwirkungen oder durch Arbeitsunfälle erwartungsgemäß bei Männern sehr viel häufiger beobachtet wurden.

10.4. Pathophysiologie

Pathophysiologisch ist für die arteriovenöse Fistel bedeutsam, daß der Strömungswiderstand des Kurzschlusses im Gegensatz zum peripheren Widerstand nicht regulierbar ist. Sein Stromvolumen entzieht sich jeder Kreislaufregulation und ist allein vom Fistelquerschnitt und vom arteriovenösen Druckgradienten abhängig (RAU, 1974).

Während bei der akuten Fistel der arterielle Mitteldruck allein durch Steigerung des Herzzeitvolumens normal gehalten wird, sofern der Gesamtwiderstand durch die Fistel um nicht mehr als 20% reduziert wird, versackt bei lange bestehendem Kurzschluß Blut in das fistelabhängige Venensystem, so daß eine relative Hypovolämie auftreten kann. Das Herzzeitvolumen wird erhöht, ebenso das Gesamtblutvolumen. Auf die Dauer kommt es zu einem Versagen der kardialen Reserven. Auf die Möglichkeit, durch Unterbrechung der Fistel Anpassungsvorgänge rückläufig zu machen, wurde bereits hingewiesen (Nicoladoni-Branham-Effekt).

Für die periphere Durchblutung gilt, daß der arterielle Blutdruck in unmittelbarer Nachbarschaft einer Fistel kleiner, der venöse Druck größer ist als am gegenseitigen Bein. Der für die Peripherie verbleibende Druckgradient ist geringer, so daß bei entsprechend großem Shunt durch die arterielle Minderdurchblutung, zusammen mit der einsetzenden venösen Stase, erhebliche Durchblutungsstörungen an den Acren auftreten können.

Im Gegensatz zum normalen arteriellen System mit zentrifugal abnehmender Strömungsgeschwindigkeit, nimmt diese von Arteriengabel zu Arteriengabel zu, um am Shunt den höchsten Wert zu erreichen. Auf die gesteigerte Strömungsgeschwindigkeit folgt aber ein nachweisbares Arterienlängenwachstum. Außerdem nehmen Querschnitt und Wanddicke zu. Erhöhte mechanische Beanspruchung der Arterienwand sowie auftretende Turbulenzen führen auf die Dauer zu degenerativen Wandveränderungen: Dilatation bis zum Aneurysma, Verdünnung der Wand durch Bindegewebsersatz der Muskel- und elastischen Fasern und zur vorzeitigen Manifestation arteriosklerotischer Veränderungen.

Die Veränderungen sind nicht nur auf die fistelnahen Gefäßabschnitte beschränkt, sondern können bei entsprechend großem Fistelvolumen bis zur Lungenstrombahn im Sinne einer Dilatation der zentralen Pulmonalarterien führen.

Die zunehmende Volumenbelastung aller Herzabschnitte führt an diesem Organ zu einer echten Hypertrophie. Län-

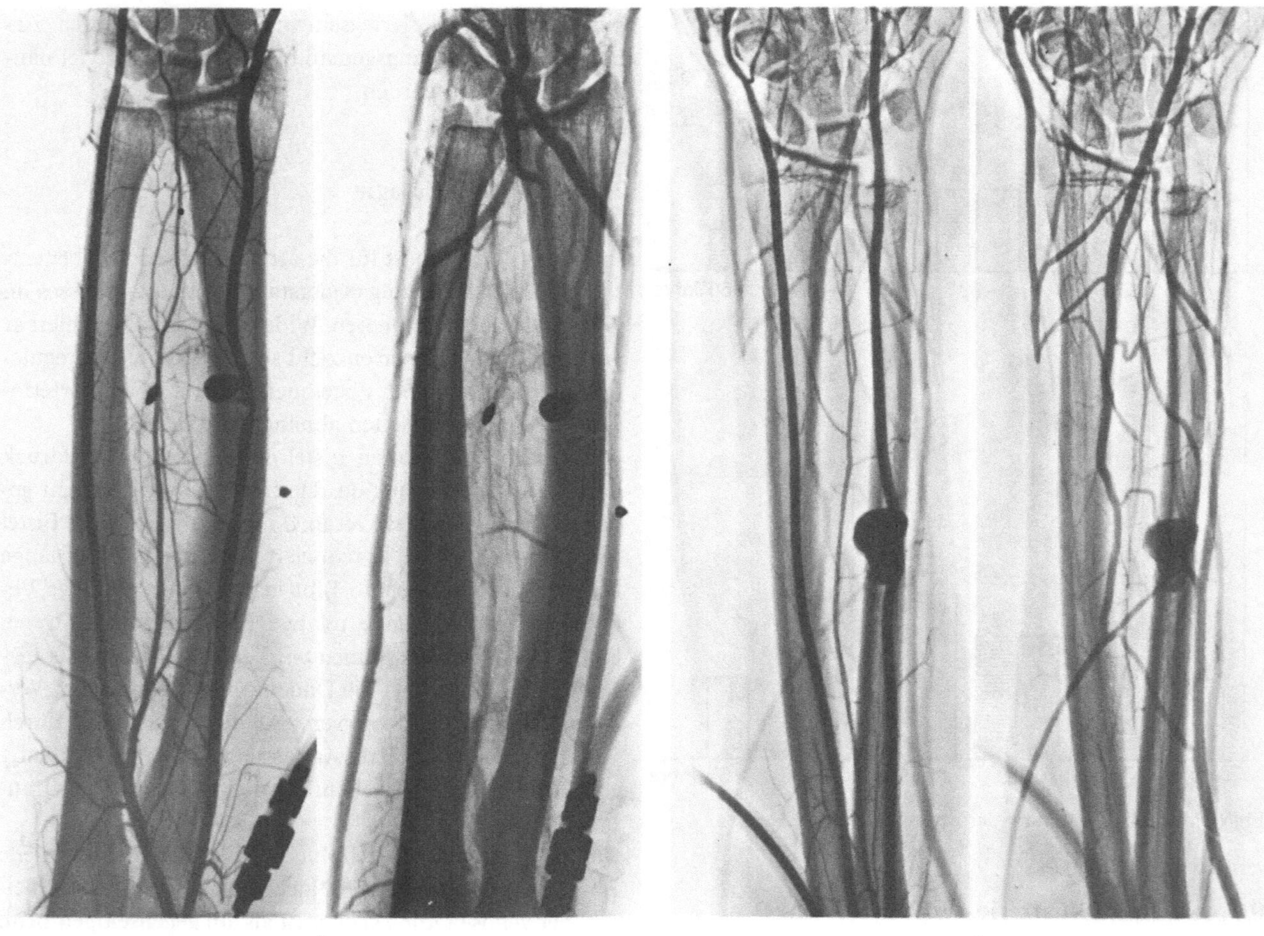

<table>
<tr><td>a</td><td>b</td><td>a</td><td>b</td></tr>
</table>

Abb. 68a und b. Aneurysma der A. radialis nach Granatsplitter-verletzung. Brachialisarteriographie. (a) In der arteriellen Phase gut kirschkerngroßes Aneurysma in der A. radialis. Einengung des Lumens und unregelmäßige Wandbegrenzung. 2 metall-dichte Fremdkörper in den Weichteilen des Unterarmes. (b) Ve-nöse Phase: Das Aneurysma ist noch mit Kontrastmittel gefüllt. Venöser Rückfluß im übrigen unauffällig

Abb. 69a und b. Aneurysma der A. ulnaris. Brachialisarterio-graphie. (a) Arterielle Phase mit Darstellung eines knapp kirsch-großen Aneurysmas, ausgehend vom mittleren Drittel der A. ul-naris. Mäßige Kompression der Arterie durch das Aneurysma. (b) Venöse Phase: Kontrastmittelretention im Aneurysma bei im übrigen unauffälligem venösem Reflux

ger dauernde Belastung bringt jedoch eine Myokardschädi-gung mit myogener Dilatation mit sich.

An den Venen machen sich die Fistelfolgen zunächst nicht so unangenehm bemerkbar wie an den Arterien. Die zuneh-mende Druckbelastung induziert aber auch hier eine Wandverdickung mit Dilatation und histologisch nach-weisbaren degenerativen Veränderungen. Die Venenklap-pen werden insuffizient, wodurch die Strömungsrichtung umgekehrt werden kann. Folgen sind Varicen, Beinödem, Hautveränderungen bis zu ausgedehnten Ulcerationen.

ELKIN und SCHUMACKER (1955) fanden unter 593 traumati-schen arterio-venösen Fisteln bei Teilnehmern des 2. Welt-krieges eine Beteiligung der Beine von nicht weniger als 67,3%, der Arme von 16,7%.

10.5. Klinik

Ausdruck einer erheblich gestörten Hämodynamik ist eine Strömungsbeschleunigung in der zuführenden Arterie durch Kurzschluß einer nicht der Extremitätenernährung dienenden Blutmenge mit konsekutiver peripherer Isch-ämie, so daß trophische Ulcera, Parästhesien, Claudicatio intermittens sowie Varicenbildung die Folge sind. Das ver-mehrte venöse Blutangebot am Herzen führt zur Steigerung des Minutenvolumens bzw. der Gesamtblutmenge und Rechts- später auch Linksinsuffizienz (Abb. 72). Die ober-flächlichen Venen zeigen sichtbare Pulsation und Erwär-mung ähnlich der venösen Durchblutungsstörung. Bei an-geborener a.v.-Fistel kommt es zusätzlich oft zu verstärk-

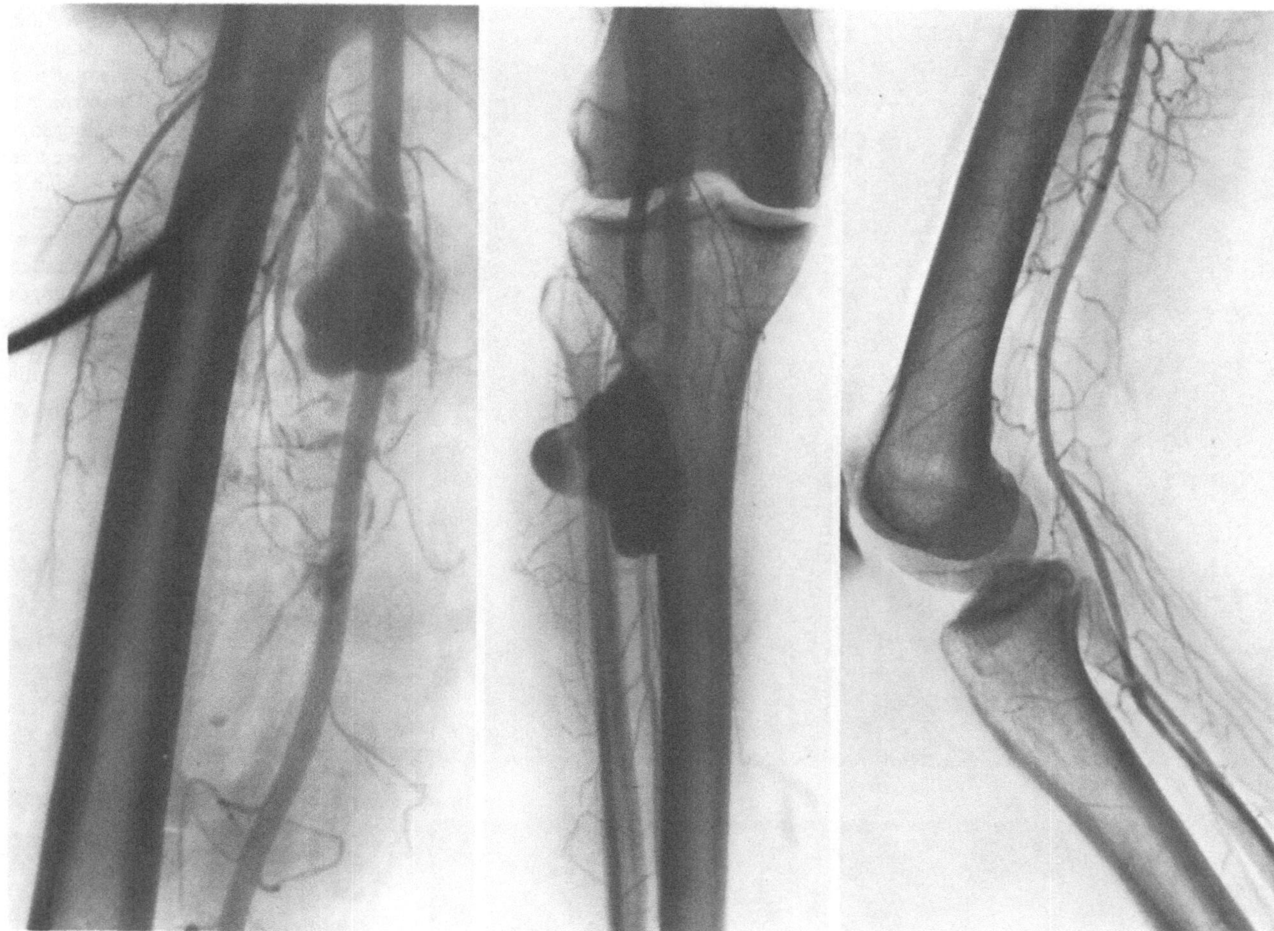

Abb. 70. Aneurysma der A. femoralis superficialis nach Steck-
schuß. Femoralisarteriographie. Pflaumengroßes, unregelmäßig
begrenztes Aneurysma im proximalen Drittel der A. femoralis
superficialis mit ringförmiger Einengung des Lumens am Aneu-
rysmaabgang. Bogenförmiger Verlauf der Muskeläste um das
Aneurysma

Abb. 71 a und b. Traumatisches Aneurysma der A. poplitea mit
a.v.-Fistel. Femoralisarteriographie. (a) Unterhalb des Kniegelenkes ein hühnereigroßes unregelmäßig begrenztes Aneurysma,
ausgehend von der distalen A. poplitea mit simultaner Kontrastdarstellung der V. poplitea. (b) Postoperative Kontrollangiographie nach Resektion des Aneurysmas und Unterbindung der
a.v.-Fistel: Frei durchgängige Poplitea

tem Längenwachstum der befallenen Extremität (Parkes
Weber-Syndrom).

Subjektiv stehen im Vordergrund oft statische Beschwerden, Pulsations- und Schweregefühl sowie rasche Ermüd-
barkeit, Dyspnoe mit Beinödem und Leberschwellung.

Palpatorisch bestehen Schwirren und auskultatorisch systolisches oder kontinuierliches Maschinengeräusch über
der Fistel, das bei proximaler Kompression verschwindet.
Weitere Hinweise sind vergrößerte Blutdruckamplitude
mit mäßigem Anstieg des systolischen und Abfall des diastolischen Druckes sowie Verlangsamung der Pulsfrequenz
bei Fistelkompression (Nikoladoni-Branham-Effekt).

Klinische Diagnostik der arterio-venösen Fistel:

1. Fühlbares Schwirren.
2. Maschinengeräusch.
3. Venöse Stauung.
4. Pulsationen oberflächlicher Venen.
5. Verstärkte arterielle Pulsation vor, abgeschwächte hinter der
   Fistel.
6. Erhöhte Hauttemperatur im Fistelbereich, Erniedrigung in
   der Peripherie.
7. Nicoladoni-Branham-Effekt.

10.6. Angiographische Pathomorphologie

Die klinische Diagnostik der a.v.-Fistel ist einfach, die
Lokalisation nicht immer sicher möglich. Nur die Angiographie vermag die zugrundeliegenden morphologischen
Verhältnisse zu klären und gibt wichtige funktionelle Hinweise. Technik und Deutung des Angiogramms müssen

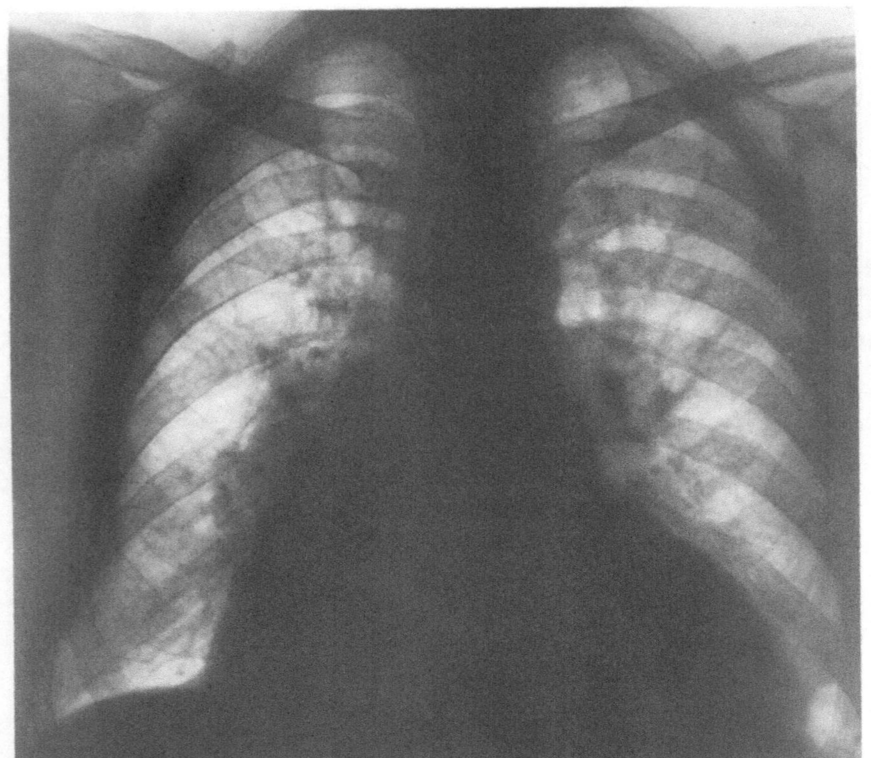

a

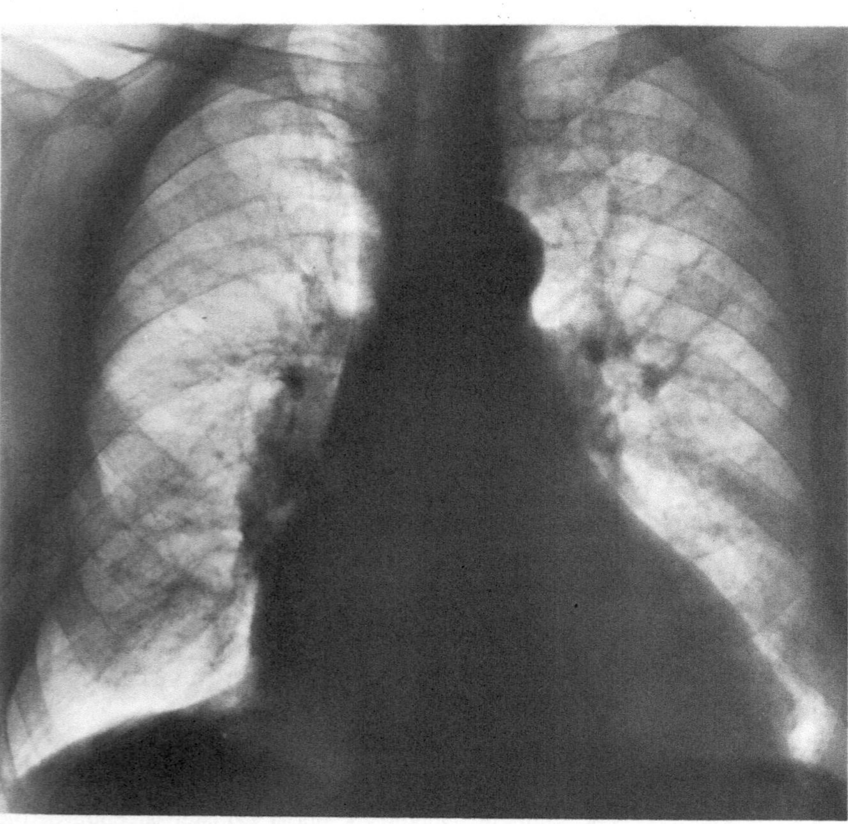

b

Abb. 72a und b. a.v.-Fistel linke Ellenbeuge. Lungenübersichtsaufnahmen. (a) 75jähriger Patient mit Zustand nach Geschoßverletzung am li. Oberarm. Klinisch a.v.-Fistel oberhalb des Ellbogengelenkes mit schweren Rückwirkungen auf das Herz-Kreislauf-System. Vor 5 Jahren erstmals Steigerung des Herzminutenvolumens mit Zeichen der Herzinsuffizienz. Hochgradige Verbreiterung der Herzfigur mit zentraler und peripherer Lungenstauung. (b) Lungenübersichtaufnahme mehrere Monate nach Operation der a.v.-Fistel mit wesentlicher Rückbildung der Herzvergrößerung und Besserung der Stauungszeichen

sich der Lokalisation anpassen. Methode der Wahl an der unteren Extremität dürfte praktisch immer die Aortographie sein (lumbale Aortographie oder Kathetertechnik), am Arm Axillarisarteriographie oder ebenfalls Katheteruntersuchung von der Leiste aus. Die anatomischen Verhältnisse sind dadurch erschwert, daß oft die Wand von Arterie und Vene direkt miteinander kommunizieren bzw. ein falsches Aneurysma die kurze Verbindung herstellt. Erweiterung von Fistelarterie und/oder -vene können durch Überlagerung die Beurteilung der Kurzschlußverbindung außerordentlich erschweren. Für die Lokalisation der Kurzschlüsse bei Angiodysplasien empfehlen PARTSCH u.a. (1975) die Darstellung mit radioaktiv markierten Mikrospheren.

Röntgenologisch finden sich deutliche Verbreiterung der zuführenden Arterie und nahezu zeitgleiche Darstellung einer erweiterten abführenden Vene mit Verbindungskanal verschiedenen Kalibers. Auf der venösen Seite meist Darstellung eines größeren sackförmigen Aneurysmas. Bei den angeborenen arteriovenösen Fisteln sind multiple Aneurysmen im Bereich der Arterien (Unterarmarterien, Arcus volaris) häufig. Sie stehen in Verbindung mit grobvaricösen Angiomen und zeigen massive Kontrastierung der abführenden Venen bereits während der arteriellen Phase. Genaue Lokalisation für die spätere operative Therapie unbedingt erforderlich (Abb. 74–77).

Da das Gefäßsystem erweitert ist, muß eine gegenüber der üblichen Angiographie *erhöhte Kontrastmittelmenge* zur Verfügung gestellt werden (Aortographie 60 ml).

Zur ausreichenden Kontrastierung muß *schnell injiziert* werden (10–25 ml/sec, je nach Lokalisation und Injektionsort).

Durch die erhöhte Strömungsgeschwindigkeit in den Fistelarterien, weniger in den Venen, muß mit ausreichender *Bildfrequenz* gearbeitet werden (3–6 Aufnahmen/sec). In Zweifelsfällen Kinematographie!

Wegen des verspätet dargestellten arteriellen und venösen Kollateralkreislaufes müssen ausreichend Aufnahmen der *Spätphase* bereitgestellt werden.

Die für den Chirurgen so wichtige Kurzschlußverbindungen sowie die Zone des Mischblutes lassen sich hervorragend mit Hilfe der *Farb*subtraktion (ROTH u.Mitarb., 1970) herausarbeiten.

Nicht selten ist eine 2. Injektion notwendig, bei der aufgrund der ersten Aufnahmeserie die günstigste Projektion — evtl. seitlich, schräg oder ausgeblendete Aufnahmen — eingestellt werden kann.

Die angiographisch häufigsten Typen arterio-venöser Kurzschlüsse sind in Abb. 73 festgehalten.

Arterio-venöse Kurzschlußverbindungen sind auch seit langem bei der *Ostitis deformans (M. Paget)* bekannt. Angiographisch interessante oder diagnostisch weiterführende Befunde sind jedoch kaum zu erwarten, zumal Unter-

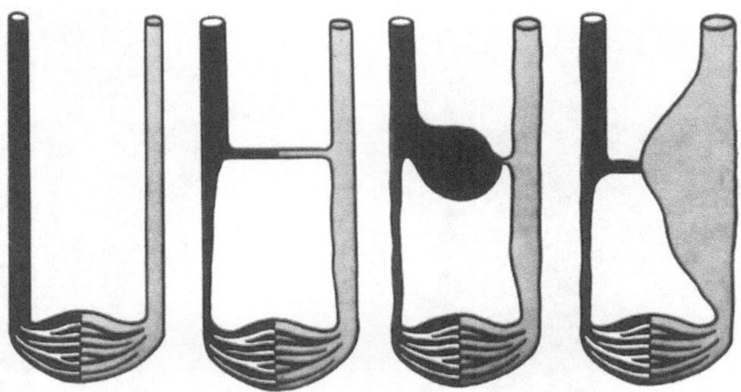

Abb. 73. Typen arterio-venöser Kurzschlüsse im Angiogramm (von links): Normalbefund. Dilatation der zuführenden Arterie und des venösen Schenkels. Aneurysmatische Erweiterung im arteriellen Schenkel. Aneurysmatische Erweiterung vornehmlich im venösen Schenkel

suchungen mit radioaktiv markierten Albuminmikrospheren (RHODES u. Mitarb., 1972) bei 9 Patienten nur eine vermehrte Durchblutung ohne arterio-venösen Kurzschluß ergaben. ADLER u.Mitarb. (1972) fanden unter ihren angiographischen Untersuchungen am Bein arterio-venöse Shunts bei kongenitalen Veränderungen, posttraumatischen Zuständen, bei Knochentumoren, Weichteilnekrosen, Pyomyositis und Abscessen.

Eine Ausweitung der Katheterangiographie bei der arterio-venösen Fistel an den Extremitäten bahnt sich an durch selektive Embolisation z.B. mit Gelfoam. STANLEY u. CUBILLO haben 1975 erstmals über einen derartigen Eingriff am Oberschenkel berichtet.

Auch bei der Beurteilung des *Operationserfolges nach Eingriffen an arterio-venösen Kurzschlüssen* hat die Arteriographie ihre besondere Bedeutung [KLEINSCHMIDT u.Mitarb., 1973: Thrombophlebitis (5), Sekundärheilung (3), neurologischer Schaden (1), absolute Arrhythmie als Frühkomplikationen. Spätschäden: periphere arterielle Durchblutungsstörungen (3), a.v.-Fistel-Recidiv (1), Arterienthrombose (1) und Oberschenkelamputation (1)].

10.7. Arterio-venöse Kurzschlußverbindung zur Hämodialyse

Die Behandlung chronisch urämischer Patienten mit der Hämodialyse ist in den letzten Jahren immer häufiger geworden. Sie ist heute auch am kleineren Krankenhaus möglich. Die hierdurch am Gefäßsystem auftretenden Probleme tangieren auch den Radiologen in zunehmendem Maße, weil er seinerseits Shuntkomplikationen kennen und frühzeitig diagnostizieren muß.

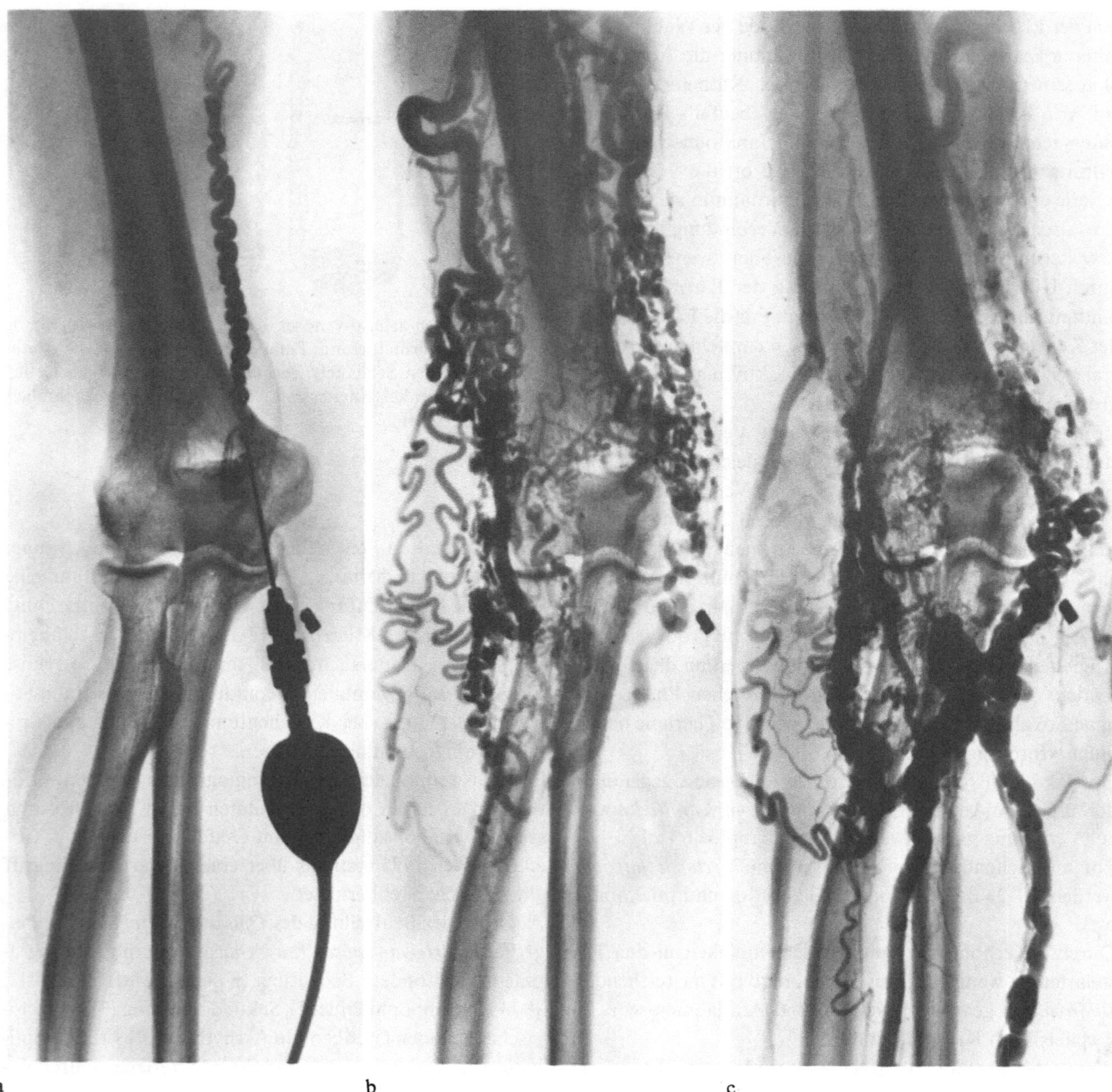

a   b   c

Abb. 74a–c. a.v.-Fistel in der Ellenbeuge nach Splitterverletzung. Brachialisarteriographie. (a) Beim Versuch, die A. brachialis in der Ellenbeuge zu punktieren, wird zunächst eine ableitende Vene sondiert, die sich als stark geschlängeltes, mäßig erweitertes Gebilde darstellt. (b) Bei der anschließenden Axillaris- arteriographie Kontrastierung eines riesigen Knäuels stark geschlängelter und dilatierter Venen im distalen Oberarm noch während der Arterienfüllung. (c) Venöse Phase mit stark verzögertem Kontrastmittelabfluß aus den erweiterten Venen

10.7.1. Shuntmöglichkeiten

Als Gefäßzugang werden an der oberen Extremität bevorzugt der extrakorporale Silastic-Teflon-Shunt und die subcutane arterio-venöse Fistel benutzt, wobei ersterer sich vorwiegend für eine befristete Dialysebehandlung und letztere zur intermittierenden Dauerdialyse eignet.

Bei dem von QUINTON, SCRIBNER u.a. inaugurierten und heute in der von SEVITT, SHALDON u.a. (Literatur bei BE-DUHN u. SCHÜLER, 1973 sowie bei FROTSCHER, THELEN u. ZSCHAEGE, 1972) angegebenen Modifikation benutzten *extrakorporalen Shunt* wird eine aus Silastic-Teflon-Material bestehende Kunststoffbrücke zwischen A. radialis und V. cephalica antebrachii inseriert, deren extrakorporal gelegener Anteil während des dialysefreien Intervalls kurzgeschlossen und somit intermittierend als Gefäßzugang zur Hämodialyse benutzt werden kann (Abb. 78).

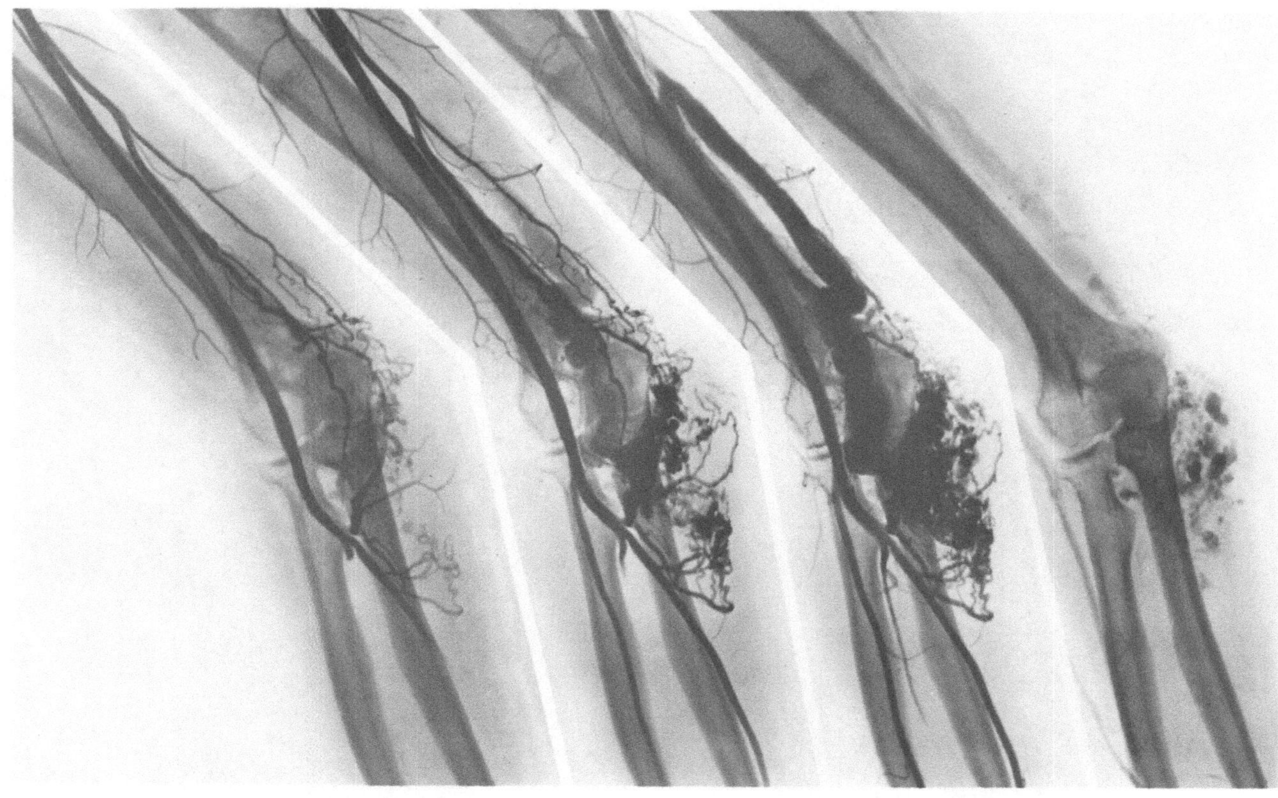

Abb. 75a   b   c   d

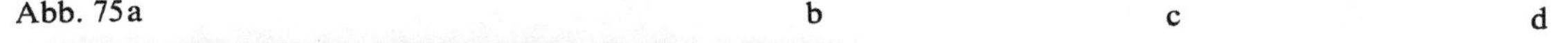

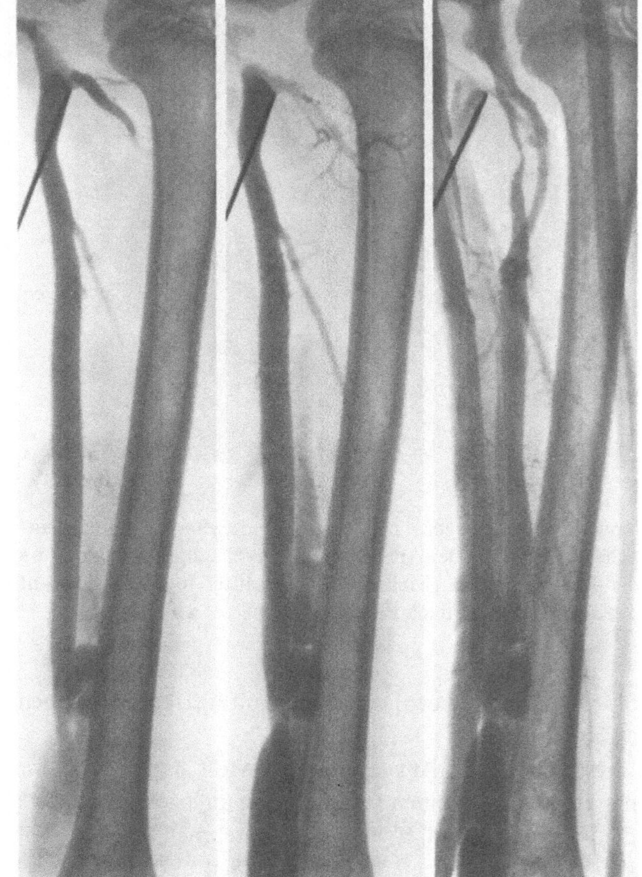

Abb. 76a   b   c

Abb. 75a–d. Kongenitale a.v.-Fistel der Ellenbeuge. Brachialis-angiographie. (a) Frühphase: Übertritt des Kontrastmittels aus der A. collateralis ulnaris superior et inferior und der A. recurrens ulnaris in varicös erweiterte Venen. (b) Wenig später Darstellung erster, varicös erweiterter Venen der Ellenbeuge. (c) In der spätarteriellen Phase (große Arterienstämme noch gefüllt) Kontrastierung angiomartiger Konvolute proximal am Ellenbogen und Füllung fingerdick erweiterter abführender Venen. (d) Spätphase: Kontrastmittelretention in den angiomartigen Erweiterungen

Abb. 76a–c. Posttraumatische a.v.-Fistel nach Schnittverletzung. Axillarisarteriographie. (a) In der frühen arteriellen Phase im distalen Drittel des Oberarms Übertritt des Kontrastmittels aus der weitgestellten A. brachialis in die ableitende Vene. (b) und (c) Zunehmende Kontrastierung eines ausgedehnten Venenknäuels im abführenden Gefäßschenkel mit deutlicher Dilatation der Oberarmvenen. Schnittverletzung bei einem 10jährigen Jungen im Anschluß an die Explosion einer Sprudelflasche und ambulante, chirurgische Versorgung. Klinisch typische Zeichen der arteriovenösen Kurzschlußverbindung

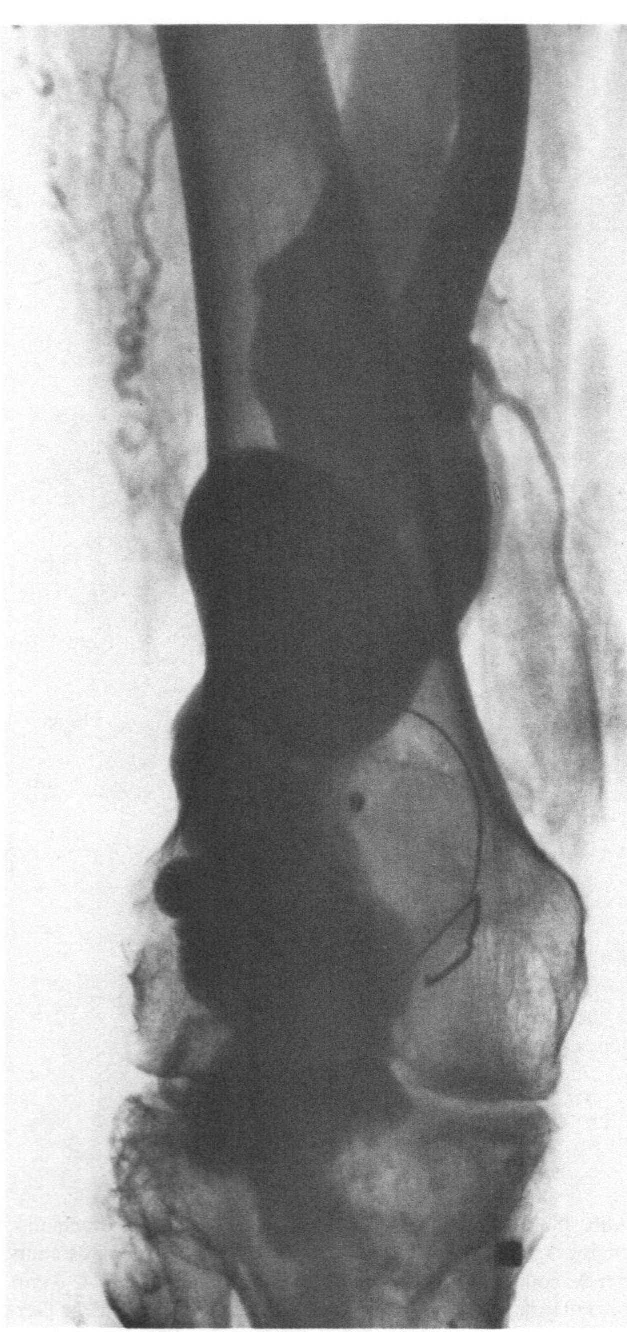
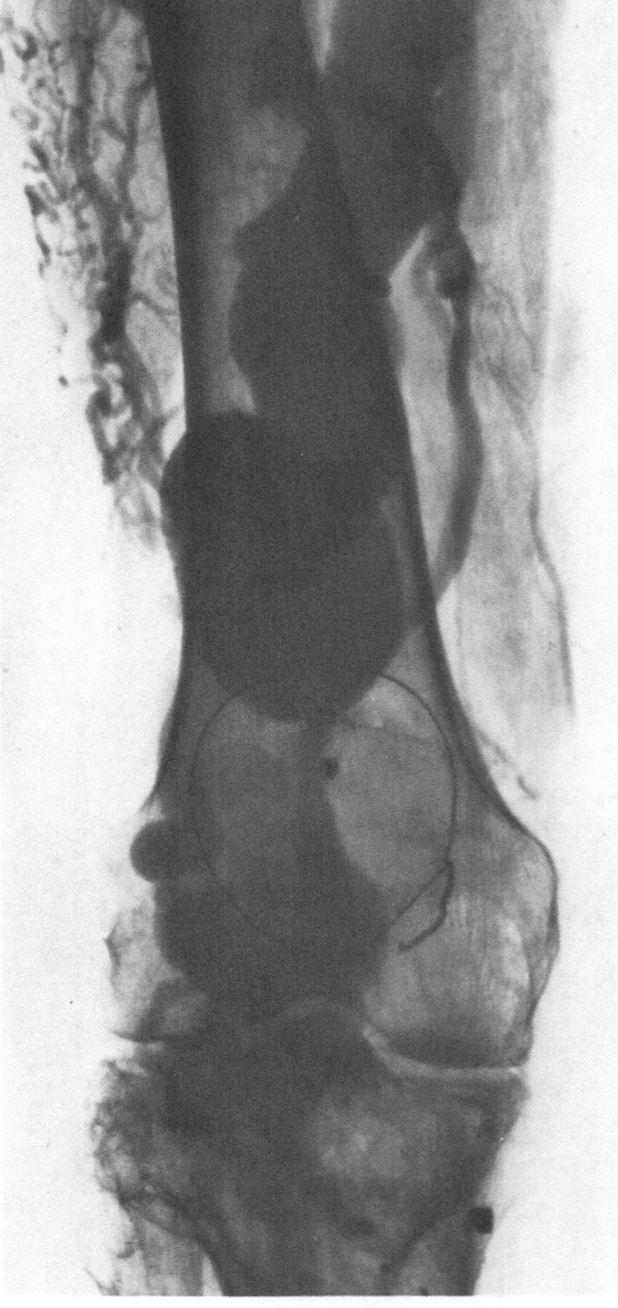

a

b

Abb. 77a und b. a.v.-Fistel am Oberschenkel nach Granatsplitterverletzung. Femoralisarteriographie. (a) Erheblich erweiterte A. femoralis superficialis aus der es im distalen Oberschenkeldrittel zum direkten Übertritt in ein exzessiv-aneurysmatisch erweitertes Venensystem kommt. (b) In der Spätphase verweilt das Kontrastmittel längere Zeit im venösen Schenkel unter deutlicher Darstellung der Aneurysmen. Unvollständige Versorgung der Beinperipherie. (Mehrere Metallsplitter in Projektion auf das Knie. Zustand nach Patellacerclage)

Dieser Kunststoff-Shunt ist aber auch bei sorgfältigster Operationstechnik und Pflege nicht frei von Komplikationen. Am häufigsten werden Thrombosen, Infektionen, Intimaeinrisse, subcutane Drucknekrosen mit nachfolgender Hautperforation und Blutungen beobachtet, die in der Regel zwar reversibel sind, nicht selten aber die Reinsertion des arteriellen bzw. venösen Schenkels oder sogar die Gefäßkanülierung einer anderen Extremität erfordern können (Abb. 80, 86, 89).

BRESCIA, CIMINO, APPEL und HURWICH haben 1966 für die Hämodialyse einen Gefäßzugang angegeben, bei dem die A. radialis und V. cephalica antebrachii Seit-zu-Seit von anderen Gruppen auch End-zu-Seit und End-zu-End anastomosiert werden. Der arterielle Bluteinstrom in die

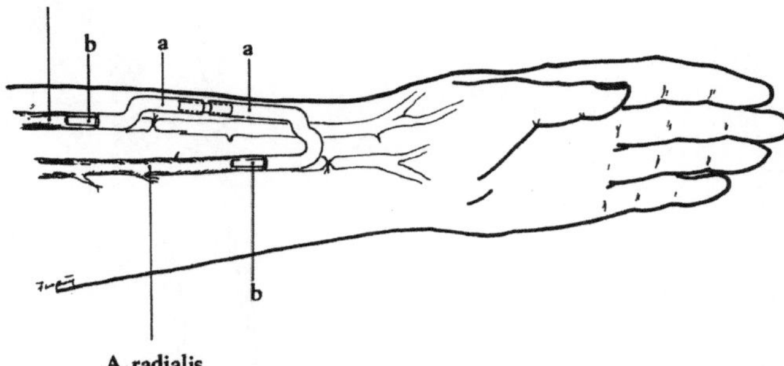

Abb. 78. Scribner-Shunt: *a* Silastic-Kunststoffbrücke. *b* intravasal liegendes Teflon-Ansatzstück

gefistelte Vene führt zum Anstieg des Venendruckes sowie zur Dilatation und Verdickung der Venenwand. Die „arterialisierte" Vene kann auch bei Kindern mit geeigneten Punktionskanülen relativ mühelos 2mal/Woche punktiert werden und erlaubt die Entnahme sowie Reinfusion von 150–250 ml Blut/min. Die bei jeder Hämodialyse erforderliche Punktion (Kanülendurchmesser 1,6–2,0 mm) wird von den meisten gut toleriert. In der Regel ist bei der *subcutanen arterio-venösen Fistel* (Abb. 79) die Komplikationsrate ungleich geringer und die Funktionsdauer wesentlich länger als beim extrakorporalen Silastic-Teflon-Shunt (Abb. 81–85).

Bei Kindern muß nicht selten der Oberarm benutzt werden, wobei die Insertion des extrakorporalen Silastic-Teflon-Shunts zwischen A. brachialis und V. basilica ebenso Anwendung findet wie die subcutane arterio-venöse Fistel in Höhe der Ellenbeuge mit End-zu-End-Anastomose zwischen proximaler A. radialis und V. cephalica oder aber die Seit-zu-End-Anastomose zwischen A. brachialis und V. basilica mit Subcutanverlagerung der letzteren (Abb. 87 und 88).

10.7.2. Angiographische Technik

Die Kurzschlußregion kann grundsätzlich über den arteriellen Schenkel (Arteriographie), die peripheren Venen (Phlebographie) oder direkt über den Shuntzugang (Shuntographie) sichtbar gemacht werden.

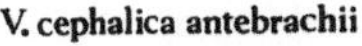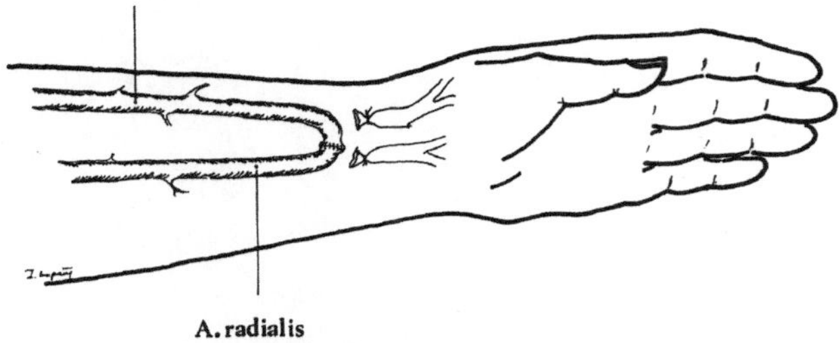

Abb. 79. Cimino-Shunt (End-zu-End-Anastomose)

Der physiologische Weg ist zweifellos über die A. brachialis (bzw. an der unteren Extremität in seltenen Fällen die Femoralisarteriographie). Ihre Technik unterscheidet sich nicht von den früher geschilderten Verfahren. Da die Untersuchung jedoch häufiger durchgeführt werden muß, nicht ohne Schmerzen bzw. lästiges Hitzegefühl verläuft und im Hinblick auf die Punktion schwierig sein kann, sollte sie nur Anwendung finden, wenn es um Veränderungen im proximalen arteriellen Schenkel geht.

Über sehr gute Erfahrungen bei 52 Hämodialysepatienten berichten GILULA u. Mitarb. (1975). Sie injizieren das Kontrastmittel über eine shunt-nahe Vene bei angelegter Blutdruckmanschette (250 mm Hg) und erhalten mit 20 ml eines 60%igen Kontrastmittels ausgezeichnete Angiogramme.

Methode der Wahl beim Scribner-Shunt ist die Shuntographie, bei welcher nicht nur der venöse, sondern retrograd auch der arterielle Schenkel dargestellt werden kann (BEDUHN u. Mitarb., 1973).

10.7.3. Ergebnisse

Im Angiogramm des Hämodialyseshunts sind gleiche Veränderungen wie bei arterio-venösen Fisteln anderer Genese zu erwarten; d.h. Anpassung der arteriellen und venösen Strombahn an das vergrößerte Durchflußvolumen mit Weitstellung, Wandverdickung, Schlängelung und aneurysmatischer Aussackung sowohl im venösen als auch arteriellen Schenkel. Hinzu kommen noch Veränderungen infolge lokaler Infektion im Sinne von Thrombophlebitis, Arteriitis, Nahtstenose und operativ bedingten bzw. instrumentell gesetzten Intimaläsionen bis zur Perforation und Blutung in die Weichteile (Abb. 87).

Tabelle 40 zeigt erste Untersuchungsergebnisse nach BEDUHN und SCHÜLER (1973).

Tabelle 40. Untersuchungsergebnisse bei 50 im Stadium der intermittierenden Dauerdialyse durchgeführten Angiographien (23 Brachialisangiographien und 27 arterielle bzw. venöse Shuntographien). (Nach BEDUHN u. SCHÜLER, 1973)

I. *Brachialisangiographie* (n = 23)	
a) präoperativ (n = 6)	
1. unauffälliges Gefäßsystem	(n = 4)
2. Hypoplasie der Arteria radialis	(n = 2)
b) bei herabgesetztem Blutfluß (n = 17)	
1. Shunt-Thrombose	(n = 7)
Fistel-Thrombose	(n = 5)
2. Anastomosenstenose	(n = 4)
3. Aneurysma	(n = 1)
II. *Shuntographie* (n = 27)	
1. Shunt-Thrombose	(n = 12)
2. Intima-Läsion	(n = 9)
3. Blutung	(n = 3)
4. Fehlposition der Teflonspitze	(n = 2)
5. Aneurysma falsa	(n = 1)

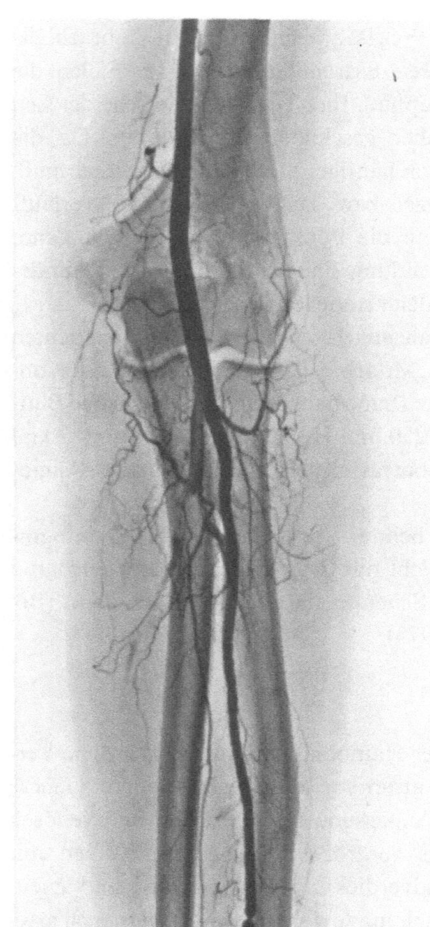 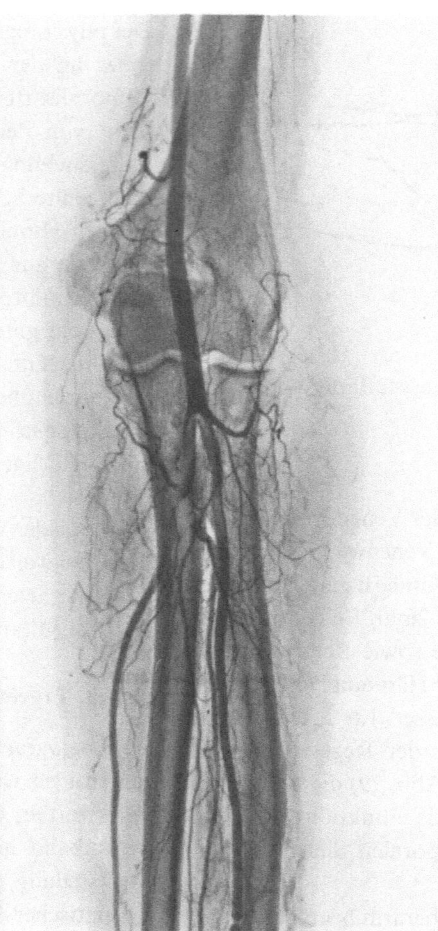

a   b

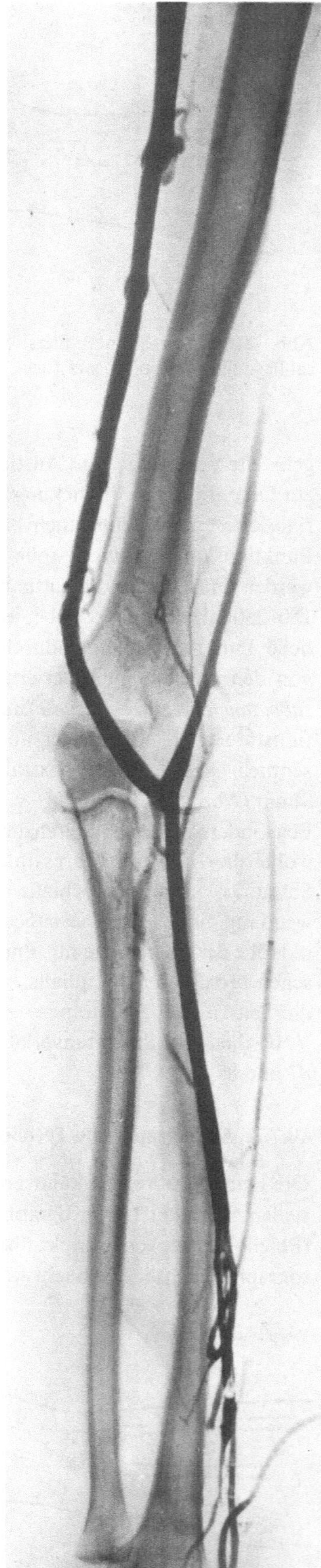

c

Abb. 80a–c. Scribner-Shunt. Brachialisarteriographie. (a) Retrograde Darstellung der Unter- und Oberarmarterien über den arteriellen Schenkel der Scribner-Fistel. Hochgradige Stenose an der Insertionsstelle des „vessel-tips". (b) In der spätarteriellen Phase reitender Embolus an der Aufteilungsstelle der A. brachialis in die A. ulnaris et radialis. Totalverschluß der A. ulnaris. Wiederauffüllung der A. interossea über Kollateralen. Zusätzlich im distalen Drittel längliche, thrombotische Aussparung in der A. interossea. (c) Darstellung des venösen Schenkels eines Scribner-Shunts: Thrombotische Aussparung an der V. cephalica antebrachii bis ins mittlere Drittel des Unterarms. Keine Ausbreitung der Thrombose auf die Umgebung

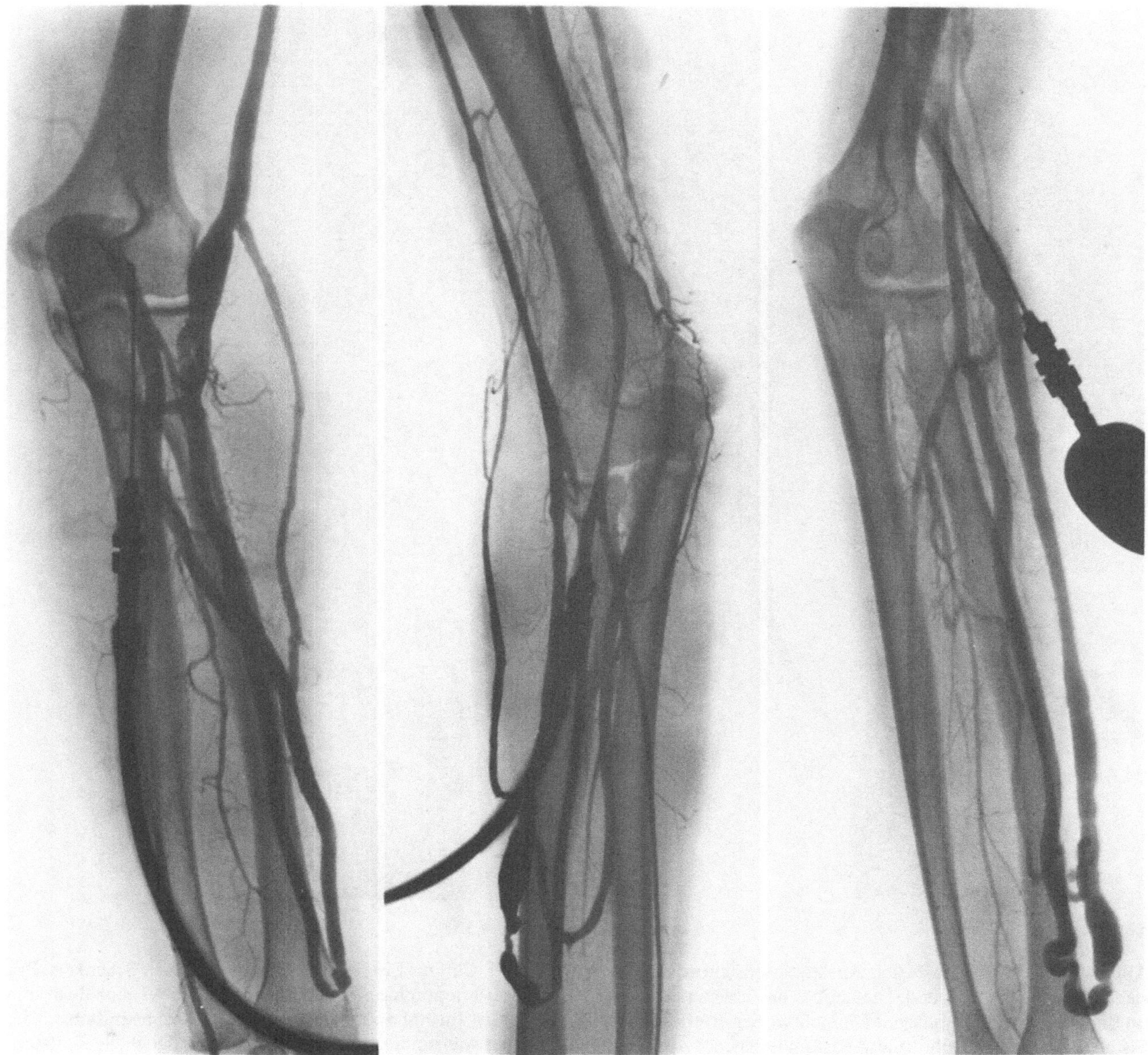

Abb. 81. Cimino-Fistel. Brachialisarteriographie. Anastomosenstenose mit unregelmäßiger Begrenzung an der arteriovenösen Anastomose zwischen A. radialis und V. cephalica antebrachii. Weitstellung der zuführenden A. radialis

Abb. 82. Anastomosenstenose bei Cimino-Fistel. Brachialisarteriographie. Übersichtliche Darstellung der 3 Unterarmarterien mit Weitstellung der A. brachialis. Die a.v.-Fistel zwischen A. radialis und V. cephalica antebrachii zeigt eine 1 cm lange zirkuläre Stenose mit poststenotischer Dilatation. Stenosierung auch an der ableitenden V. cephalica antebrachii mit poststenotischer Dilatation

Abb. 83. Hämodynamische Anpassung bei Cimino-Fistel. Brachialisarteriographie. Darstellung der Folgen arterio-venöser Kurzschlußverbindungen: Erhebliche Dilatation der A. radialis, Phasenverschiebung bei der Füllung des arteriellen Gefäßsystems. Während über die Kurzschlußverbindung das venöse System bis zur V. axillaris gefüllt ist, wandert die Kontrastmittelsäule in der A. ulnaris und A. interossea erst bis zum distalen Drittel des Unterarmes vor. Keine Darstellung der Handgefäße

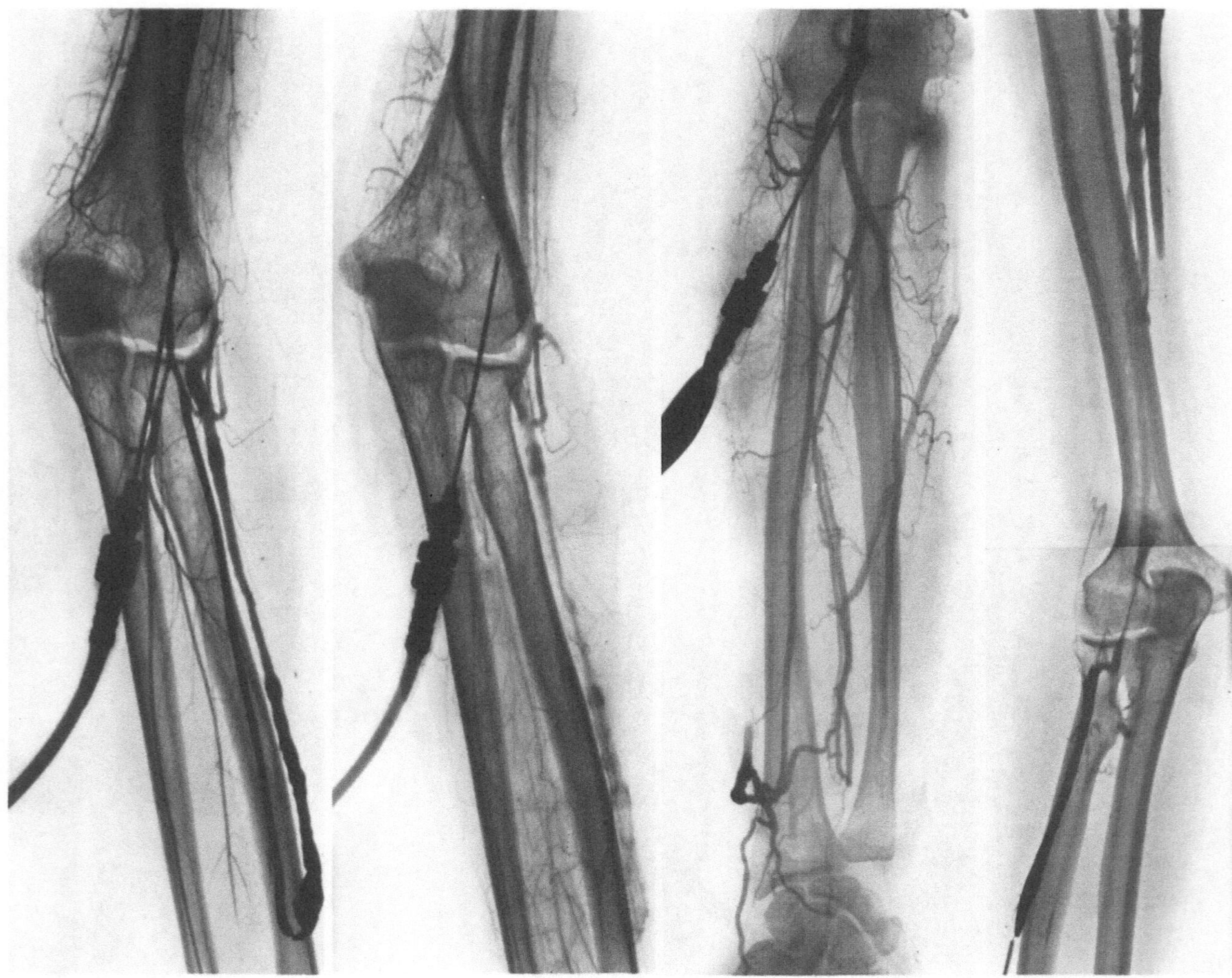

Abb. 84a   b   Abb. 85   Abb. 86

Abb. 84a und b. Cimino-Fistel. Anastomosenstenose mit poststenotischer Dilatation und Thrombose der ableitenden Vene. (a) Brachialisarteriographie mit Darstellung der arterio-venösen Fistel. Kurzstreckige filiforme Anastomosenstenose mit poststenotischer Dilatation. Ausgeprägte Kaliberschwankungen der ableitenden Vene. (b) In der venösen Phase thrombotische Aussparungen innerhalb der V. cephalica antebrachii bis in Höhe des Ellenbogengelenkes. Venöser Abfluß am Oberarm frei

Abb. 85. Cimino-Fistel: Verschluß des venösen Schenkels. Brachialisarteriographie. Intakte Arterien. Die V. cephalica antebrachii ist thrombosiert. Persistenz des Kontrastmittels im Bereich der Anastomose und Abfluß über oberflächliche Kollateralen

Abb. 86. Scribner-Shunt: Thrombotischer Verschluß des venösen Schenkels. Venenverschluß in Höhe des Ellbogengelenkspaltes mit unregelmäßigen Wandbegrenzungen und Füllungsdefekten. V. axillaris wieder kräftig kontrastiert

In der Tabelle sind die wesentlichen zur Diagnostik kommenden Komplikationen aufgeführt. Die angiographische Pathomorphologie ist in den einzelnen Kapiteln besprochen. Interessant ist für den angiographisch tätigen Radiologen auch, daß für die akute Dialyse, bei Shuntkomplikationen oder noch nicht gebrauchsfähigem Brescia-Cimino-Shunt an manchen Kliniken die veno-venöse, percutane Punktionstechnik nach SELDINGER durchgeführt wird: Einführung von 2 Teflonkathetern (Länge 23 cm, Innendurchmesser 2,4 mm mit 5 Bohrungen an der Spitze) in eine V. femoralis, so daß die Katheterspitzen etwa 3 cm voneinander entfernt zu liegen kommen. Der periphere Katheter wird als Blutauslauf und der zentrale als Blutzulauf benutzt.

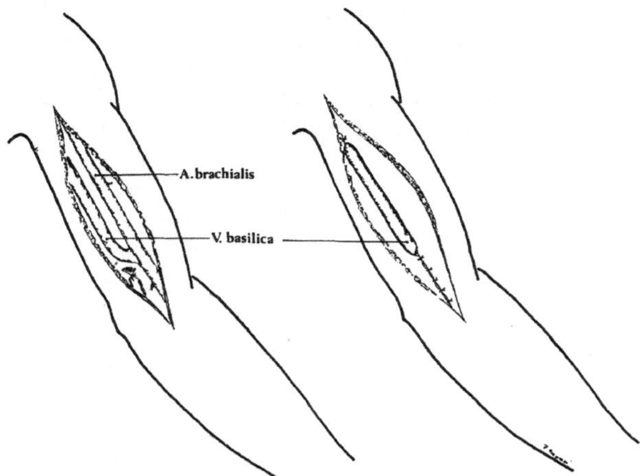

Abb. 87. Shunttechnik am Oberarm zur Hämodialyse vornehmlich bei Kindern. Anastomose zwischen A. radialis und V. cephalica

11. Angiographie nach Gefäßtrauma

Bei jeder Verletzung ist auch das Gefäßsystem mitbeteiligt. Zur Erkennung und Lokalisation des Gefäßtraumas mit der Möglichkeit einer operativen Rekonstruktion ist in den letzten Jahren die Angiographie unentbehrlich geworden. Sie sollte noch wesentlich häufiger durchgeführt werden (ENGE, AAKHUS u. EVENSEN, 1975).

So fanden sich bei Arteriographien während des Nigerianischen Bürgerkrieges vornehmlich falsche Aneurysmen, arteriovenöse Fisteln und Gefäßverschlüsse im Gefolge von Kriegsverletzungen (Untersuchungen an 70 Patienten von LANGUNDOYE u. OYEMADE, 1970). Indikationen zur Arteriographie der Extremitäten sind auch nach Schußverletzungen gegeben (GIRL, 1971). Unter 1227 stationär behandelten Unfallverletzten wiesen an der Chirurg. Univ. Klinik Köln 20 Patienten Verletzungen von Hauptarterien auf, die im Zusammenhang mit Knochenbrüchen standen. 7 dieser Verletzten wurden angiographiert (SCHILDBERG u. LARENA, 1970).

Im eigenen Krankengut (WENZ, 1972) an der Chirurg. Univ. Klinik Heidelberg waren zwischen 1960 und 1971 insgesamt 630 Angiographien bei 391 Patienten vorgenommen worden. Nicht erfaßt sind cerebrale Gefäßdarstellungen. Sie liegen etwa in der gleichen Größenordnung.

Angiographierte Verletzungen (n = 391):

Obere Extremität	65
Untere Extremität	128
Thorax	38
Abdomen	160

11.1. Indikation zur Angiographie

Nach eingehender klinischer Untersuchung und erster Versorgung des Unfallverletzten in der Ambulanz, des Schwerverletzten im Schockraum der Aufnahmeabteilung, wird bei Verdacht auf eine Gefäßverletzung die röntgenologische Gefäßuntersuchung veranlaßt. Unfalltragetuch und spezieller Transporttisch ersparen unnötige Belästigung des Patienten bei der Lagerung.

Folgende Fragen sind *vor der Angiographie* zu klären:

1. Unfallhergang: Scharfes oder stumpfes Trauma?
2. Blutung: Örtliche oder allgemeine Zeichen?
3. Ischaemie: Farbe, Temperatur, Puls, Venenfüllung?

Folgt man dieser Einteilung, so ist nur selten bei einer scharfen Verletzung eine Angiographie notwendig. Die offene Wunde zeigt dem Chirurgen besser als alle anderen Untersuchungsmethoden den Weg zur lädierten Gefäßbahn.

Hingegen wird man bei abgeschwächtem oder fehlendem Puls, neurologischen Ausfällen, Gefäßgeräusch oder wachsendem Hämatom sofort arteriographieren (McDONALD u.a., 1975).

HASELBACH (1973) sieht folgende Indikationen zur Arteriographie nach Gefäßtraumen:

1. Frische Verletzung
2. Verletzung mit retardem Verlauf
3. Spätfolgen nach Traumen
4. Kontrolle nach chirurgischen Eingriffen

Beim stumpfen, meist breitflächigen Trauma ist die Situation häufig unklar. Hier ist die Gefäßunterbrechung mit klinischen Mitteln nicht immer zu lokalisieren.

Manche Autoren sind der Auffassung, absolute Indikationen zur Angiographie bei der Extremitätenverletzung von der Lokalisation im Zusammenhang mit Knochenbrüchen abhängig zu machen (LARENA u. SCHMÜCKER, 1972). Dies gilt zweifellos für Verletzungen der Aa. subclavia und axillaris und an der unteren Extremität für die Aa. femoralis und poplitea. Entscheidend muß aber immer der klinische Befund sein, der z.B. gerade an den Beckenarterien durch die Angiographie um manche überraschende Variante erweitert werden kann.

Ergibt die Untersuchung Hinweise auf eine *akute Gefäßverletzung,* so sind zu erwarten:

1. Gefäßverschluß: Abriß
   Intimaeinrollung
   Kompression bzw. Abknickung
   Thrombose
   Embolie
2. Aneurysma: Ruptur
   Dissektion
3. Blutung: Haematom
   Blutung in die Bauchhöhle, Thorax usw.
4. Organruptur: Niere, Milz, Leber, Pankreas

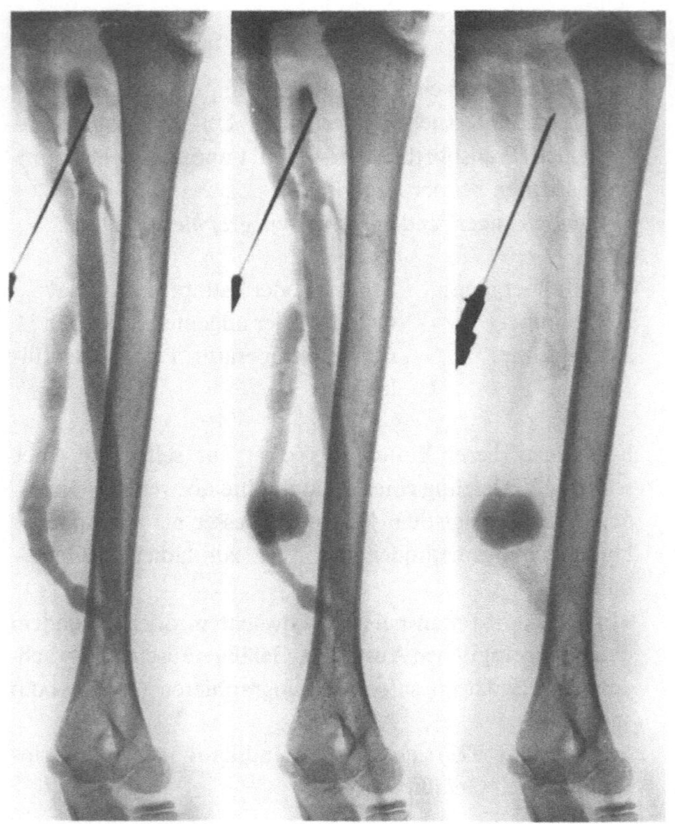

Abb. 88a–c. Cimino-Shunt: Venöses Aneurysma am Oberarm. Axillarisarteriographie. (a) Kaliberstarke A. brachialis. (b) Offene Seit-zu-End-Anastomose zwischen A. brachialis und V. basilica. (c) Persistenz des Kontrastmittels über die venöse Phase hinaus in einem Venenaneurysma, das wahrscheinlich durch protrahierte Blutungen nach Entfernung der 2 cm dicken Punktionskanüle entstanden ist

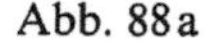

Abb. 88a   b   c

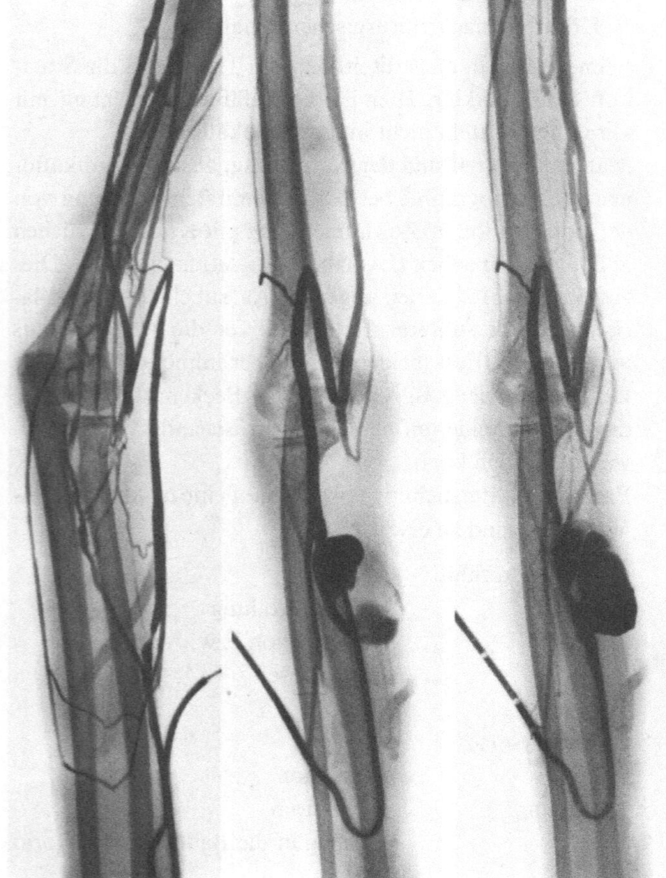

Abb. 89a   b   c

Abb. 89a und b. Scribner-Shunt: Entwicklung eines venösen Aneurysmas. (a) Darstellung des venösen Schenkels. Filiforme Stenose am „vessel-tip". Unregelmäßige Konturierung und Aussparung als Zeichen einer wandständigen Thrombose. (b) und (c) Kontrollphlebographie nach 2 Monaten: Aneurysmatische Kontrastmittelansammlung am „vessel-tip" mit Füllungsdefekten und unregelmäßiger Konturierung. Entstehung durch Gefäßwandperforation. Klinisch: Fluktuierende Schwellung und Blutung im Bereich der cutanen Durchzugsstelle

ARENAS (1971) schlägt folgende Einteilung der Gefäßläsionen nach dem arteriographischen Befund vor:

1. Spasmus.
2. Kompression durch Fragmente.
3. Kompression durch Ödem.
4. Intimazerreißung durch Thrombose.
5. Subintimale Blutung.
6. Inkomplette Zerreißung mit Aneurysma dissecans oder a.v.-Fistel.
7. Völlige Durchtrennung der Arterie.
8. Venöser Verschluß mit sekundärem Arterienverschluß.

Der Hinweis auf die Möglichkeit einer Organruptur ist für den angiographisch tätigen Röntgenologen besonders wichtig, weil das Extremitätentrauma häufig im Rahmen der Mehrfachverletzung mit Organverletzungen im Bereich des Thorax und Abdomens, natürlich auch mit Schädel-Hirn-Traumen kombiniert ist und u.U. die Angiographie an mehreren Stellen zum Einsatz kommen muß.

Zu der außerordentlich komplexen Frage von Gefäßveränderungen bei der Schenkelhalsfraktur und den sog. avasculären Nekrosen (MÜSSBICHLER, 1956; HIPP, 1962 u.a.) sei nur eine Arbeit von MÜSSBICHLER aus dem Jahre 1971 zitiert, in welcher die arteriographischen Befunde bei 49 Fällen mit Schenkelhalsfraktur, 22 mit Kopfnekrose und 92 gesunden Hüften diskutiert werden:

Es fanden sich
1. Hyperämie.
2. Kontrastmittelextravasate.
3. Arterio-venöse Kurzschlüsse.

Diese Befunde sind unspezifisch und als Begleitsymptome aller Arten von Frakturen, also nicht nur für hüftnahe Verletzungen, typisch.

11.2. Angiographische Technik

Gerade wegen dieser Mehrfachverletzungen werden mehrere Untersuchungstechniken angewandt werden müssen. Im eigenen Krankengut verteilen sich diese folgendermaßen (Tabelle 41).

Methode der Wahl an den Extremitäten ist die Direktpunktion; alle anderen Darstellungen erfolgen zum größten Teil über Katheter. Dies bedeutet, daß neben einer kompletten Angiographieeinheit auch für den Nacht- und Feiertagsdienst mehrere „Angiographiesets" steril vorhanden sein müssen.

Tabelle 41. Untersuchungstechnik (n = 630 Angiographien)

Aorto/Arteriographie, Kanülentechnik	189
Aorto/Arteriographie, Kathetertechnik	365
Veno/Cavographie	68
Lymphographie	8

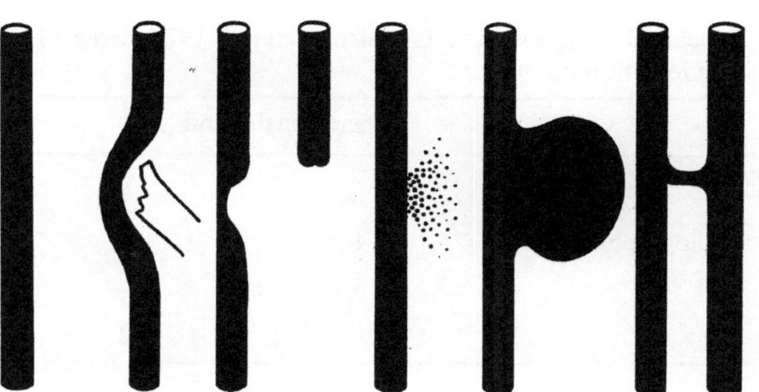

Abb. 90. Angiographische Befunde nach Arterienverletzung: Normalbefund; Gefäßverlagerung; Gefäßstenose; Gefäßverschluß; Gefäßeröffnung mit Kontrastmittelextravasat; falsches Aneurysma; arterio-venöser Kurzschluß

Das typische Beispiel einer Messerstichverletzung eines Metzgers in der Leiste zeigt die Notwendigkeit, in Einzelfällen mehrere Gefäßsysteme zu kontrastieren, da Arterie und Vene segmentär verschlossen waren. Zur Wahl der richtigen Technik gilt: *Es muß die Methode zur röntgenologischen Gefäßuntersuchung gewählt werden, die ohne Umweg, schnell und unter Schonung des Patienten zum Ziel führt* (Abb. 99).

11.3. Angiographische Pathomorphologie

Die möglichen angiographischen Befunde und ihr pathomorphologisches Korrelat von der Gefäßverlegung bis zum vollständigen Abriß sind in Tabelle 42 aufgeführt. Die Vielfalt der möglichen posttraumatischen Organverletzungen läßt sich zwanglos in dieser Systematik einordnen. Dabei wird stillschweigend vorausgesetzt, daß in den meisten Fällen eine Kombination mehrerer angiographischer Befunde nach stumpfem Bauchtrauma registriert werden kann.

Tabelle 42. Pathomorphologisches Substrat und angiographischer Befund nach Gefäßverletzung

Gefäßverlagerung	Abdrängung durch Hämatom, Fragment, Luxation usw.
Gefäßstenose	Einengung der Kontrastmittelsäule, umschrieben (Intimaeinriß, Kompression durch Fragment usw.) oder langstreckig (meist durch Hämatom)
Gefäßverschluß	Abbruch der Kontrastmittelsäule. Intimaeinrollung kann an girlandenartiger Begrenzung erkannt werden. Gefäßabriß mit uncharakteristischem Bild
Gefäßeröffnung	Kontrastmittelextravasate
Falsches Aneurysma	Scharf begrenzte, rundliche Kontrastansammlung im Zusammenhang mit einer Konturunterbrechung einer Gefäßwand
Traumatischer a.v.-Shunt	Vorzeitige venöse Kontrastierung

Tabelle 43. Diagnostische Treffsicherheit (n = 197 Operierte) bei Gefäßtrauma

		Operationsbefund		
		+	−	?
Angiographie	+	114	7	−
	−	6	68	−
	?	−	−	2

Unter insgesamt 10 Arterienverletzungen fanden sich angiographisch bei PIYACHON und ARTHACHINTA (1973) folgende Befunde:

1. *Arterienthrombose*
   nach Contusion (1)
   nach Intimaverletzung (1)
   nach subintimalem Hämatom (1)
2. *vollständige Arteriendurchtrennung* (2)
3. *Arterienligatur* (3)
4. *Arterienkompression* (1)
5. *Pseudoaneurysma und a.v.-Fistel* (1)

Bei weiteren 7 Nicht-Notfällen fanden die Autoren 5 Pseudoaneurysmen und 2 arterio-venöse Fisteln. Die Beobachtungen decken sich mit unseren Erfahrungen, wonach diese Komplikationen meist erst Wochen oder Monate, ja sogar Jahre nach dem Unfallgeschehen zur Beobachtung gelangen.
Beachtung verdienen die Gefäßveränderungen im Anschluß an eine Fraktur. Zu den sofort auftretenden Komplikationen zählen komplette oder partielle Ruptur und Stenose oder Verschluß der Strombahn. Bei verzögert eintretender Durchblutungsstörung werden falsche Aneurysmen, arterio-venöse Kurzschlüsse und Thrombosen nach Gefäßrekonstruktion beobachtet (PRADHAN u.Mitarb., 1972).

11.4. Diagnostische Treffsicherheit

Von unseren 391 wegen des Verdachtes auf eine Gefäßverletzung angiographierten Patienten wurden insgesamt 197 operiert, so daß hier eine exakte Gegenüberstellung zwischen angiographischem Befund und Operationssitus möglich war. Die übrigen Ausschlußdiagnosen wurden ausnahmslos durch den weiteren klinischen Verlauf bestätigt (Tabelle 43).
In 184 Fällen stimmten Operations- und Angiographiebefund überein (in 2 Fällen waren sowohl der Röntgenbefund als auch die Ergebnisse bei der Operation zweifelhaft). In 7 Fällen war eine Gefäßläsion diagnostiziert worden, die sich nicht bestätigte, während 6mal die operative Intervention eine angiographisch übersehene Gefäßstenose auf-

deckte. Die Trefferquote liegt damit bei über 90% als Hinweis dafür, daß der Röntgenologe den Ruf nach der Angiographie — auch nachts — prompt aufnehmen sollte. Mit der genaueren präoperativen Diagnose ist er entscheidend beteiligt am besseren therapeutischen Erfolg in der Traumatologie der Gefäße (Abb. 91–103).
Für den Radiologen von zunehmender Bedeutung sind auch Untersuchungen über die Schwellneigung des Beines nach rekonstruktiven Eingriffen an den Beinen. Im eigenen Krankengut trat diese Komplikation in 15% auf. Phlebo- und lymphographische Kontrollen ergaben nur vereinzelt pathologische Veränderungen. Ursache des postoperativen Beinödems scheint die gesteigerte Permeabilität nach lange bestehender lokaler Minderdurchblutung mit dem Wiederauftreten eines normal hohen arteriellen Perfusionsdruckes zu sein (SPILLNER u.Mitarb., 1973).

11.5. Sonderformen der traumatischen Gefäßveränderung

11.5.1. Vibrationsbedingte Gefäßveränderungen

Bei bestimmten Berufen (Kesselschmieden, Gußarbeitern, Motorsägearbeitern, Arbeitern an Luftdruckhämmern) ist seit langem ein Krankheitsbild bekannt, bei dem auf Kälteeinwirkung hin zunächst an der Hand anfallsartig eine weiße Verfärbung, später eine Blaufärbung und Schmerzen auftreten. Die nach meist zweijähriger Arbeitsanamnese auftretenden Beschwerden gehen über in das Stadium der organischen Gefäßveränderungen mit seltenen trophischen Störungen bis zu Nekrosen.
Die Pathogenese ist bisher nicht eindeutig geklärt. Angeschuldigt werden Endangitis obliterans (JUNGHANS, 1937), reflektorische Faktoren (HAGEN, 1937), Kompression und Knickung von Gefäßen (LUDERS, 1964). Bei längerem Bestehen spastischer Erscheinungen sollen Verschlüsse der Fingerarterien resultieren und zwar dort, wo der stärkste Vibrationseffekt vorhanden ist (RATSCHOW, 1959).
BREMEN und HOLZMANN (1958) sind ebenso wie HORVATH u.Mitarb. (1970) der Auffassung, daß hier ein Raynaudsches Phänomen mit pathologischer Kontraktionsbereitschaft und Spasmus des Arteriensystems der Hand und des Unterarms vorliegt.
Angiographisch findet sich in der Regel eine verzögerte Darstellung der Hand- und Fingerarterien: Nachweis von Gefäßspasmen zumeist im Ausbreitungsbereich der A. ulnaris. Organische Gefäßveränderungen in Form von Stenose und Abbruch besonders im Bereich des ersten Fingerstrahls. Kurzschlußverbindung zwischen Arterien und Venen an der ulnaren Seite der Vola manus und am Unterarm (23 Beobachtungen in 43 Angiogrammen, HORVATH u.Mitarb., 1970). Im gleichen Krankengut wurde bei 70% der

Angiographien Nichtfüllung des Arcus volaris superficialis
teils als Anomalie, teils wegen atypischer Kontrastierung
der Unterarmarterien beobachtet.

11.5.2. Elektrischer Unfall

Hier sind Thrombosen, Gefäßrupturen und Aneurysmen
infolge von Hitzewirkung mit evtl. Spätblutung durch Arrosion beobachtet worden (KAPPERT, 1972).

11.5.3. Volkmannsche Kontraktur

Kombination von arterieller Minderdurchblutung, Mus-
kelatrophie, Beugekontraktur, trophischen Ulcera und
Parästhesien einer Extremität. Die Indikation zur Arterio-
graphie ist dann gegeben, wenn beim Volkmannschen Syn-
drom ein ischämisches Spätsyndrom infolge peripherer
Embolien nicht mit Sicherheit ausgeschlossen werden
kann. Rarität: Volkmannsches Syndrom bei Hämophilie:
Schmerzhafte Vorderarmkontraktur nach Trauma in der
Ellenbeuge infolge subaponeurotischem Hämatom der
Beugeloge ohne Arterienverletzung.

11.5.4. Sudeck-Syndrom

Posttraumatische, vasomotorisch bedingte Störung einer
Extremität mit Erniedrigung oder Erhöhung der Hauttemperatur, Cyanose oder Ödem. Röntgenologisch verschiedene Formen der Osteoporose bis zur fortgeschrittenen
Dystrophie. Im Endstadium Muskelatrophie und Empfin-
dungsstörungen. Die Durchblutungsänderung betrifft meistens nur die Endstrombahn und führt in diesem Bereich
zu Gefäßveränderungen, wie sie für die Endangitis obliterans typisch sind (BEDUHN, 1971) (Abb. (Abb. 131).

11.5.5. Erfrierungsschäden

Gewebsschädigung infolge Einwirkung von Kälte und
Nässe auf die distalen Extremitäten mit nachfolgendem
Ödem, Thrombose kleinerer und mittlerer Gefäße sowie
Wandveränderungen größerer Arterien.
Klinik: Zunächst Ödem, Rötung und Hypästhesie, später
Blasenbildung mit möglicher Infektion, irreversible Haut-
schädigung mit brennenden und bohrenden Schmerzen.
Ausbildung tiefer Nekrosen und Gangrän, kombiniert mit
Sekundärinfektion (Lymphangitis, Phlegmone, Sepsis, Te-
tanus oder Gasbrand als Spätstadium). Zeichen der peri-
pheren Durchblutungsstörung infolge Kältegefühl, Hypästhesie und Parästhesien der Haut, Akrocyanose, Schweiß-
neigung und evtl. Raynaud-Phänomen, später Kontraktu-
ren oder Atrophie der Muskulatur.

11.5.6. Kältesensitivitäts-Syndrom

Hyperreaktivität von Gefäßen bzw. Gewebe gegenüber
Kälte mit Blasenbildung und Purpura, Eruptionen der
Haut sowie Allgemeinreaktionen und Kälteagglutinations-
Syndrom und Kryoproteinämie: Raynaud-Syndrom, Fin-
gergangrän, Purpura hyperglobulinämica als angiologische
Symptome. Vermehrung von Kälteagglutininen und Kryo-
proteinen bei zahlreichen Erkrankungen wie Virusinfekten,
Malignom, Kollagenkrankheiten.
Angiographische Befunde wie beim Raynaud-Syndrom bis
zum Nachweis von peripheren Gefäßverschlüssen.

11.5.7. Schäden nach Dauerkanülierung der A. radialis

HASSE u.Mitarb. (1971) fanden in 60% bei angiographischer Kontrolle im Anschluß an eine Dauerkanülierung
der A. radialis eine Thrombose. Mit Ischämie ist nur dann
zu rechnen, wenn der Arcus volaris superficialis nicht ausgebildet ist ($\sim 4{,}5\%$).

12. Angiographie nach Gefäßoperationen

COURBIER u.Mitarb. (1973) stellen fest, daß jeder operative
Eingriff am Gallengangsystem durch eine radiologische
und evtl. manometrische Kontrolle beschlossen werde. Die
Autoren fordern, daß dieses Vorgehen auch für gefäßchir-
urgische Operationen Geltung haben müsse.
Beim peripheren Gefäßverschluß ist der *klinische Befund*
entscheidend für die Operationsindikation. Die technische
Operabilität aber hängt entscheidend vom angiographi-
schen Befund ab. Darüber hinaus läßt sich der chirurgische
Erfolg mit keiner anderen Methode besser objektivieren
als mit der röntgenologischen Kontrastdarstellung der
Strombahn.

12.1. Aussagemöglichkeiten des Angiogramms

Tabelle 44. Intra- oder postoperatives Angiogramm. Aussage-
möglichkeiten

1. Frühangiogramm:	Prüfung der Durchgängigkeit der operier- ten Strombahn
2. Spätangiogramm:	Aufdeckung von Sekundärfolgen: Stenose Verschluß Aneurysma a.v.-Fistel

Aus 1. und 2. resultieren Möglichkeiten zur Kritik von:
Operationsindikation
Operationstechnik
Operationserfolg

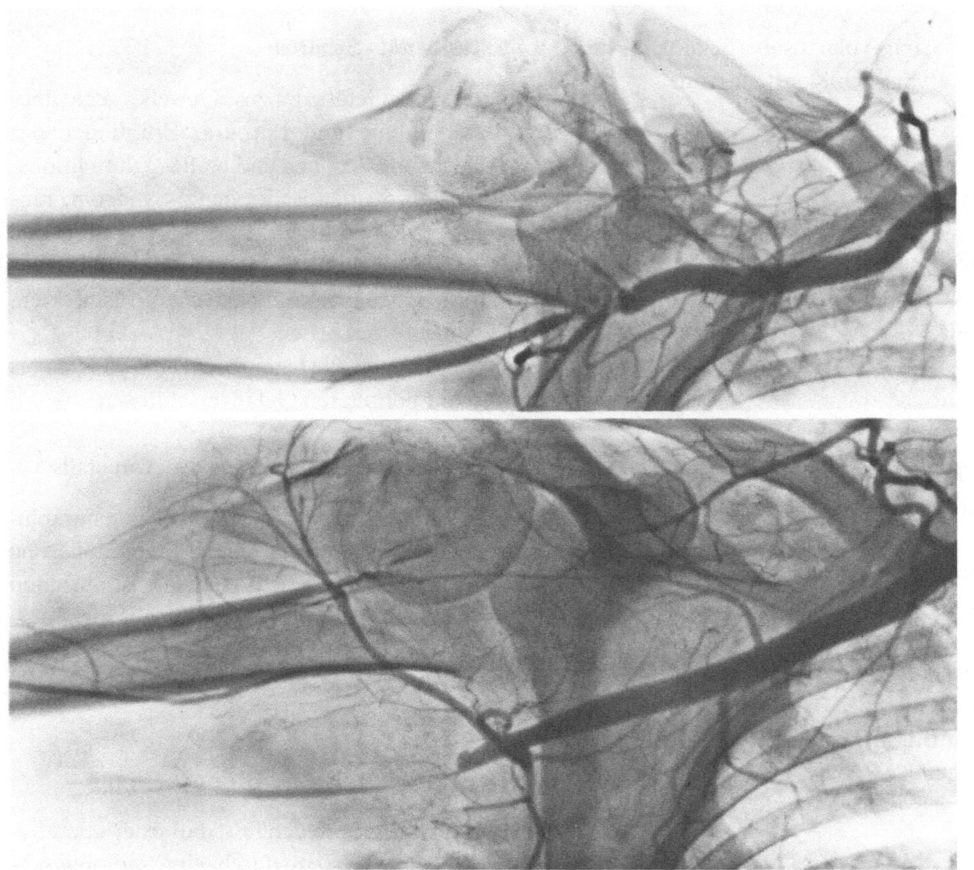

Abb. 91 a und b

Abb. 91 a und b. Gefäßverlagerung und -verschluß nach subkapitaler Humerusfraktur. (a) Axillaris-Katheterarteriographie re., Verlagerung der A. axillaris mit segmentärer Kompression durch das erheblich dislozierte, distale Humerusfragment. Gute Kontrastierung der A. brachialis. (b) Kontrollangiographie nach konservativem Repositionsversuch: Subtotaler Verschluß der A. axillaris durch Intimaläsion. Unvollständige Füllung der enggestellten A. brachialis

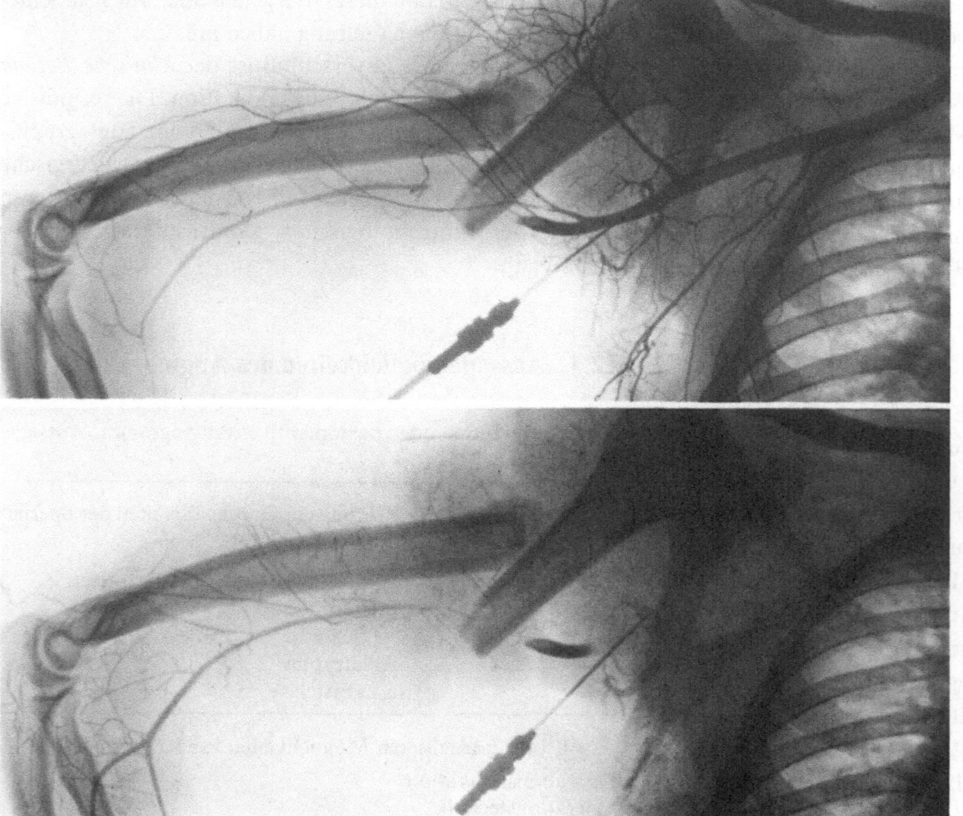

Abb. 92 a und b

Abb. 92 a und b. Arterienverschluß bei Oberarmschrägfraktur. (a) Axillarisarteriographie: Verschluß der A. brachialis in Höhe der Fraktur, die erheblich disloziert ist. Kollaterale Wiederauffüllung der distalen A. brachialis. (b) Spätarterielle Phase: Ein Teil des Kontrastmittels persistiert proximal des traumatischen Arterienverschlusses. Unauffälliger venöser Abfluß. Verspätete Kontrastierung der distalen Brachialarterie

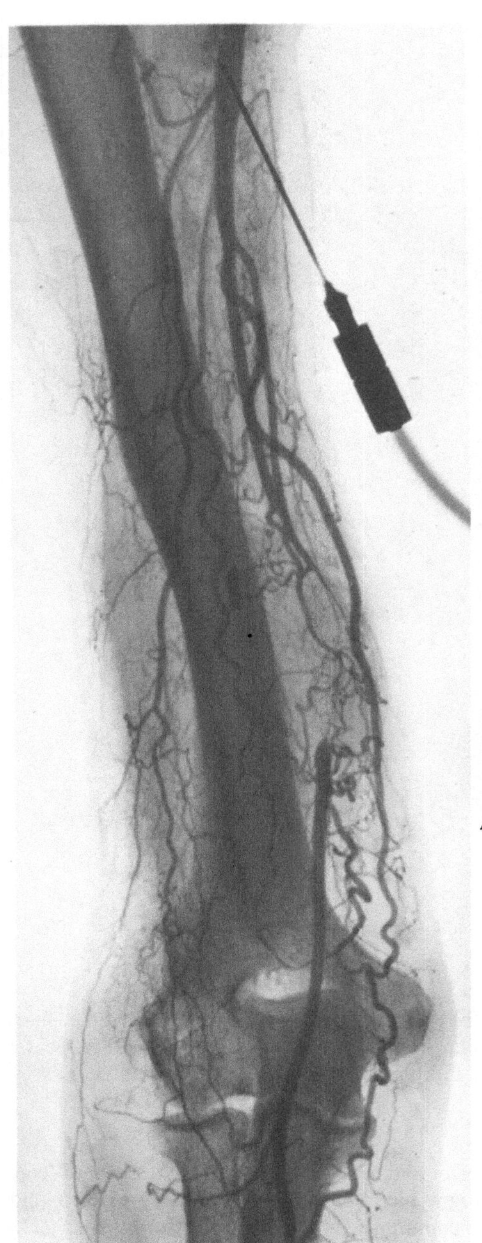

Abb. 93a

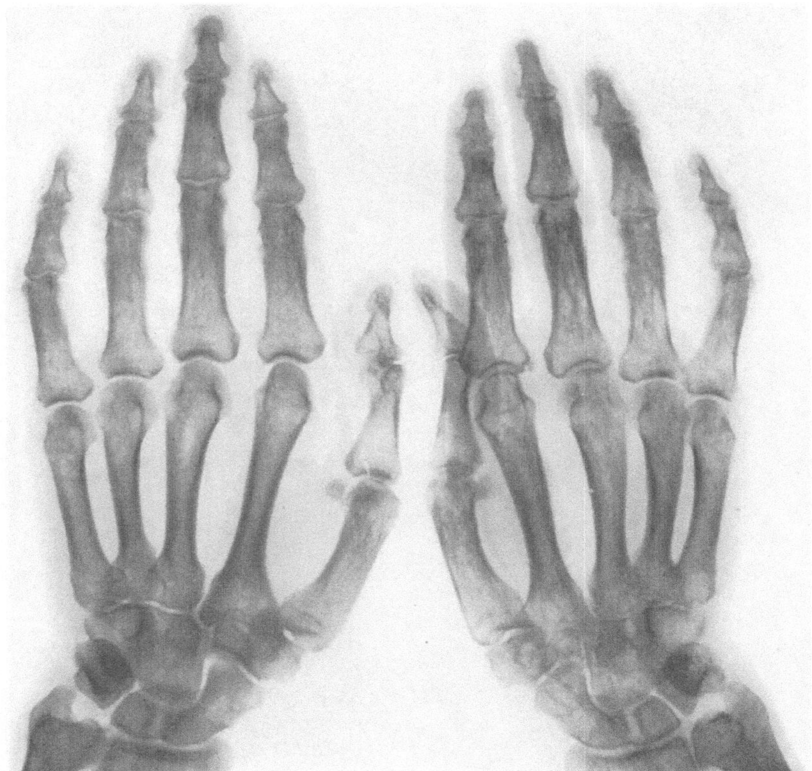

Abb. 93b

Abb. 93a und b. Segmentärer Arterienverschluß nach Granatsplitterverletzung. (a) Axillarisangiographie: Segmentärer Verschluß der A. brachialis im mittleren Drittel. Metallsplitter in gleicher Höhe in Projektion auf den Humerus. Ausgedehnter Kollateralkreislauf. (b) Vergleichsaufnahme beider Hände: Kalksalzminderung des rechten Handskeletts mit aufgelockerter und grobsträhniger Knochenstruktur. Klinisch: Sudecksche Dystrophie

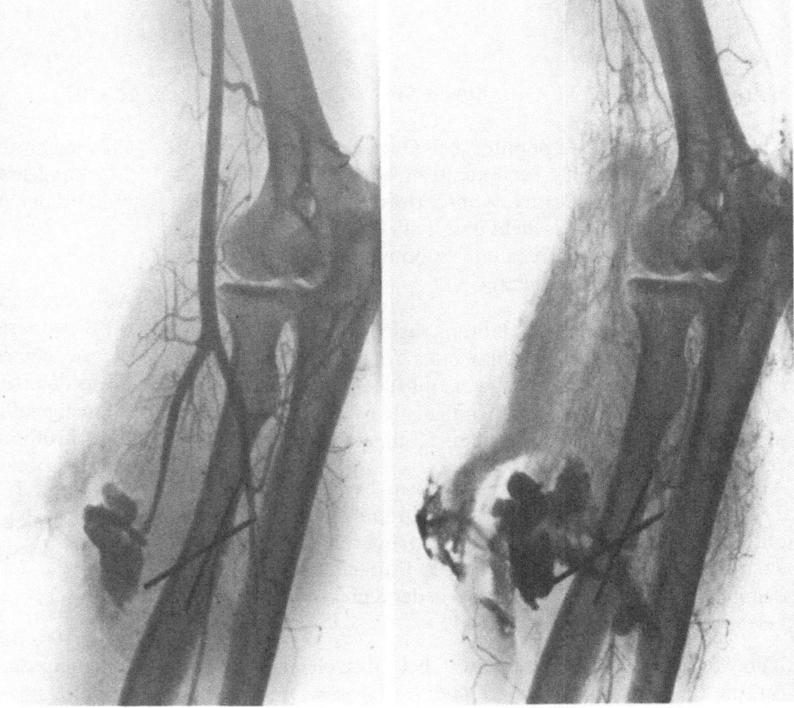

Abb. 94a   b

Abb. 94a und b. Gefäßabriß und falsches Aneurysma. (a) Axillarisarteriographie: Zustand nach Radiusfraktur. Fixation durch 2 gekreuzte Bohrdrähte. Kompression der A. ulnaris. Ausgedehnter Kontrastmittelaustritt aus der A. radialis in die Weichteile des Unterarms. (b) Spätarterielle Phase: Zunahme der Kontrastmittelextravasation

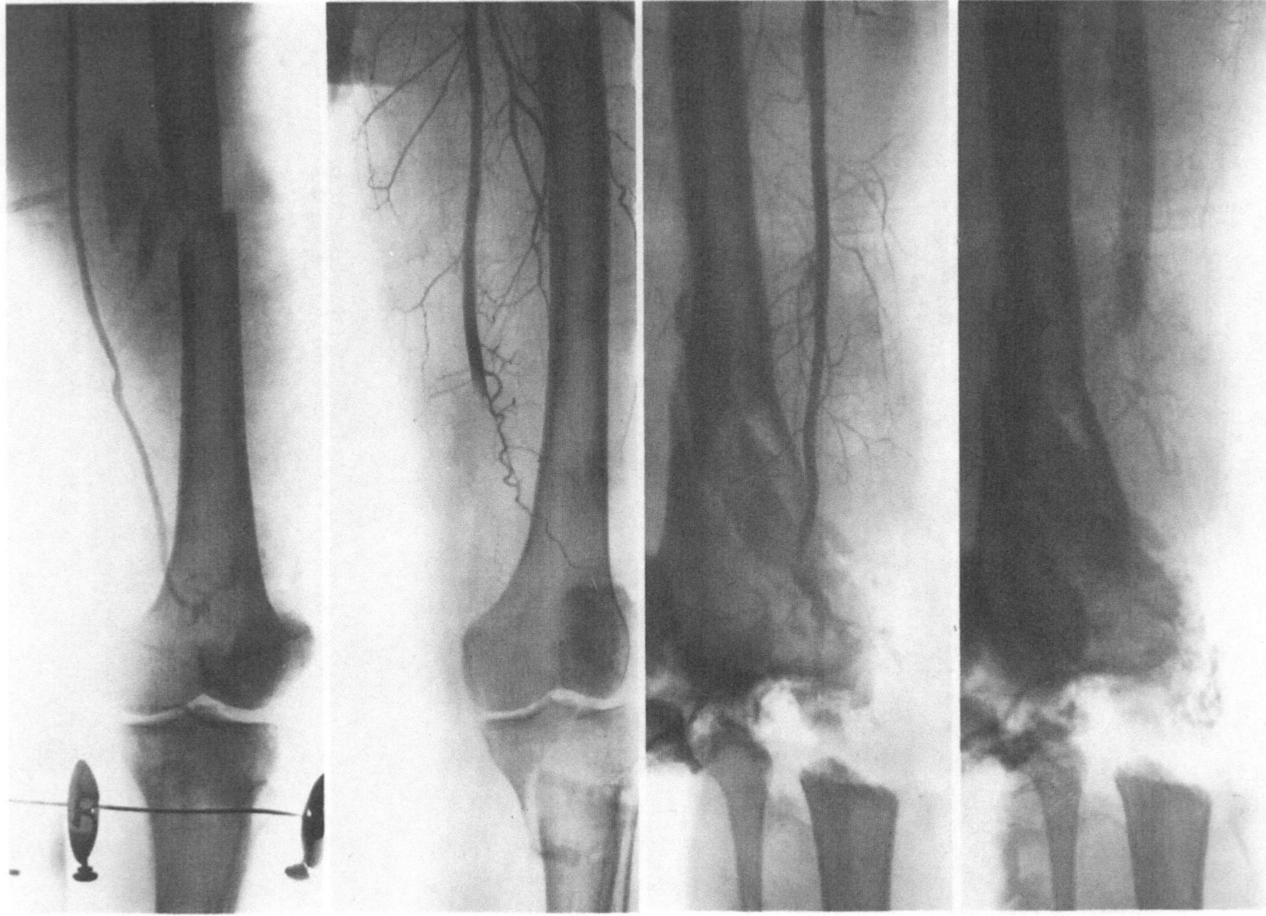

Abb. 95   Abb. 96   Abb. 97a   b

Abb. 95. Abriß der A. poplitea bei Oberschenkelquerfraktur. Femoralisarteriographie bei Extension wegen Femurbiegungsbruch im mittleren Drittel. Umschriebene Stenosierung der A. femoralis superficialis dicht unterhalb der Fraktur. Fehlende Darstellung der A. poplitea mit Kontrastmittelaustritten als Hinweis für Arterienzerreißung

Abb. 96. Verschluß der A. femoralis superficialis bei Tibiakopffraktur. Femoralisarteriographie links: Verschluß der A. femoralis superficialis am Übergang vom mittleren zum distalen Drittel mit haubenförmiger Begrenzung als Hinweis auf eine aufgepfropfte Thrombose. Insuffizienter Kollateralkreislauf

Abb. 97a und b. Abriß der A. poplitea bei kniegelenksnaher Trümmerfraktur. (a) Femoralisarteriographie: Abriß der A. poplitea dicht oberhalb des Kniegelenkspaltes mit Kontrastmittelaustritten. (b) In der venösen Phase Darstellung eines ausgedehnten Kontrastmittelextravasats in der Kniekehle. Oberschenkelvenen durchgängig

Abb. 98a und b. Gefäßverlagerung bei Oberschenkeltrümmerfraktur. (a) Femoralisarteriographie: Verlagerung und Abdrängung der A. femoralis superficialis im mittleren und distalen Drittel durch Fragmente und ausgedehntes Hämatom. Kein Ge-

fäßverschluß. (b) Postoperative Kontrollarteriographie nach Marknagelung und Anlegung mehrerer Cerclagen: Regelrechter Verlauf der A. femoralis superficialis ohne Verschlußzeichen

Abb. 99a und b. Kombinationsverletzung von Arterie und Vene. (a) Beckenarteriographie: Verschluß der A. iliaca externa und der A. femoralis communis durch Stichverletzung (Metzger!). Ausgedehnter Kollateralkreislauf über die A. iliaca interna und Glutealgefäße mit Wiederauffüllung der A. femoralis superficialis et profunda. Erneuter Verschluß der A. femoralis profunda knapp distal ihres Abgangs, wiederum mit größerem Kollateralkreislauf. (b) Ascendierende Phlebographie: Verschluß der V. femoralis in Höhe des Leistenbandes. Über zahlreiche Kollateralen Wiederauffüllung der proximalen Beckenvene

Abb. 100. Inkompletter Beinvenenverschluß. Nach Stichverletzung unterhalb des linken Leistenbandes Teilverschluß der Vene mit exzessivem Kollateralkreislauf über pubische Äste zur Gegenseite. Thrombotische Aussparung dicht unterhalb der Punktionsstelle

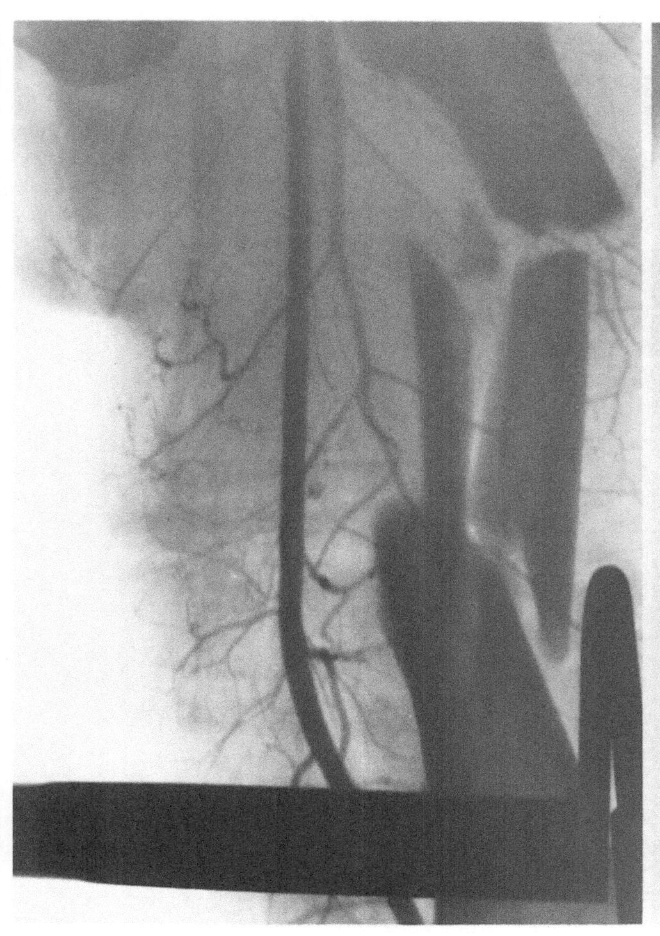
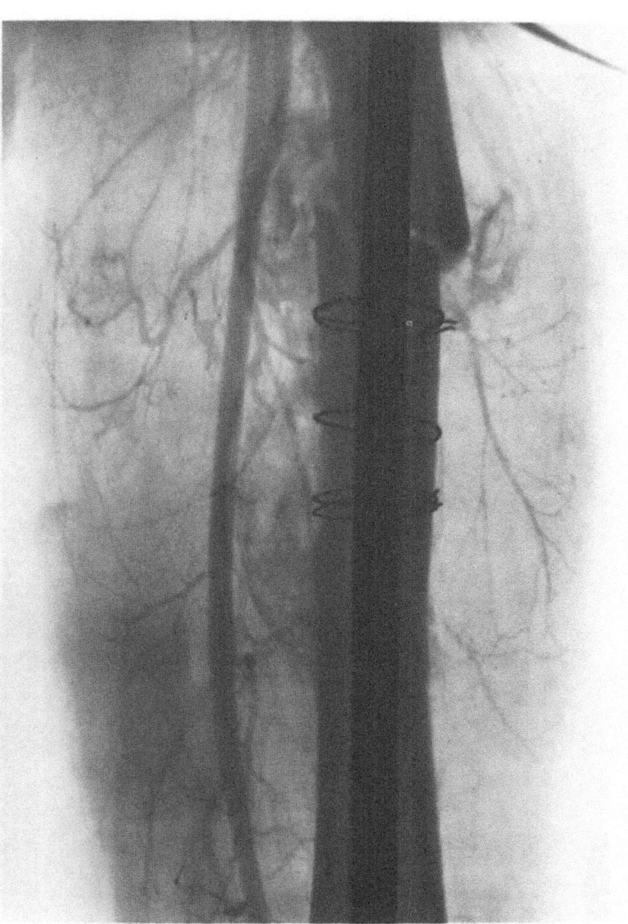

Abb.98a   b

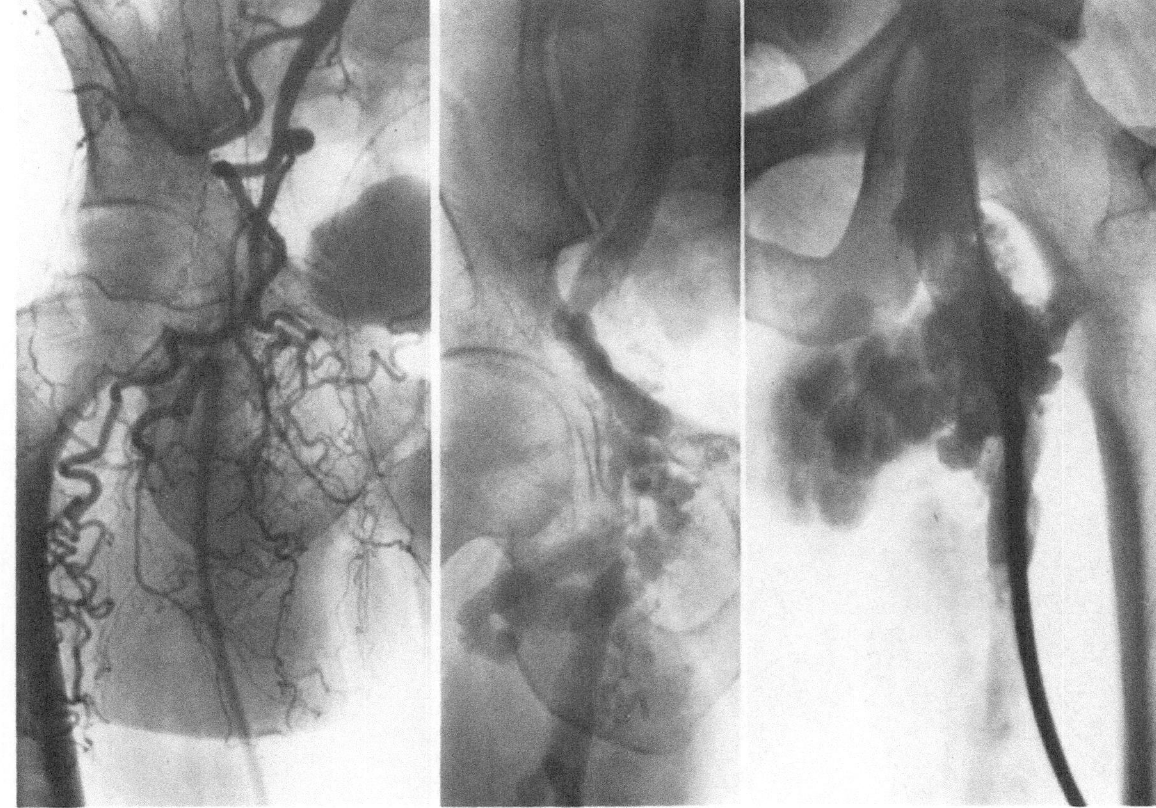

Abb. 99a   b   Abb. 100

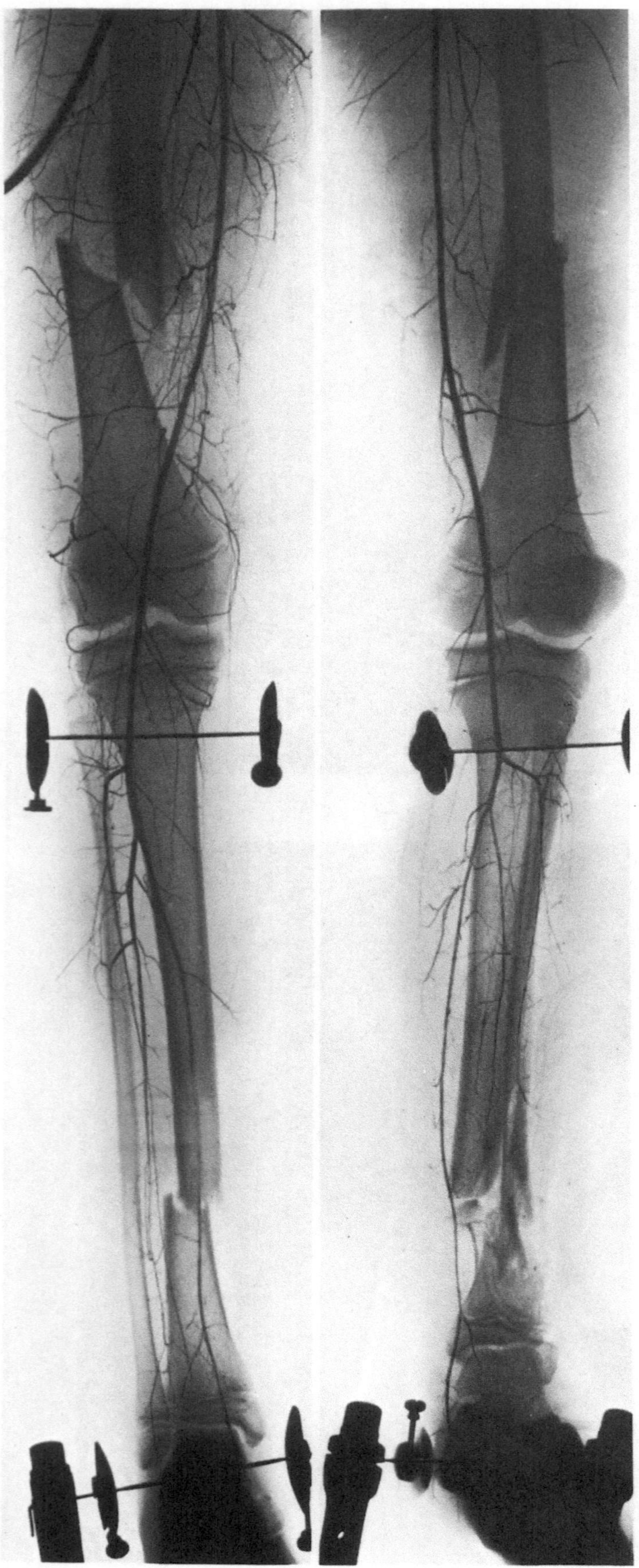

Abb. 101a   b

Abb. 101a und b. Traumatische Gefäßverschlüsse bei
symmetrischer Ober- und Unterschenkelfraktur. (a) und
(b) Femoralisarteriographie beidseits: Zustand bei Ober-
und Unterschenkelextension wegen symmetrischer Frakturen. Enggestelltes Gefäßsystem an beiden unteren Extremitäten. Kontrastierung der A. tibialis posterior bis
zur Fußsohle, während die A. tibialis anterior — in Höhe
der Frakturen — beidseits verschlossen ist

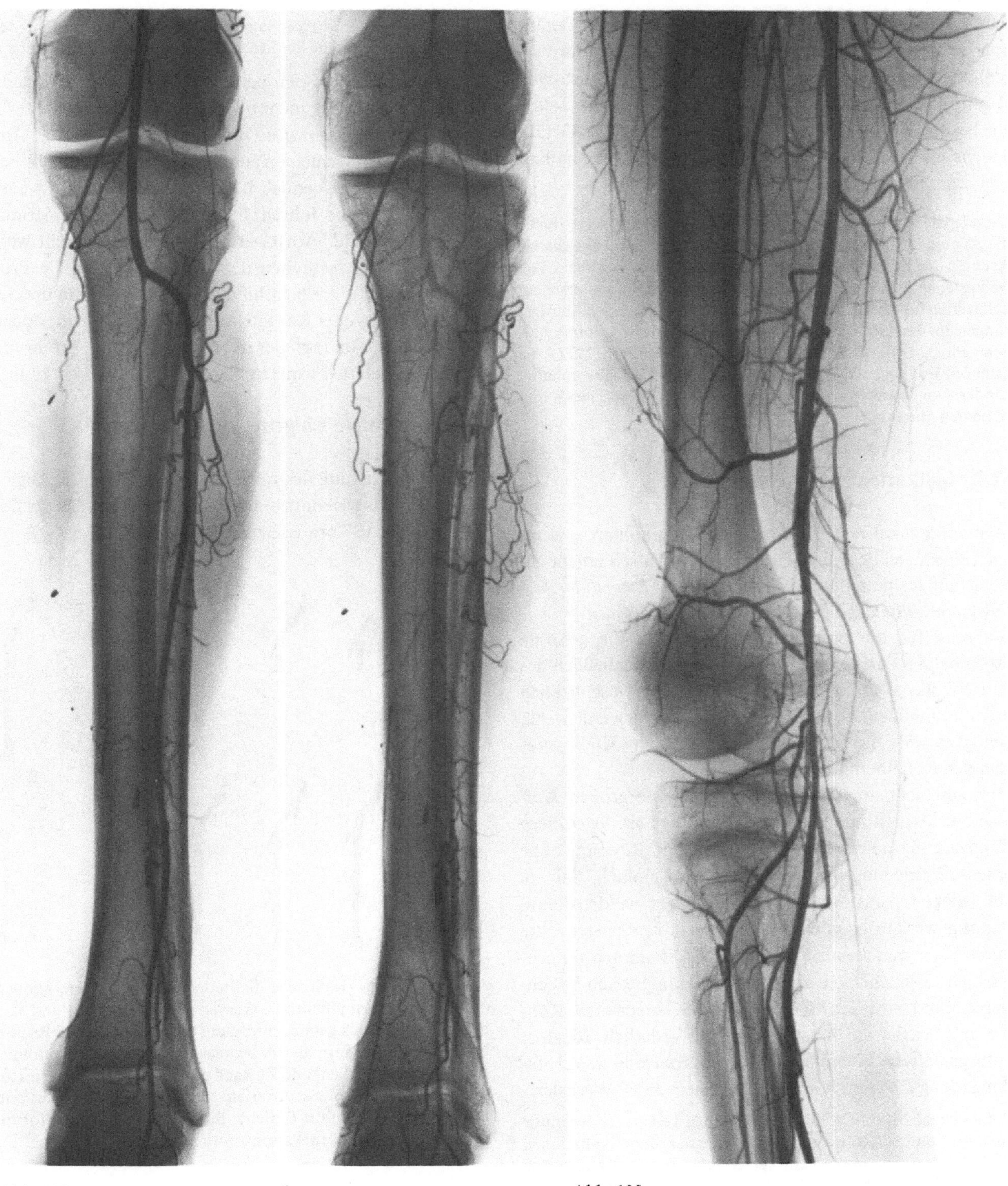

Abb. 102a   b   Abb. 103

Abb. 102a und b. Unterschenkelarterienverschlüsse nach Granatsplitterverletzung vor 20 Jahren. (a) Femoralisarteriographie: Verschluß der A. tibialis posterior und A. fibularis dicht unterhalb der Bifurkation. Kompensatorisch weitgestellte A. tibialis anterior. Multiple metalldichte Fremdkörpereinlagerungen in Projektion auf den Unterschenkel. (b) Spätarterielle Phase: Über ausgedehnte Kollateralen Wiederauffüllung der A. tibialis posterior im distalen Drittel

Abb. 103. Kontrollarteriographie nach Gefäßplastik wegen Ligatur der A. poplitea. Femoralisarteriographie: Segmentär engestellte, aber glatt begrenzte A. poplitea bei zeitgerechtem Durchfluß des Kontrastmittels

Alle bisherigen Erfahrungen zeigen, daß ein Teil der Gefäß-
operierten nach mehr oder minder langer Zeit erneute Verschlüsse aufweisen. Die Indikation zur postoperativen
Kontrollangiographie wird nicht zuletzt durch diese Tatsache bestimmt — aber auch durch die Prognose des Gefäß-
leidens und die mögliche Einleitung einer Antikoagulan-
tien- oder Streptokinasetherapie.

Gerade die postoperative Prognose kann nicht zuletzt durch
die Angiographie beurteilt werden (z.B. Bypass an enge distale
Arterien: er ist z.Z. nur möglich oberhalb eines Kalibers von
wenigstens 1,2 mm, wie SOUTEN u.Mitarb. (1973) an Unterschenkelarterien feststellen konnten). Vor übertriebenen Schlußfolge-
rungen aus dem Studium des präoperativen Arteriogramms warnen jedoch MÜLLER-WIEFEL und MÜLLER-WIEFEL (1972), da
Langzeitprognosen nicht vom Aussehen der distalen Strombahn,
sondern von weiteren funktionellen und morphologischen Kom-
ponenten abhängen.

12.2. Indikation zur Angiographie

Man sollte nicht erst dann wieder angiographieren, wenn
nach einem gefäßchirurgischen Eingriff klinisch erneut ein
Verschluß festgestellt wird. *Jeder operative Eingriff am Gefäßsystem sollte angiographisch kontrolliert werden.*
Während für die präoperative Diagnostik die gesamte
Strombahn — an der oberen Extremität einschließlich des
Aortenbogens, an der unteren Extremität einschließlich
der abdominalen Aorta — sichtbar gemacht werden soll,
genügt es, während oder unmittelbar nach der Gefäßoperation den Lokalbefund zu kontrollieren.
Dies geschieht am schonendsten und ohne großen Aufwand an Armen und Beinen in Form der *intraoperativen
Kontrolle.* Sie allein erlaubt die sofortige Revision ohne
erneute Freilegung und ist technisch so einfach, daß sie
auf jedem Operationstisch vorgenommen werden kann.
Benötigt werden lediglich eine transportable Röntgenröhre
und eine entsprechende Kassette. Für Aufnahmen am proximalen Oberschenkel und besonders im Becken-Bauch-
Bereich sind natürlich leistungsstärkere Generatoren, Röhren und Streustrahlenrasterblenden erforderlich. Ideal ist
naturgemäß die Bildverstärkerfernsehkontrolle in Verbindung mit der 70-mm-Kamera oder einem AOT-Wechsler.

COURBIER u.Mitarb. (1973) benutzen einen 1000-mA-Generator
mit einer 150-kW-Röhre und einen Wechsler, der 6 Aufnahmen
120 × 30 cm in beliebiger Zeitfolge erlaubt. Der Operationstisch
ist auf einer Strecke von 2 m freischwebend und erlaubt das
Darunterschieben des Wechslers. Für die Extremitäten werden
30 ml eines 60%igen Kontrastmittels angegeben, für die Darstellung der Aorta bzw. der Beckenarterien 76%iges Kontrastmittel.
Während an den Extremitäten die Injektion von Hand genügt,
sollte für die Aorta ein Injektor benutzt werden. Über ein ähnlich
großes Untersuchungsgerät berichten VANCURA und BARTOS
(1973).
Die Asepsis wird durch ein solches Vorgehen nicht beeinträch-
tigt, die Patientenstrahlendosis ist nicht höher als bei der üblichen Arteriographie. Die von den französischen Kollegen bei
20 sukzessiven Arteriographien gemessenen Werte in Höhe des
Handgelenkes werden als „très faible, Classe I" angegeben.

Zwischenfälle bei der peroperativen Angiographie sind uns
im Schrifttum bisher nicht bekannt geworden.
Auch für die *postoperative Frühkontrolle* kann sich die Angiographie im allgemeinen auf die operierte Extremität be-
schränken. Anders jedoch beim *Spätangiogramm* — also
nach Monaten und Jahren: hier sollte die gesamte Strombahn im Sinne der Aorto/Arteriographie dargestellt werden, da das Fortschreiten der Grundkrankheit die Prognose in erster Linie beinflußt. Ob direkte oder indirekte,
d.h. Punktions- oder Katheterangiographie, ist keine Sache
des Dogmas, sondern des Könnens und der Erfahrung
des Untersuchers. Er macht das, was er am besten kann.

12.3. Operative Eingriffe und Röntgenbefund

Für die Beurteilung des intra- und postoperativen Angiogrammes ist die Kenntnis des vorangegangenen Eingriffes
unumgängliche Voraussetzung (Abb. 104);

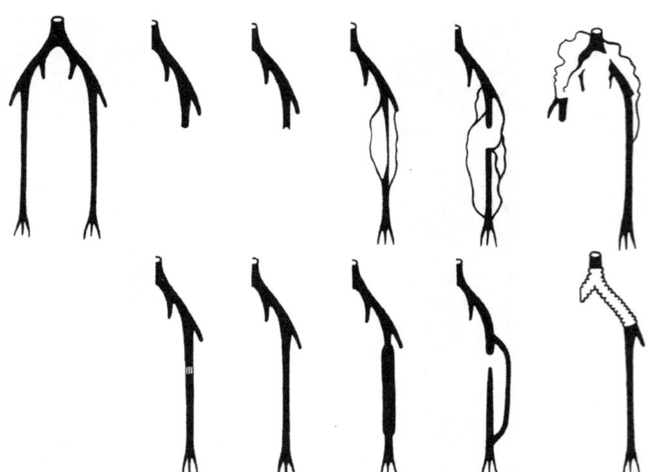

Abb. 104. Angiographische Befunde nach Gefäßoperationen
(von links): Normalbefund. Arterienverschluß (oben) und Gefäßnaht (unten) als Lumeneinengung erkennbar. Arterielle Embolie (oben) und normales Arteriogramm nach Embolektomie.
Arterienstenose (oben) und Zustand nach Thrombendarteriektomie (unten). Segmentärer Arterienverschluß (oben) und Zustand
nach Bypass-Operation (unten). Bifurkationsverschluß (oben)
und Zustand nach Bifurkationsprothese (unten)

→

Abb. 105 a–c. Schnittverletzung am rechten Oberarm mit Durchtrennung von A. und V. brachialis, N. medianus und N. ulnaris.
Kontrollangiographie 2 Jahre nach Trauma und Anastomosie-
rung der Gefäße sowie Nervennaht. (a) Axillarisarteriographie:
Mäßige Engstellung im Bereich der Anastomose im mittleren
Drittel der A. brachialis. (b) Spätarterielle Phase: Zeitgerechter
Kontrastmitteldurchfluß mit guter Darstellung der Peripherie.
(c) Venöse Phase: Unauffälliger venöser Rückfluß ohne Stenosierung

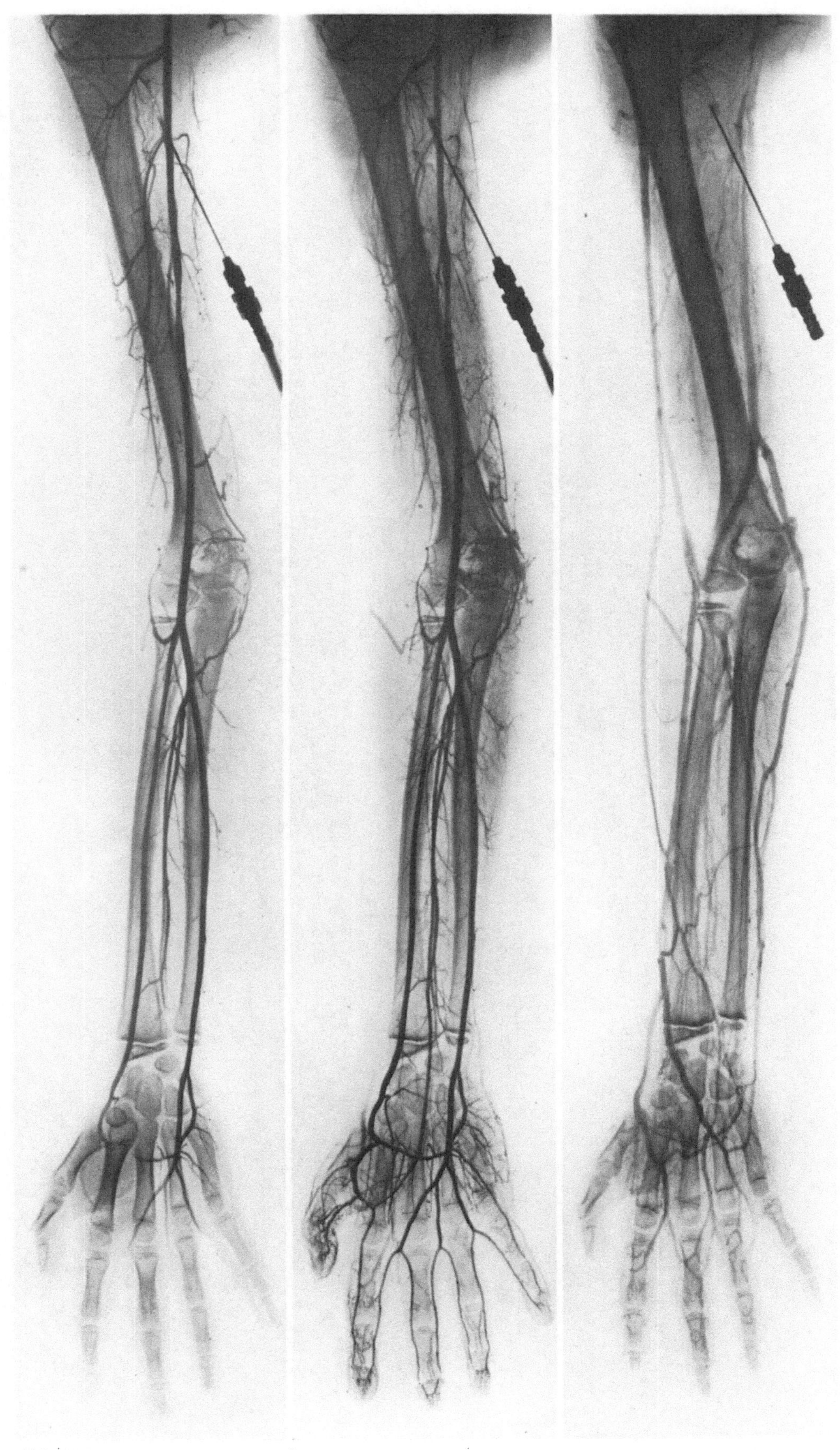

Abb. 105a   b   c

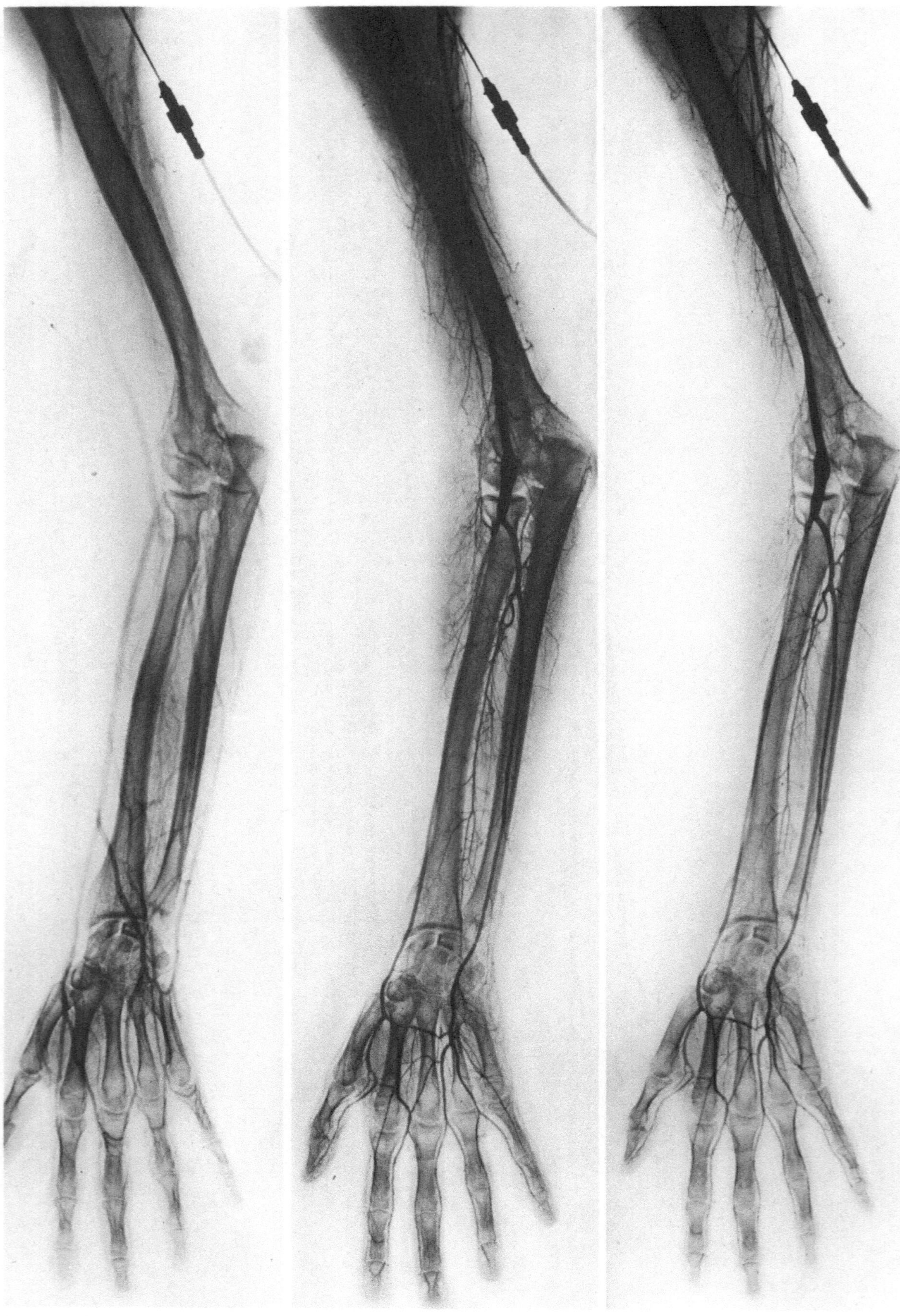

Abb. 106a   b   c

Gefäßnaht (mit oder ohne Patchplastik)
Embolektomie
Thrombendarteriektomie
Veneninterposition
Venenbypass
Kunststoffprothese

12.3.1. Gefäßnaht

Die Gefäßnaht wird in erster Linie nach Traumen — gelegentlich auch nach Katheteruntersuchungen — vorgenommen. Zur Vermeidung einer postoperativen Stenose kann eine Patchplastik durch Aufsteppen eines Kunststoffstückchens vorgenommen werden (Abb. 105–106). Angiographisch imponiert eine solche Region manchmal wie ein beginnendes Aneurysma.

12.3.2. Embolektomie

Da die präoperative Diagnose der Embolie bei den modernen gefäßchirurgischen Möglichkeiten an den Extremitäten meist ohne Angiographie erfolgt (s.S. 42) — Ausnahmen sind Organembolien und Embolien an großen Stammgefäßen —, wird auf die postoperative Kontrolle ebenfalls oft verzichtet. Wir meinen jedoch, daß die Suche nach der Streuquelle — insbesondere nach Aneurysmen übergeordneter Aortenabschnitte oder der Beckenarterien — überraschende Befunde zutage fördern kann.

12.3.3. Thrombendarteriektomie

Am Beispiel der Thrombendarteriektomie hat sich gezeigt, daß weder die Prüfung des Verschlußcylinders auf Vollständigkeit, das Austasten der desobliterierten Gefäßstrekken, Durchflußproben oder die Endoskopie eine Angiographie ersetzen können. Die weite Skala möglicher Röntgenbefunde im Kontrastangiogramm bedarf deshalb besonderer Beachtung.

12.3.4. Veneninterposition

Die Veneninterposition verrät sich im allgemeinen durch eine homogene Verbreiterung des Kontrastschattens in einem astlosen Abschnitt, dessen Anschluß an die ursprüngliche Strombahn in Form zarter Einschnürungen erkennbar wird (Abb. 107 und 108).

←

Abb. 106a–c. Traumatische Zerreißung der A. brachialis bei Humerusfraktur. Kontrollangiographie 4 Jahre nach Versorgung der Arterienverletzung durch Veneninterposition. (a) Axillarisarteriographie: Frei durchgängiges, etwas weit gestelltes Venentransplantat in Höhe der Ellenbeuge. (b) Spätarterielle Phase: Zeitgerechte Kontrastierung der Peripherie. (c) Venöse Phase: Unauffälliges venöses Rückflußsystem

Nach PRENNER und SCHMOLLER (1973) ist die Ursache eines Rezidivverschlusses gerade bei der Venenrekonstruktion im frühen postoperativen Angiogramm aufzudecken. Im weiteren Verlauf handelt es sich dann vorwiegend um die Folge fortschreitender Sklerose in der Ein- und Ausflußbahn.

12.3.5. Venenbypass

Der Venenbypass ist durch seinen Verlauf parallel einer Verschlußstrecke kaum fehlzudeuten und wird vornehmlich am Oberschenkel bis zum proximalen Drittel der Unterschenkelarterien angetroffen (Abb. 109–111).
Weiter distal angeschlossene Venen können mit ihrer Ausflußbahn am besten nach post-ischämischer, reaktiver Hyperaemie untersucht werden (IMPARATO u.a. 1973).

12.3.6. Kunststoffprothese

Die Kunststoffprothese wird heute vornehmlich im Bereich der Aorta und der Beckenarterien angewandt; sie zeigt typische Riffelung, keinerlei Äste und weist gelegentlich an den Insertionsstellen aneurysmatische Ausweitungen auf. Typisch ist die sog. Y-Prothese zur Überbrückung doppelseitiger Beckenarterienverschlüsse bzw. terminaler Aortenokklusionen mit Insertion an beiden Iliacal- oder Femoralarterien (Abb. 66).

12.4. Intraoperative Kontrollarteriographie

Welche *angiographischen Befunde* sind bei der intraoperativen Kontrollangiographie zu erwarten? Bei insgesamt 50 konsekutiven, intraoperativen Kontrollangiographien fanden sich in unserem Heidelberger Krankengut nach LAUBACH (1971) in 30 Fällen pathologische Befunde, die 24mal, d.h. bei etwa der Hälfte der Operierten, Anlaß zu Korrektureingriffen gaben (Tabelle 45).

Tabelle 45. Angiographische peroperative Befunde an der A. femoralis (n = 50 Thrombendarteriektomien; nach WENZ u.Mitarb., 1973)

Gefäßstenose		23
Intimastufe/dissektion	12	
Nahtstenose	4	
übersehene Plaques	7	
Gefäßverschluß		6
Popliteaembolie	2	
übersehener distaler Verschluß	4	
Arterio-venöse Fistel		1
Freie Strombahn		20

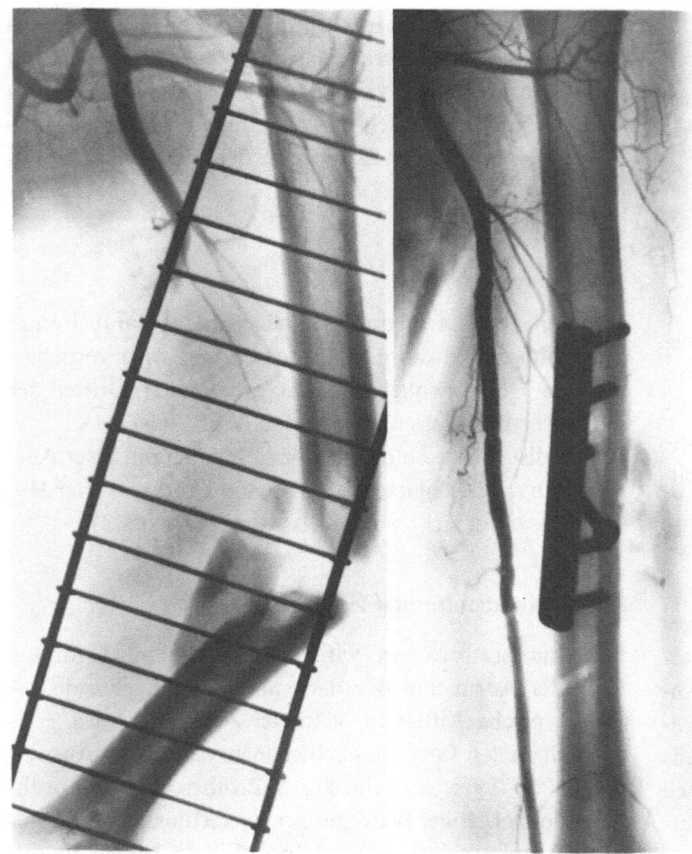

Abb. 107a   b

Abb. 107a und b. Brachialisverschluß bei Humerus-schrägfraktur. (a) Katheterangiographie der A. axillaris: Axillarisverschluß proximal der Biegungsfraktur des Humerus. (b) Postoperative Kontrollarteriographie nach Osteosynthese der Oberarmfraktur und Korrektur des Arterienverschlusses durch Veneninterposition. Winzige zirkuläre Einengung des Lumens in Höhe der Anastomose

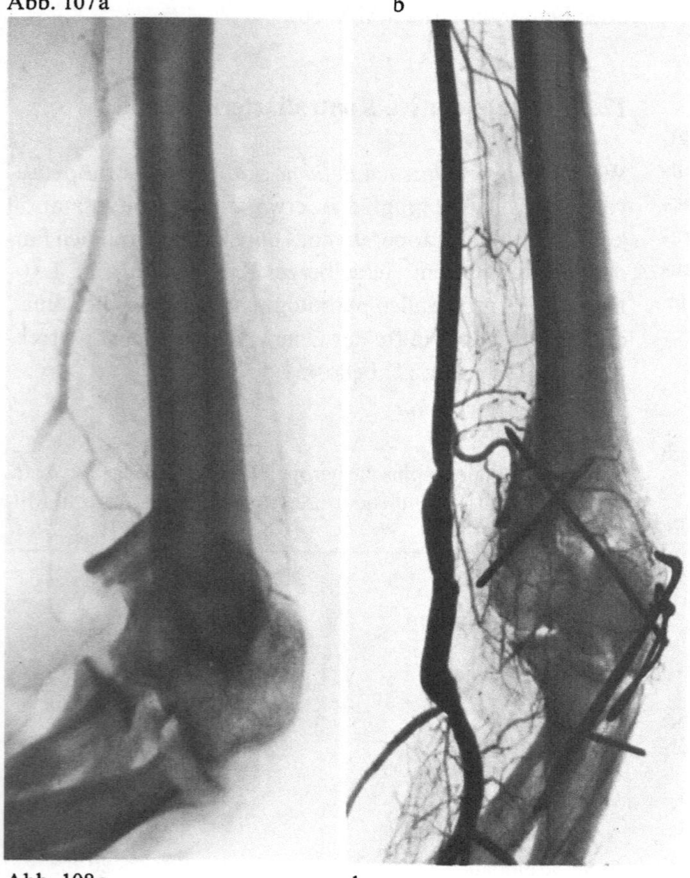

Abb. 108a   b

Abb. 108a und b. Brachialisverschluß bei Ellbogentrümmerfraktur. (a) Axillarisarteriographie: Verschluß der A. brachialis in Höhe des Ellbogengelenkes mit unregelmäßiger Begrenzung. Percondyläre Humerusfraktur, Olecranonfraktur und Luxation des Radiusköpfchens. (b) Postoperative Kontrolle nach Korrektur des Arterienverschlusses durch Veneninterposition. Frei durchgängiges Gefäßsystem mit guter Darstellung der Unterarmarterien. Das interponierte Venenstück ist an einer mäßigen Weitstellung gut abgrenzbar

Die Intimaveränderungen im Sinne von Stufe, Restauflagerung und Dissektion bilden demnach mit Abstand die häufigsten pathologischen Veränderungen. Die Kurzschlußverbindung zwischen Femoralarterie und Begleitvene erfolgte im Anschluß an eine Gefäßperforation mit dem Ringstripper.

Im Vergleich zu unseren Ergebnissen haben COURBIER u.Mitarb. (1973) nur in 32 Fällen bei insgesamt 850 peroperativen Kontrollen eine Re-Intervention vornehmen müssen. Die folgende Aufstellung zeigt die dabei erhobenen angiographischen Befunde (Tabelle 46).

Tabelle 46. Ursachen von 32 Korrektureingriffen nach Gefäßoperationen. (Nach COURBIER u.Mitarb., 1973)

Endarteriektomie	
Intimareste (débris)	18
Nahtstenose	4
Venenbypass femoro-popliteal	
Briden oder Volvolus	6
Prothesen	
Embolie	2
Stenose	2

Neben den Intimaresten und der Stenose nach Thrombendarteriektomie kommen hier Knickbildungen oder Verdrehungen beim femoro-poplitealen Venenbypass hinzu, während Embolie und Stenose bei der Prothese zu beachten sind.

Die peroperativ nicht sichtbare Arterie im Angiogramm bedeutet nicht unbedingt Verschluß des Lumens, sondern kann durch Verlangsamung des Blutstromes vorgetäuscht sein. Dies gilt insbesondere für die Darstellung der Unterschenkelarterien nach rekonstruktiven Eingriffen an Femoral- und Poplitealarterien.

Wichtig ist die Beachtung des Gefäßbefundes nach Embolektomie. Zwar lassen sich mit dem Fogarty-Katheter auch die peripheren Anteile eines Embolus ohne weiteres entfernen, nicht selten werden aber wichtige Seitenäste oder Kollateralen beim Einführen oder Zurückziehen des Katheters mit embolischem Material verschlossen und können einen Rezidivverschluß verursachen.

Andererseits kann das Kontrollarteriogramm auch zu *falschen pathologischen Bildern* Anlaß geben: Nach Einführung des Ringstrippers (VOLLMAR, 1967) erkennt man nicht selten Aufhellungen im Kontrastband der Arterie, die nichts anderes darstellen, als eine spiralförmige Rille, welche den Weg des Instrumentes markiert, ähnlich wie umschriebene Vorsprünge an der unteren Begrenzung einer halbgeschlossenen Thrombendarteriektomie, welche auf fibrinöse Reaktionen zur Wiedervereinigung der Intima hindeutet.

12.5. Postoperative Frühkontrolle

Ein Teil unserer Patienten wurde nicht intraoperativ, sondern erst am Ende des stationären Aufenthaltes angiographisch kontrolliert. Die zahlenmäßige Bedeutung dieser Kontrollen im Jahre 1972 geht aus folgender Aufstellung hervor (Tabelle 47).

Neben zahlreichen arteriosklerotischen Veränderungen als Ursache eines gefäßchirurgischen Eingriffes fanden sich auch in diesem Kollektiv 24 Befunde, die auf den operativen Eingriff selbst zurückgeführt werden müssen: Die lokale Thrombose (7) steht im Vordergrund, daneben übersehene Befunde (3), ungenügender „run-off" (3) sowie technische Schwierigkeiten (6) wie Knickung einer Bifurkationsprothese, Bridenimpression usw., sowie 5 klinisch schlechte Operationsergebnisse ohne eindeutigen angiographischen Hinweis.

Die nachgewiesenen 24 auf die Operation zu beziehenden pathologischen Befunde haben nur im Falle der Thrombose zur Reintervention geführt. Die meisten Veränderungen hätten sich bei intraoperativer Kontrolle, für die wir ohne jede Einschränkung plädieren, vermeiden lassen. RIEDL u.Mitarb. (1973) haben 124 Patienten nach TEA oder Veneninterposition zwischen dem 5. und 12. postoperativen Tag angiographisch kontrolliert und später mehrfach nachuntersucht. Als Ursache einer Obliteration nach Veneninterposition fanden sich:

1. Verminderte Ausflußbahn
2. Ungünstige Auswirkung der Desobliteration im Bereich der Anschlußstellen
3. Technische Fehler an den Anastomosen
4. Ungünstige Lage der Vene

Nach TEA zeigten Kranke mit großen Intima- oder Mediaresten eine signifikant kürzere Funktionszeit als solche mit geringen, zurückgelassenen Intima/Mediaresten.

Tabelle 47. Periphere Angiographien 1972. Institut für Röntgendiagnostik Freiburg (n = 223)

Indikation	
Arterielle Verschlußkrankheit	104
Postoperative Kontrolle	50
Tumorsuche	47
Trauma	15
Aneurysma	3
Anomalie	4

12.6. Postoperative Spätkontrolle

Zur Auswertung gelangten insgesamt 110 konsekutive Angiographien mehr als 1 Monat bis zu 7 Jahren nach einem gefäßchirurgischen Eingriff (Tabelle 48). Die Lokalisation

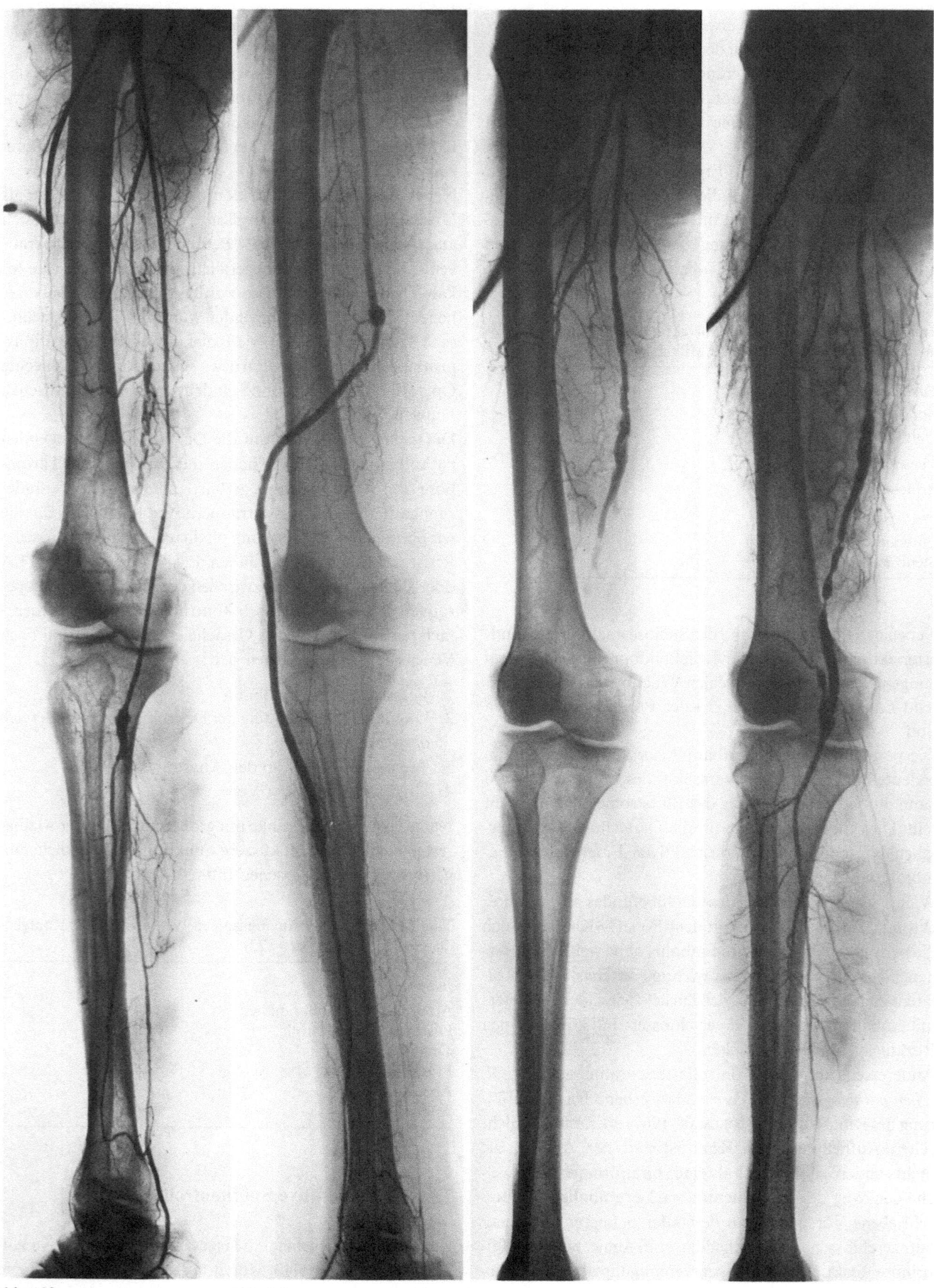

Abb. 109　　　　　　　Abb. 110　　　　　　　Abb. 111a　　　　　　b

Tabelle 48. Spätkontrollen bei 110 konsekutiven Angiographien (Institut für Röntgendiagnostik der Univ. Freiburg)

Verschluß	48
Stenose	14
Aneurysma	8
Operationsgebiet frei	17
Gesamte Strombahn frei	30

der Eingriffe: Bauchaorta/Beckenarterien (55), Beinarterien (40), Aortenbogen und Äste (8) und Armarterien (7). Wie sehr die Grundkrankheit pathologische Befunde im Kontrollangiogramm beeinflußt, zeigt die Aufzählung von 26 postoperativen Gefäßverschlüssen: 11 fanden sich distal des Operationsgebietes, 10 auf der kontralateralen, also nicht operierten Seite, und 5 waren beidseits nachweisbar. Die 30 Patienten mit freier Strombahn waren vornehmlich im Rahmen einer gutachterlichen Untersuchung angiographiert worden. Es handelte sich meist um posttraumatische Gefäßläsionen, die auch bei der Spätkontrolle ausgezeichnete Resultate aufwiesen.

WEIDINGER und MANNHEIMER (1973) fanden, daß die Gefäßfunktion in 58% nach Rekonstruktion deutlich gebessert war. Angiographisch bestand dagegen nur in 33% eine Durchgängigkeit des Operationsgebietes. 42% werden auch funktionell als erfolglos operiert bezeichnet.

Die Aussagekraft der Angiographie ist so groß und ihr Einfluß auf eine evtl. Reintervention so entscheidend, daß die intraoperative Kontrolle stets angestrebt werden sollte. Manche Korrektur kann in der gleichen Sitzung vorgenommen werden und erspart dem Patienten eine erneute Operation mit all ihren Belastungen.

←

Abb. 109. Kontrollarteriographie nach femoro-tibialem Venenbypass. Das Venentransplantat ist zwar durchgängig, zeigt aber deutliche Engstellung in seinem ganzen Verlauf. Geringfügige aneurysmatische Erweiterung im Bereich der Anastomose zwischen Venentransplantat und Unterschenkelarterien. Verschluß der A. tibialis anterior. Die A. tibialis posterior mit multiplen Stenosen und Kaliberschwankungen

Abb. 110. Kontrollarteriographie nach femoro-tibialem Bypass. Femoralisarteriographie: Frei durchgängiges, interponiertes Venentransplantat zwischen A. femoralis superficialis und A. tibialis anterior. Geringe aneurysmatische Erweiterung an der proximalen, weniger deutlich an der distalen Anastomose. Das Venentransplantat zieht im Hunterschen Kanal nach lateral, um im proximalen Unterschenkelbereich in die A. tibialis anterior einzumünden. Verschluß der beiden anderen Unterschenkelarterien. Feinmaschiges Kollateralnetz im Bereich des Unterschenkels mit Wiederauffüllung der A. tibialis posterior in Höhe des Sprunggelenkes

Abb. 111a und b. Kontrollangiographie nach femoro-poplitealem Venenbypass. (a) und (b) Femoralisarteriographie: Hochgradige multiple, filiforme Stenosen im Venenbypass mit unregelmäßiger Begrenzung des Venentransplantates. An der Insertionsstelle des Venenbypass in die A. poplitea kommt es retrograd zur Darstellung der A. femoralis superficialis. Alle 3 Unterschenkelarterien sind durchgängig

Eine ähnliche Rolle wie nach operativen Eingriffen kommt der Angiographie zur Kontrolle nach *Thrombolyse arterieller Obliterationen* zu (SCHOOP und ZEITLER, 1973). Zunächst kann das Verschlußalter ziemlich sicher aus dem Arteriogramm abgelesen werden (Kontrastschatten bricht beim frischen Verschluß abrupt ab), und dann kann aus einem verzögerten Abstrom auf eine geringe Leistungsfähigkeit der präformierten Kollateralwege geschlossen werden.

Findet sich trotz akuter Verschlußsymptomatik ein harmonisches Kollateralbild, darf auf die Obliteration eines erheblich stenosierten Arterienabschnittes geschlossen werden: Gute Lysechance.

Beim Nebeneinander von älteren (dilatierten und geschlängelten) und jungen oder unharmonisch verlaufenden Kollateralbahnen wird sich meist ein vorher bestandener Verschluß vergrößert haben. Lyse nur möglich, wenn Obliteration ausnahmsweise distal der alten besteht.

Aorten- und Beckenarterienthrombosen lassen sich noch nach Monaten erfolgreich behandeln. Aufgabe des Kontrollarteriogramms ist es, die Öffnung der Strombahn zu demonstrieren und die Kollateralversorgung sichtbar zu machen. Weiterbestehende Stenosen interessieren im Hinblick auf evtl. notwendige Operationen, Katheterdehnung oder prophylaktische Antikoagulantienbehandlung.

Keineswegs alle Autoren befürworten eine routinemäßige postoperative Angiographie; sie sei nach KÖPF u. VIELHAUER (1975) nur bei Reverschlüssen indiziert.

Zweifellos müssen solche Einwände gegen eine kritiklose Anwendung der Arteriographie nach operativen Eingriffen ernst genommen werden. Da die Angiographie jedoch allein einen lückenlosen Überblick über das Operationsgebiet erlaubt, wird sie wohl immer wieder – speziell im Hinblick auf die Prognose – Anwendung finden.

Auf die klinisch-angiologische und angiographische Nachuntersuchung stützt sich auch die Beurteilung der Ergebnisse nach *perkutaner Katheterbehandlung* (Dotter-Technik), die in Deutschland von ZEITLER eingeführt wurde. Inzwischen wurden vom Team dieses Autors 727 Extremitäten bei 646 Patienten mit Verschlüssen der A. femoralis und A. poplitea sowie mit Stenosen der A. iliaca und A. femoralis durchgeführt. Ihr Erfolg wird durch eine Langzeitbeobachtung von SCHMIDTKE, ZEITLER u. SCHOOP (1975) dokumentiert: 79 Patienten mit 81 Segmentverschlüssen der A. femoralis bzw. A. poplitea im Stadium II, bei denen der Verschluß erfolgreich mit dem Katheter eröffnet worden war, wurden inzwischen 1 und 4 Jahren nachuntersucht. Nach 1 Jahr waren 67%, nach 2 und 3 Jahren noch 50% durchgängig, dabei war das angiographische und klinisch-angiologische Primärergebnis von untergeordneter Bedeutung. Nur die hochgradigen Reststenosen neigten zu raschen Reobliterationen.

13. Tumoren und Entzündungen an der Extremität

13.1. Allgemeine angiographische Pathomorphologie

Mit der Diskussion des angiographischen Bildes von Tumoren und Entzündungen reicht die Indikation der Arteriographie über die Darstellung reiner Gefäßerkrankungen und -veränderungen hinaus. Dos Santos beschrieb erstmals das Arteriogramm bei Knochentumoren 1950 und hat damit zahlreiche Autoren angeregt, diese Untersuchungen in breiterem Maße einzusetzen.

In der Folgezeit sind eindrucksvolle Angiogramme demonstriert worden (Lagergren u.Mitarb., 1958; Lagergren u.Mitarb., 1960; Lindbom u.Mitarb., 1961; Vogler und Deu, 1955; Tiwisina, 1957; Scholz, 1953; Mucchi und Columella, 1951), die das Vertrauen in die Aussagekraft der Angiographie bei Neubildungen bestätigt haben.

Zu warnen ist jedoch vor einem übertriebenen, diagnostischen Optimismus, vor Erwartungen, die in einer Histologie-ähnlichen Diagnostik gipfeln. Sie werden schnell gemindert, wenn die Methodik kritisch durchleuchtet wird: Dargestellt wird das den Tumor oder die Entzündung versorgende Gefäßsystem und seine Umgebung. Genausowenig aber wie der Histologe aus dem Gefäßbild allein eine Diagnose zu stellen in der Lage ist, gelingt es auch dem Röntgenologen nicht, mehr als eine Wahrscheinlichkeitsdiagnose zu erarbeiten. Sie stützt sich im wesentlichen auf die Kriterien:

gefäßlos
gefäßarm
gefäßreich
Gefäßneubildungen

Im Verein mit dem Studium der Durchflußzeit und der durch Applikation von Pharmaka beobachteten Veränderungen läßt sich zwar viel aussagen, aber schon die Differenzierung zwischen gut- und bösartig kann oft nur vermutet, nicht aber sicher behauptet werden.

Als wesentliche Kriterien des Tumors im Angiogramm gelten seit Dos Santos (1950) die Kontrastmittel-,,pools", die sich in der überzeugendsten Form beim Hypernephrom finden und entweder fehlgebildeten Tumorgefäßen oder kleinen Nekrosezonen entsprechen. Die Tatsache, daß hierüber so wenig bekannt ist, liegt bisher an der Unmöglichkeit, Röntgenlicht in jene Regionen zu bringen, die unterhalb der 300 µ-Grenze liegen. Mehr vermag das übliche Arteriogramm nicht aufzulösen. Zwar gelingt es im Einzelbild auf einem hochempfindlichen Industriefilm durch optische Vergrößerung eine Auflösung von etwa 50 µ zu erreichen (Lit. bei Schmidt-Hieber und Strecker,

1975), sie gilt aber noch nicht für das Serienangiogramm — auch nicht für die von manchen so hochgepriesene, direkte Röntgenvergrößerungstechnik.

Folgende Tumorkriterien haben sich in den letzten Jahren in der Reihenfolge ihrer Verläßlichkeit herauskristallisiert (Wenz, 1974):

Gefäßneubildung
Hypervascularisation
Tumoranfärbung
Erweiterung zuführender Arterien
Arterienstenosen und -abbrüche
Arterio-venöse Kurzschlüsse
Avasculäre Nekrosezonen

Die Gefäßneubildung steht dabei an erster Stelle; sie wird nur ausnahmsweise bei gutartigen Tumoren oder gar bei Entzündungen angetroffen. Das Studium der Arbeiten von Lagergren u.Mitarb. (1958, 1960) hat uns zur besonders kritischen Zurückhaltung im Hinblick auf die angiographische Abgrenzung zwischen Tumor und Entzündung veranlaßt. Es liegt von der Pathomorphologie her auch nahe, im Granulationsgewebe oder der Absceßmembran ähnliche Gefäßveränderungen zu sehen wie in einem gefäßreichen Malignom. Hinzu kommt, daß Gefäßneubildung, Hypervascularisation und Tumoranfärbung histologisch nichts anderes darstellen, als verschiedene Stadien einer Vascularisation. Die Tumoranfärbung erscheint uns nur deshalb als solche, weil die Summation zahlreicher im Angiogramm nicht unterscheidbarer Capillaren eine mehr oder weniger homogene Kontrastierung vortäuschen.

Selbst die als verläßlichstes Zeichen genannte Gefäßneubildung mit abnormalen Gefäßanlagen, die von Sutton (1962) an über 100 Fällen besonders hervorgehoben worden ist fand sich im Krankengut von Cockshott und Evans (1964) in einigen Fällen von Osteomyelitis. Über 1 ähnliche Fehldiagnose berichtet Ameratunga (1971) unter insgesamt 22 arteriographierten Veränderungen in den Weichteilen und an Extremitätenknochen. Nach Meinung dieses Autors sind folgende Kriterien malignomverdächtig:

1. Abnorme Gefäße im Tumor oder seiner Kapsel.
2. Tumor,,anfärbung" in der spätarteriellen oder capillären Phase.
3. Kontrastmittelpooling in Zwischengefäßräumen.
4. Dislokation, Einengung oder Verschluß von Gefäßen innerhalb oder in der Umgebung eines Tumors.

Strickland (1961) hat die sog. pathologischen Gefäße folgendermaßen charakterisiert: "A typical pathological vessel ... is deployed seemingly without purpose, keeps to no set course and shows no progressive diminuation in calibre. As it runs through the mass of the tumour, its walls may be lined by tumour cells, and ... it ends its haphazard journey in amorphous spaces in the midst of areas of necrotic tumour tissue".

Wenn wir trotz aller Vorbehalte die Extremitätenarteriographie beim Tumor oder der unklaren Entzündung empfehlen, so aus folgenden Gründen (Abb. 112–122):

1. Klärung der Vascularisation und damit wichtige präoperative Hilfe für den Chirurgen.
2. Abgrenzung des Tumors bzw. Entzündungsbezirkes, der im Angiogramm oft wesentlich weiter ausgedehnt ist, als palpatorisch oder aus der Nativaufnahme zu erahnen.
3. Lokalisation der Stelle stärkster Vascularisation, aus der die Probebiopsie mit der größten Erfolgschance entnommen werden sollte. Gesichert wird die Diagnose in jedem Falle durch die Histologie.

In einer außerordentlich kritischen Arbeit haben BISMUTH u.Mitarb. (1974) auf überraschende histologische Befunde aufmerksam gemacht. Sie fanden bei einem eindeutig benignen Schwannom arteriographisch alle Kriterien eines malignen Tumors! Trotzdem erscheint den Autoren der Wert der Extremitätenarteriographie gerade beim Weichteiltumor und beim Tumorrezidiv unbestritten (15 Fälle). Immerhin stellten HERZBERG und SCHREIBER (1972) bei 24 Extremitätentumoren in 90% eine richtige angiographische Diagnose. Die Treffsicherheit insbesondere die Lokalisation von Knochentumoren läßt sich zweifellos durch die intraossale Angiographie (KLÜMPER, 1970) noch verbessern.

13.2. Spezielle angiographische Pathomorphologie

Das breite Spektrum möglicher angiographischer Veränderungen ist auch beschrieben worden bei Ostitis deformans, fibröser Dysplasie, synovialen Cysten usw. Die Detaildiskussion geht weit über den von uns gesteckten Rahmen hinaus. Es seien nur einige wenige Befunde aus neueren Arbeiten zitiert:

Osteogenes Sarkom (KITTREDGE, 1970):
Geringe Schwellung über dem medialen Epicondylus femoris mit geringer Konturunregelmäßigkeit. Im Femoralisarteriogramm wenige, gekrümmt verlaufende Gefäße über dem Epicondylus, die auf ein Malignom hindeuten.

Osteoplastisches Sarkom (eig. Beobachtung) (Abb. 113):
Tibiakopfdestruktion 4 Monate nach Verschraubung einer Fraktur, damals ohne sicheren Hinweis für Malignom. Angiographische Darstellung eines Knäuels pathologischer Gefäße mit „Anfärbung" eines doppelfaustgroßen Tumors, inhomogen mit auffallend weiten Venen.

Malignes Osteoklastom (KITTREDGE, 1970):

Knochenharte Schwellung über der proximalen Tibia, die einen größeren Destruktionsherd zeigt. Arteriographisch abnormale Tumorzirkulation im Sinne eines Malignoms.

Chondroosteoplastisches Sarkom (BEDUHN u.Mitarb. 1973) (Abb. 114):
Auftreibung des mittleren Humerus mit Verdichtungszonen und Defekten. Zwiebelschalenartige, lamellöse Periostauflagerungen. Klinisch: Osteomyelitis? Malignom? Angiographisch multiple, abnorme Gefäßneubildungen, Tumor„anfärbung", Kontrastmittelpools.

Chondrosarkom (CHVOJKA und DOLEZEL, 1974):
Weichteilschwellung mit schalenförmigen Kalkeinlagerungen in der Kniekehle. Angiographisch enorm erweiterte und dislozierte A. femoralis superficialis mit Druckzeichen an den Aa. genus descendens, die den reich vascularisierten Tumor versorgen.

Chondroblastom des Os metacarpale 1 (DIETHELM u.Mitarb., 1969):
Nur Verdrängung und Kompression von Gefäßen.

Chondromyxoidfibrom proximale Tibia (DIETHELM u.Mitarb., 1969):
Vermehrte Gefäßversorgung, korkzieherartige Arteriolen, Kontrastmittelstase und Diffusion in den Tumor.

Ewing-Sarkom re. Darmbein (KITTREDGE, 1970):
Destruktion des Os ilium. Arteriographisch pathologische Gefäße, Tumoranfärbung und Kontrastmittelpools.

Plasmocytom der re. Clavicula (eig. Beobachtung) (Abb. 115):
Die Serie von Nativaufnahmen über 8 Monate nach einem Sturz zeigt die Entwicklung einer pathologischen Fraktur, die vornehmlich von Ästen des Tr. thyreocervicalis und der A. ascendens colli gespeist wird. Knäuel pathologischer Gefäße. Inhomogene „Tumoranfärbung", atypische, vergrößerte Venen.

Retikulosarkom li. Axilla (eig. Beobachtung) (Abb. 116):
Doppelfaustgroßer Tumor mit Abdrängung und teilweiser Einengung der großen Gefäßstämme. Pathologische Gefäße. Kräftige inhomogene Anfärbung in der venösen Phase. Phlebographisch subtotaler Verschluß der V. axillaris.

Retikulosarkom re. Unterschenkel (eig. Beobachtung) (Abb. 112):
Klinisch Schwellung, Überwärmung und erhebliche Schmerzhaftigkeit am re. Unterschenkel (Entzündung?). Winzige pathologische Gefäße von der A. tibialis anterior bzw. fibularis. Inhomogene „Anfärbung" des Tumors in den Weichteilen. Persistenz des Kontrastmittels über längere Zeit.

Fibrosarkom li. Oberschenkel (AMERATUNGA, 1971):
Klinisch „intramuskulärer Absceß", keine Knochenveränderungen. Arteriographisch Verlagerung der Femoralarterie, abnorme Gefäße sowohl im Tumor als auch in seiner Umgebung. Kontrastmittelpooling.

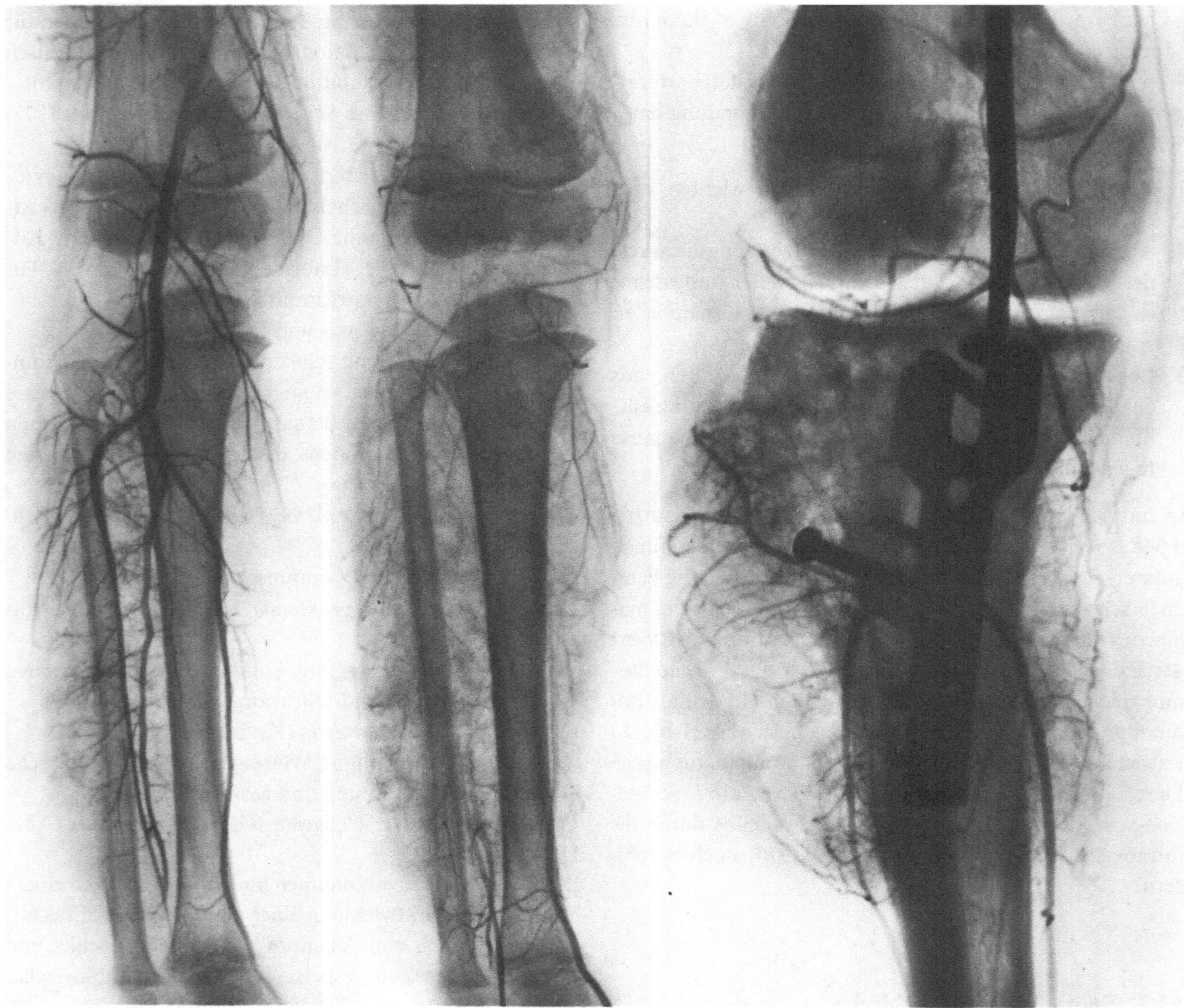

Abb. 112a   b   Abb. 113

Abb. 112a und b. Reticulosarkom des rechten Unterschenkels. (a) Femoralisarteriographie: Darstellung zahlreicher, sich stark verästelnder pathologischer Gefäße, die von der A. tibialis anterior und der A. fibularis ausgehen. (b) In der Spätphase inhomogene Kontrastierung eines ausgedehnten, nahezu den ganzen rechten Unterschenkel einnehmenden Weichteiltumors, in dem das Kontrastmittel lange persistiert. Klinisch: Schwellung des rechten Unterschenkels mit Temperaturerhöhung und starker Schmerzempfindlichkeit, so daß nicht sicher zwischen entzündlichem und neoplastischem Weichteiltumor differenziert werden konnte

Abb. 113. Osteoplastisches Sarkom nach Bagatelltrauma. Kontrastierung eines riesigen Tumors, ausgehend von der proximalen Tibia mit pathologischer Gefäßneubildung. 20jähriger Patient.

Verschraubung einer Tibiakopffraktur nach Bagatelltrauma. Innerhalb von 4 Monaten Ausbildung eines mächtigen proximalen Unterschenkeltumors. Histologisch: Osteoplastisches Sarkom

Abb. 114a–c. Chondro-osteoplastisches Sarkom. (a) Aufnahme des linken Humerus bei einem 13jährigen Mädchen. Spindelförmige Auftreibung des mittleren Drittels. Unregelmäßige Verdichtungs- und Aufhellungsbezirke mit zwiebelschalenartiger, lamellöser, periostaler Verdichtung. Differentialdiagnose: Sarkom? Osteomyelitis? (b) Brachialis-Gegenstromarteriographie: Multiple, kleine, den Tumor versorgende pathologische Gefäße. (c) Spätarterielle Phase: Kräftige Kontrastierung eines ausgedehnten Tumors im mittleren Humerusbereich. Histologisch: Gut ausgereiftes, dysontogenetisches, chondroosteoplastisches Sarkom

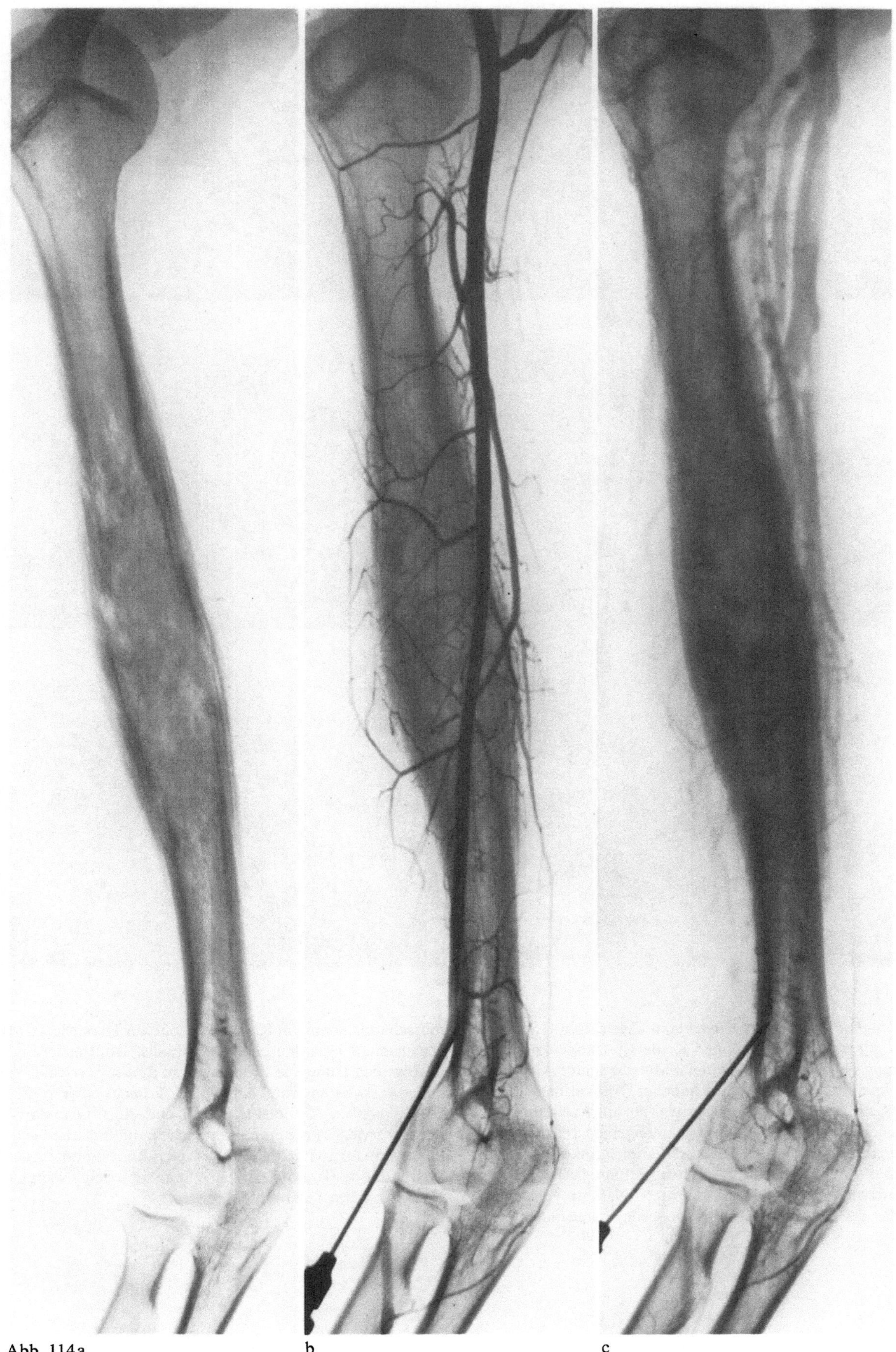

Abb. 114a   b   c

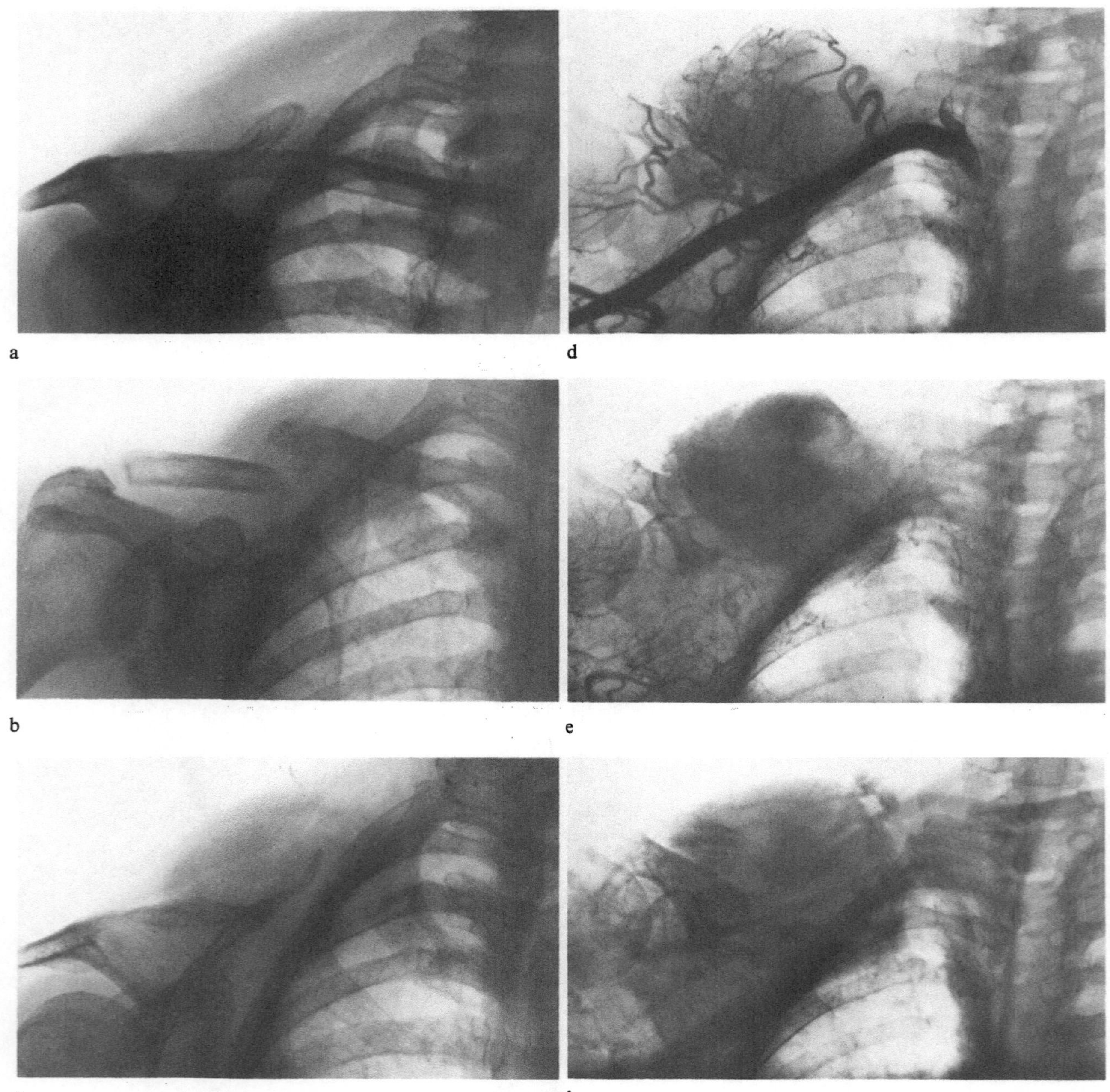

Abb. 115a–f. Plasmocytom der rechten Clavicula. (a) Schulteraufnahme rechts nach Prellung: Keine eindeutige knöcherne Verletzung. (b) Kontrollaufnahme 2 Monate später: Claviculafraktur im mittleren Drittel mit deutlicher Dislokation der Fragmente. Auflockerung der Knochenstruktur mit Auftreibung des proximalen Fragmentes und unregelmäßiger Begrenzung. Herabsetzung des Kalksalzgehaltes. Hühnereigroßer Weichteilschatten in Projektion auf die Fraktur. Pathologische Fraktur? (c) Kontrollaufnahme 8 Monate später: Nahezu vollständige Osteolyse der Clavicula. Der beschriebene weichteildichte Tumorschatten kommt in Kleinapfelgröße zur Darstellung. (d) Gegenstromangiographie der A. brachialis. Kontrastierung eines faustgroßen Tumors in Projektion auf die re. Clavicula. Versorgung vorwiegend von Ästen des Truncus thyreo-cervicalis (A. thyreoidea, A. transversa colli und A. subscapularis) und der A. cervicalis profunda. Zahlreiche pathologische Gefäßneubildungen. (e) Spätarterielle Phase: Kräftige, inhomogene Kontrastierung des Tumors. (f) Darstellung zahlreicher weitgestellter Venen aus dem Tumorgebiet

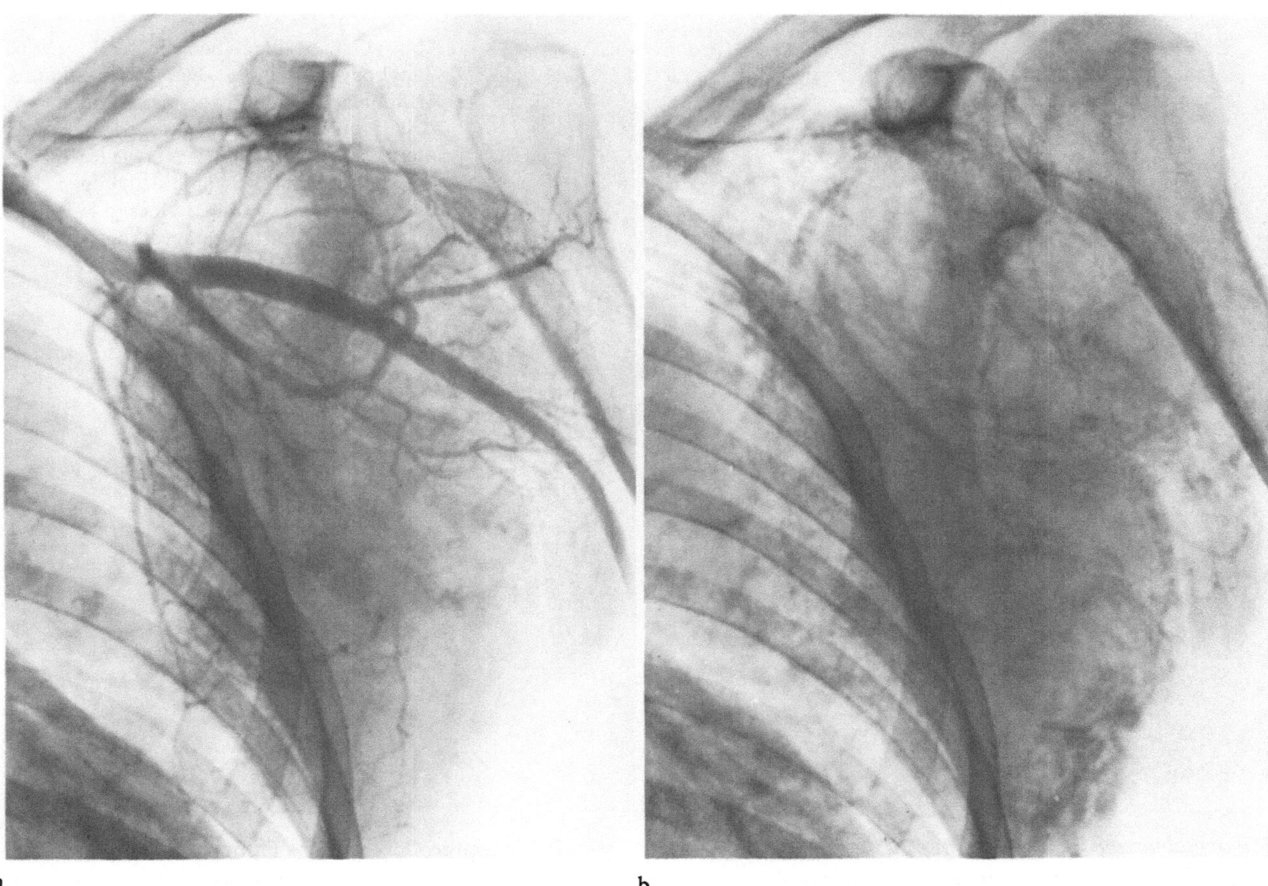

Abb. 116a–c. Reticulosarkom der linken Achselhöhle. (a) Katheterangiographie der linken A. subclavia. Gefäßverdrängung
durch den über faustgroßen Tumor nach cranial und lateral.
Versorgung des Tumors von Ästen der A. axillaris (A. thoraco-
acromialis, A. thoracica lateralis, A. subscapularis und A. circumflexa humeri anterior). Zahlreiche pathologische Gefäßneubildungen im Bereich der Axilla. (b) Venöse Phase: Kräftige
Kontrastierung des Weichteiltumors, inhomogen mit einzelnen
Blutseen. Darstellung pathologischer Venen am Rand.
(c) Armphlebographie: Kompression der V. axillaris durch den
Tumor mit erheblicher Abdrängung der Kollateralvenen

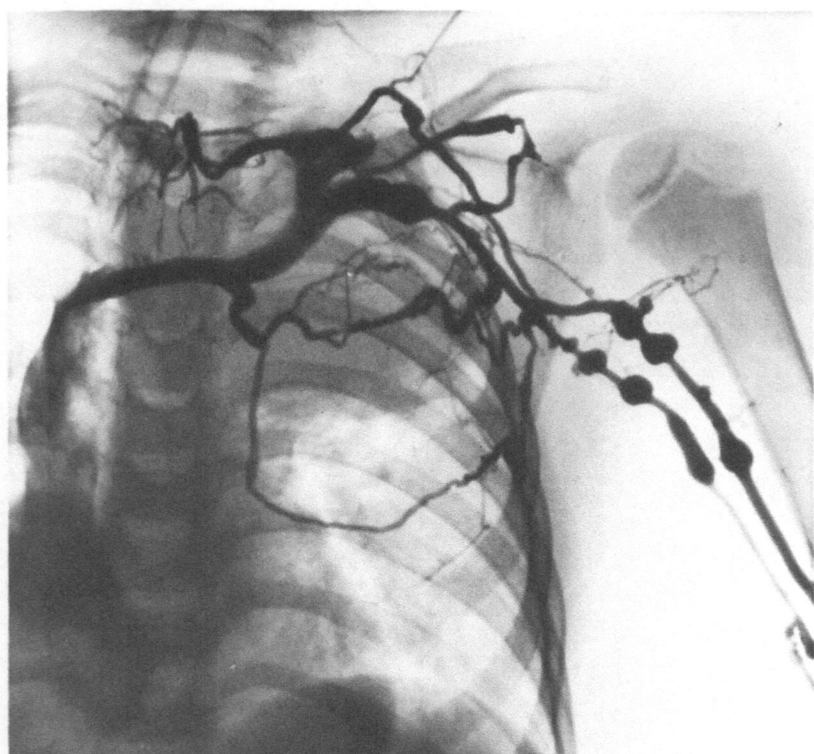

Hämangioblastom re. Becken (BEDUHN u.Mitarb., 1970):
Ausgedehnter osteolytischer Knochendefekt der rechten Beckenschaufel bei einem 11jährigen Mädchen. Kindskopfgroßer Tumorweichteilschatten mit Abdrängung der rechten Blasenwand. Starke Vascularisation des Tumors über Äste der A. iliaca interna mit multiplen pathologischen Gefäßen. Kräftige Tumoranfärbung in der Parenchymphase.

Lymphoblastisches Sarkom re. Hüftgelenk und Kniegelenk (CHVOJKA und DOLEZEL, 1974):
Reich vascularisierter, gut abgrenzbarer Tumor. Druckzeichen an kleinen umgebenden Gefäßen, arterio-venöse Kurzschlüsse.

Synovialsarkom (NÖGEL und MOCKWITZ, 1973):
Klinisch Schwellung des Gelenkes und umgebender Weichteile. Röntgenologisch Knochendestruktion meist erst bei fortgeschrittenem Tumorwachstum. Gelegentlich periartikuläre, scharf oder gelappt begrenzte, weichteildichte Verschattungen, gelegentlich mit strukturlosen Kalkeinlagerungen. Angiographisch: hypervascularisierter Tumor mit unregelmäßig konturierten Tumorgefäßen, Kontrastmitteldepots und vorzeitiger venöser Rückfluß.

Gangliocytoneurinom des oberen, hinteren Mediastinums (eig. Beobachtung) (Abb. 117): Totalverschluß der V. axillaris mit ausgedehntem Kollateralkreislauf.

Hämangiosarkom re. Oberschenkel (eig. Beobachtung) (Abb. 118):

Fast kindskopfgroßer derber Tumor in den medialen Weichteilen des proximalen li. Oberschenkels. Keine osteolytische oder destruktive Veränderung am Femur. Die kleinkindskopfgroße Geschwulst an der Innenseite des li. Oberschenkels wird von mehreren Ästen der A. femoralis superficialis et profunda gespeist. Die pathologischen Gefäße ziehen teils bogenförmig, teils geschlängelt um den Tumor herum. In der Parenchymphase kräftige Anfärbung des Tumors mit einzelnen Blutseen, über tumoreigene Venen wird das Kontrastmittel abtransportiert.

Polymorphzelliges Sarkom re. Kniekehle (eig. Beobachtung) (Abb. 119):
Wahrscheinlicher Ursprung des Tumors ist die Sehnenscheide. Klinisch findet sich eine fast faustgroße Geschwulst in der rechten Kniekehle. Im Angiogramm wird dieser Tumor von multiplen, aus der A. poplitea entspringenden Gefäßen gespeist, die z.T. netzartig den Tumor umziehen. In der Parenchymphase ist die Kapsel des Tumors kräftig angefärbt, während das Innere des Tumors

→

Abb. 118a–d. Hämangiosarkom re. Oberschenkel. (a) Femoralisarteriographie: Zahlreiche vorwiegend von der A. femoralis superficialis ausgehende, ernährende Arterien ziehen zu einem kindskopfgroßen Tumor an der Innenseite des Oberschenkels. (b) In der spätarteriellen Phase Darstellung multipler Gefäßneubildungen, besonders in den Randpartien des Tumors. (c) Capilläre Phase: Gute Abgrenzbarkeit des Tumors mit auffallend knäuelförmig angeordneten Gefäßen. (d) Venöse Phase: Kontrastmittelrückfluß über z.T. daumendicke Venen

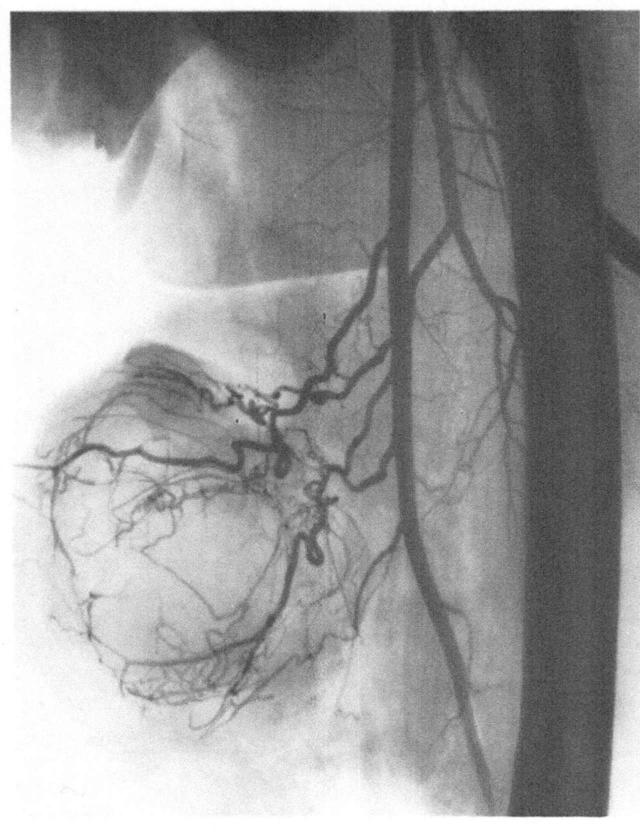
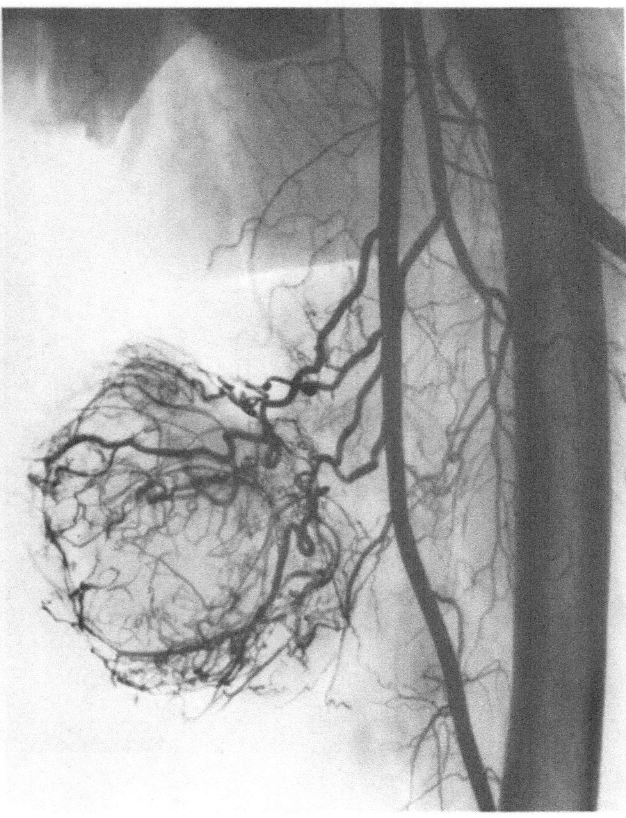

Abb. 118a

b

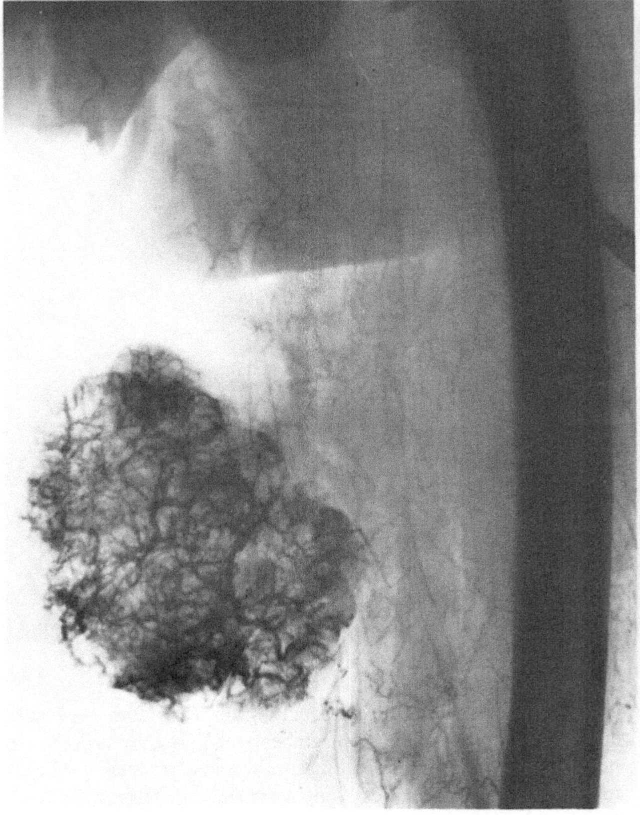
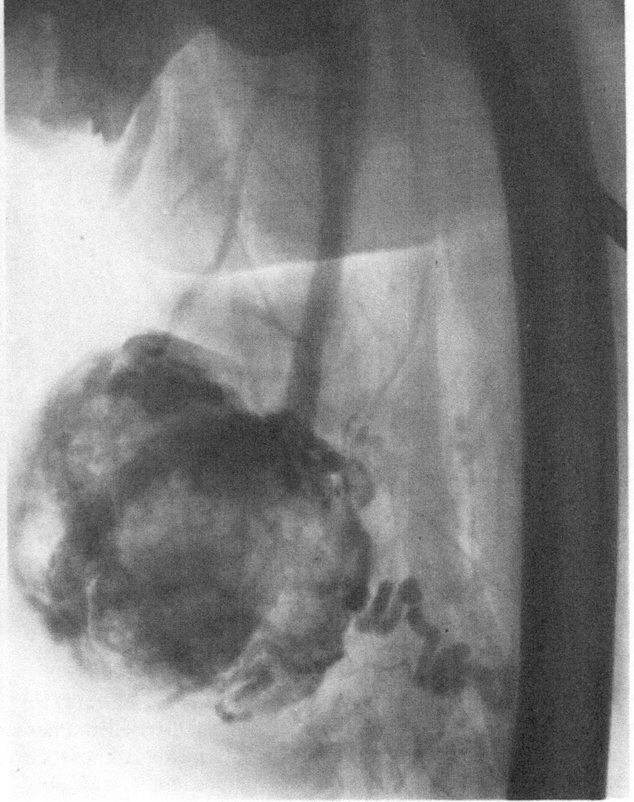

c

d

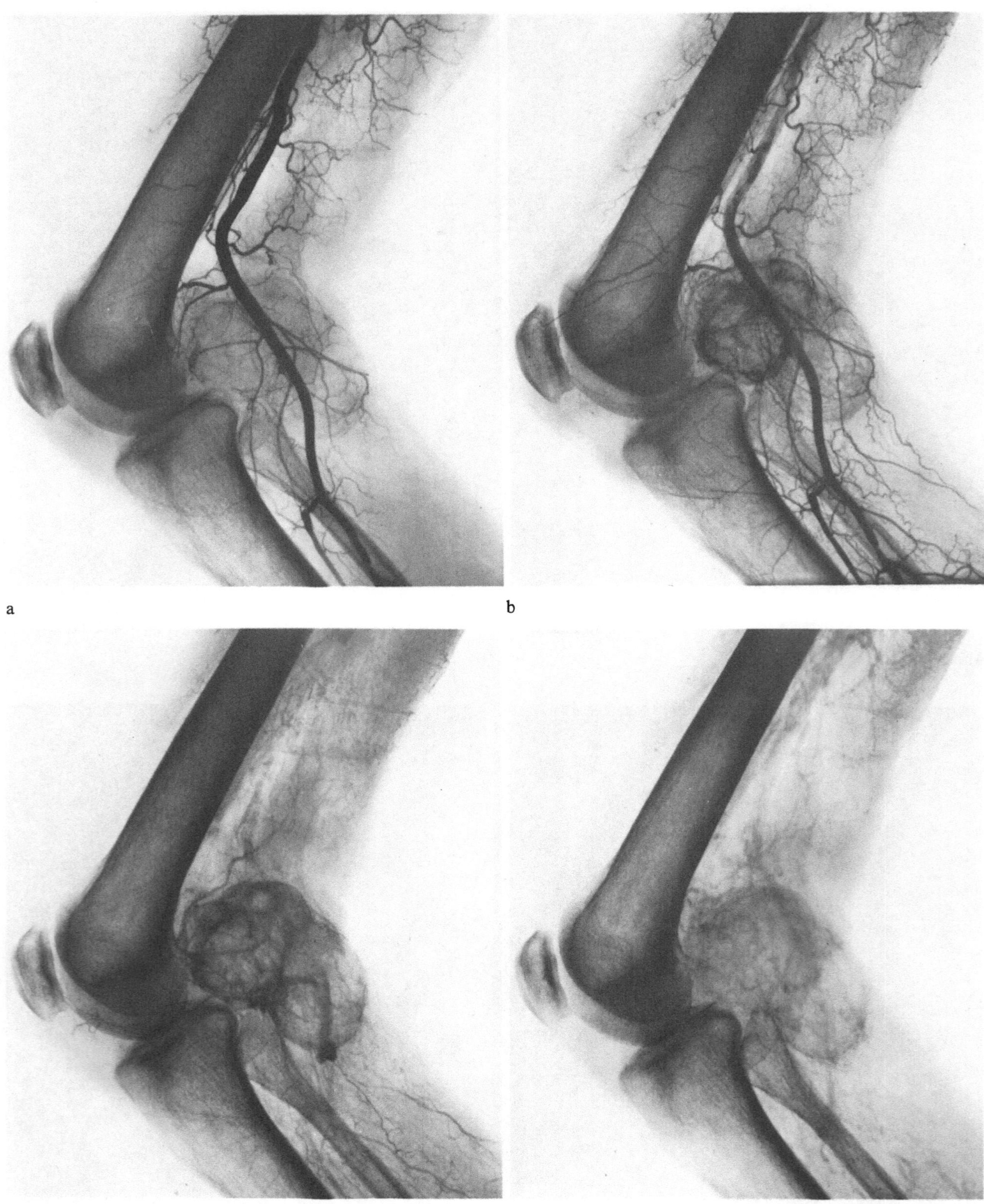

Abb. 119a–d. Polymorphzelliges Sarkom der Kniekehle. (a) Femoralisarteriographie: Schon in der frühen arteriellen Phase Darstellung zahlreicher zum Tumor in der Kniekehle hinziehender Äste. (b) Spätarterielle Phase: Der Tumor läßt sich als polyzyklisches Gebilde von über Faustgröße bereits gut abgrenzen. (c) Capilläre Phase: Inhomogene Kontrastierung des sich gut abhebenden Tumors, der sich vom Planum popliteum des Femur eindeutig abgrenzen läßt (klinisch bestand Verdacht auf osteogenen Tumor). Vorzeitige Füllung pathologischer Venen. (d) Venöse Phase: Persistenz des Kontrastmittels im Tumor. Kräftige Füllung der Venen

nur wenig Kontrastmittel speichert. Der gut abgekapselte Tumor ist vom Knochen zu differenzieren.

Myxochondroplastisches Sarkom der proximalen Tibiaepiphyse (eig. Beobachtung) (Abb. 120):
Im Bereich des Tibiakopfes und des vorderen Kniegelenkspaltes ist die Haut durch einen derben, im oberen Abschnitt weichen, doppelhandballengroßen Tumor vorgewölbt. Im Röntgenbild finden sich Destruktionen im Bereich der Tibia. Das Angiogramm zeigt multiple, den Tumor versorgende kleine Gefäße. In der Parenchymphase inhomogene Tumoranfärbung. Der Tumor nimmt die proximale Tibiaepiphyse und den Kniegelenkspalt ein.

Unterschenkelneurinom (CHVOJKA und DOLEZEL, 1974):
Einengung und Verlagerung der A. poplitea. In der Spätphase Hypervascularisation und unregelmäßige Endverästelung.

Riesenzelltumor am Epicondylus lat. humeri (eig. Beobachtung) (Abb. 121): (siehe auch FINKELSTEIN, 1975).
Aufgelockerte, verwaschene Knochenstruktur am Epicondylus lat. femoris. Zahlreiche pathologische Gefäße, inhomogene „Anfärbung" des Tumors mit unregelmäßiger Begrenzung. Erweiterte, pathologische Venen.

Maligner Riesenzelltumor dist. Fibulametaphyse bei 16jährigem Mädchen (DIETHELM u.Mitarb.):
Alle Malignitätssymptome einschließlich Tumor „anfärbung".

Glomustumor Mittelfingerendglied (eig. Beobachtung): (Abb. 124).
Sichelförmiger Knochendefekt an der Radialseite der Endphalanx. Mehrere, kleine, den Tumor versorgende akzidentelle Gefäße und kräftige Tumor „anfärbung".

Osteoid-Osteom (FINKELSTEIN, 1975):
Die Nativaufnahmen zeigen einen corticalisnahen „Nidus" mit reaktiver umgebender Sklerose. Im Arteriogramm kräftige Kontrastierung der osteolytischen Zone, die sich im Krankengut von LECHNER u.Mitarb. (1975) in allen 14 Fällen nachweisen ließ.

Osteomyelitis (CHVOJKA und DOLEZEL, 1974):
Weichteilschwellung in Oberschenkelmitte mit Temperaturen um 39°. Mottenfraßähnliche Knochenstruktur und unscharf begrenzte Compacta mit periostaler Schichtung. Angiographisch Abdrängung der A. femoralis superficialis, von der ein hypervascularisierter und das Periost ernährender Saum abstammt. Keine pathologischen Gefäße.

Chronische Femurosteomyelitis (KITTREDGE, 1970):
Knochenharte Schwellung des distalen Femur. Röntgenologisch Knochendestruktion mit subperiostaler Knochenneubildung. Angiographisch außer Gefäßverlagerung keine pathologischen Veränderungen.

In einer größeren Serie von 42 Femoralis- bzw. Axillaris-Arteriographien wurde im Krankengut von SKALDIN u. Mitarb. (1969) bei 23 Patienten der Röntgenbefund auch histologisch bestätigt. Osteosarkom, Chondrosarkom und

Tabelle 49. Extremitäten-Tumor. Lokalisation — eigenes Krankengut (n = 30 Tumoren)

Oberarm/Schulter	4 (13%)
Unterarm	1 (3%)
Oberschenkel	15 (50%)
Knie	3 (10%)
Unterschenkel/Fuß	7 (24%)

Ewing-Sarkom zeigten neugebildete Gefäße mit atypischer Architektur. Nach Radiotherapie kann es zur Änderung des angiographischen Befundes kommen. Auf die Neubildung und Erweiterung der peripheren Arterien machen MIKURIYA u.Mitarb. (1970) als wichtiges Malignitätszeichen bei peripheren Knochentumoren aufmerksam.

14. Das Angiogramm der Hand

Die Häufigkeit angiographischer Untersuchungen an der Hand entspricht keineswegs ihrer Bedeutung für das „Handeln" eines Menschen. Zweifellos gibt es eine große Anzahl von Erkrankungen, deren Lokalisation an der Hand typisch ist, so daß sich z.B. Chirurgen als Spezialgebiet die Hand gewählt haben und nur noch diese und ihre Erkrankungen behandeln.
Degenerative Veränderungen im Sinne der Arteriosklerose kommen viel weniger häufig vor als an der unteren Extremität, dafür stehen einige seltenere Symptome unter den Indikationen zur Angiographie.

14.1. Ischämie-Ursachen an der Hand

Tabelle 50. Organische Ischämie-Ursachen. (Nach POZNANSKI, 1974)

Organisch	Funktionell
1. Kollagenerkrankungen	
a) Sklerodermie	
b) Rheumatische Arthritis	
c) Polyarthritis	
d) Dermatomyositis	
e) Lupus erythematodes	
2. Trauma	
a) Hypothenarsyndrom	
b) Elektrische Verbrennung	
c) Frostbeule	
d) Hämodialyse-Shunts	
e) Andere	

(Fortsetzung auf S. 115)

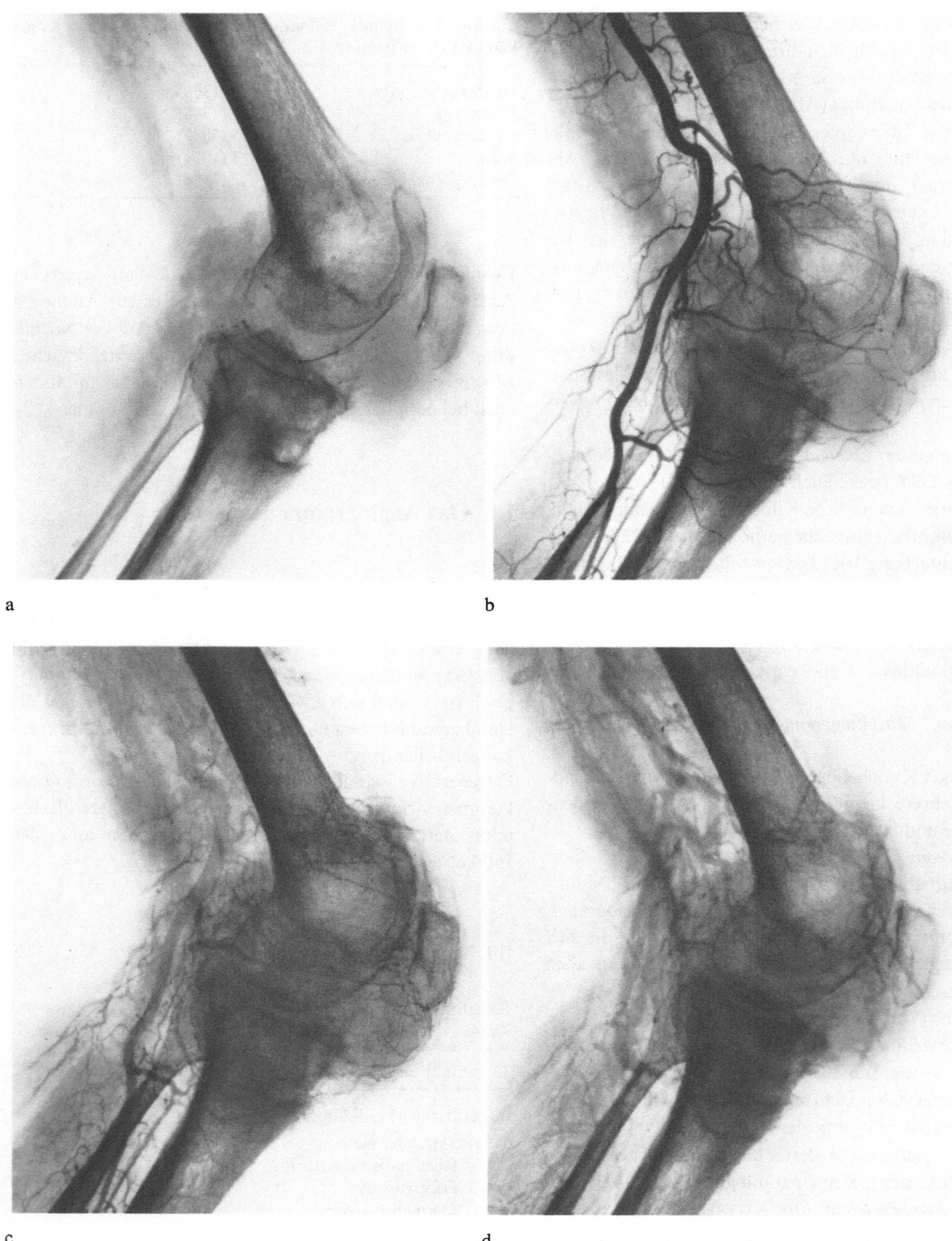

a

b

c

d

Abb. 120a–d. Myxochondroplastisches Sarkom der proximalen Tibiaepiphyse. (a) Seitliche Nativaufnahme: Ausgedehnte osteolytische Destruktion im Bereich des ventralen Tibiakopfes sowie der ventralen Kniegelenksanteile. Abhebung der Patella. Kalkminderung der dargestellten Skelettabschnitte. Abgrenzung eines weichteildichten Tumors ventral und dorsal des Kniegelenkspaltes. (b) Femoralisarteriographie: Kaliberkräftige A. femoralis superficialis et poplitea, aus der multiple, relativ kräftige Gefäße entspringen, die den Tumor versorgen. (c) Spätarterielle Phase: Darstellung multipler Tumorgefäße, die den Tumor teilweise bogenförmig umspannen. (d) Venöse Phase: Relativ gute Anfärbung des Weichteiltumors der die Patella nach cranial und vorne abdrängt. Zeitgerechter Rücktransport des Kontrastmittels

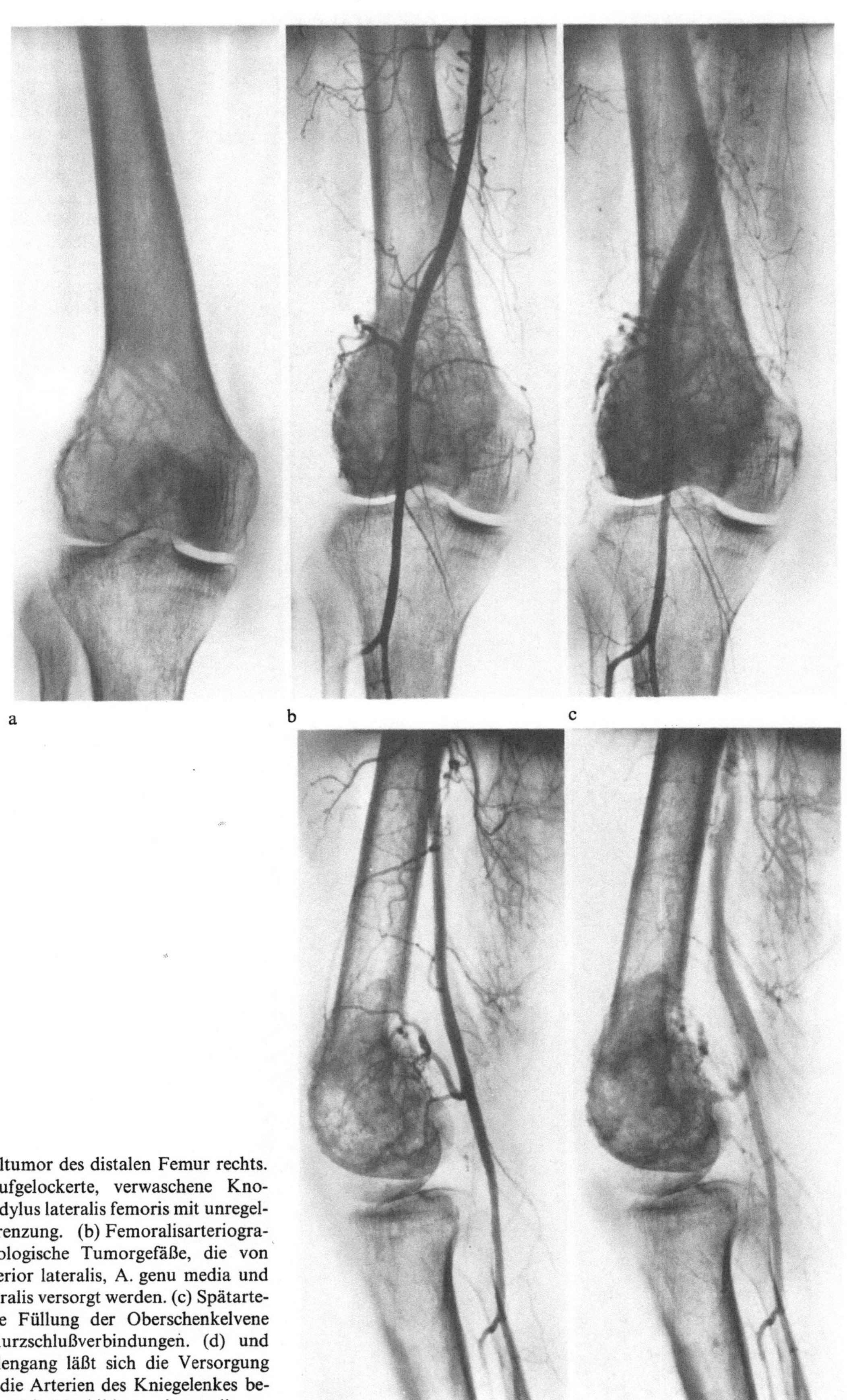

Abb. 121a–e. Riesenzelltumor des distalen Femur rechts. (a) Nativaufnahme: Aufgelockerte, verwaschene Knochenstruktur im Epicondylus lateralis femoris mit unregelmäßiger Corticalisbegrenzung. (b) Femoralisarteriographie: Zahlreiche pathologische Tumorgefäße, die von Ästen der A. genu superior lateralis, A. genu media und der A. genu inferior lateralis versorgt werden. (c) Spätarterielle Phase: Vorzeitige Füllung der Oberschenkelvene über arterio-venöse Kurzschlußverbindungen. (d) und (e) Im seitlichen Strahlengang läßt sich die Versorgung der Tumorgefäße über die Arterien des Kniegelenkes besonders gut nachweisen. Die Neubildung nimmt die gesamte Dicke des kniegelenksnahen Femurs ein

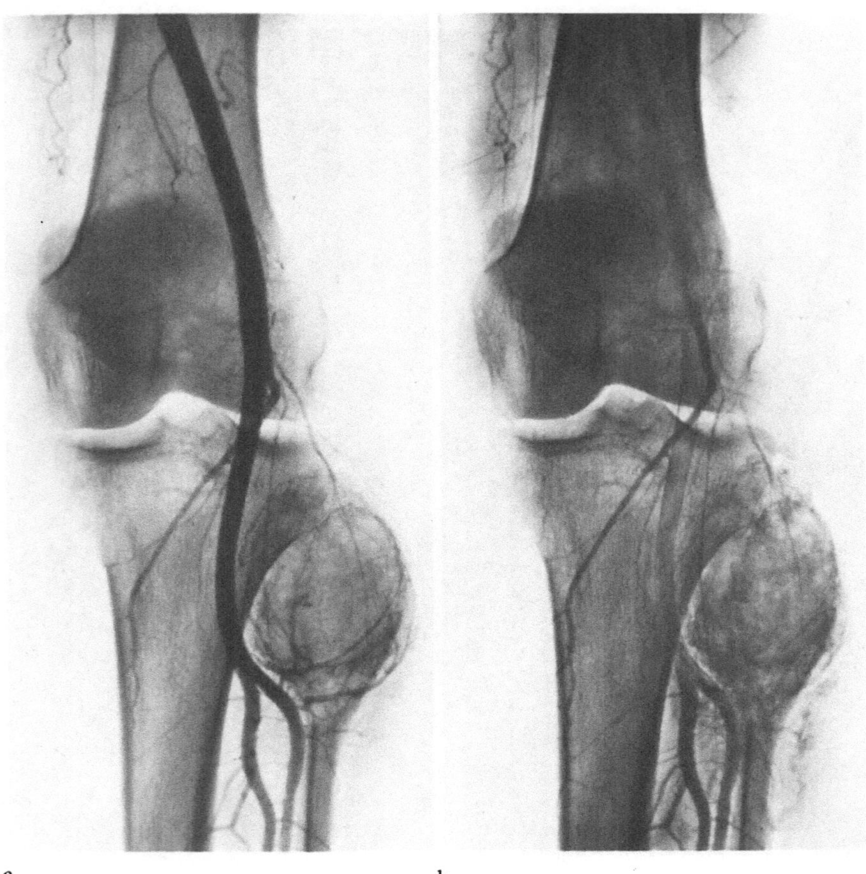

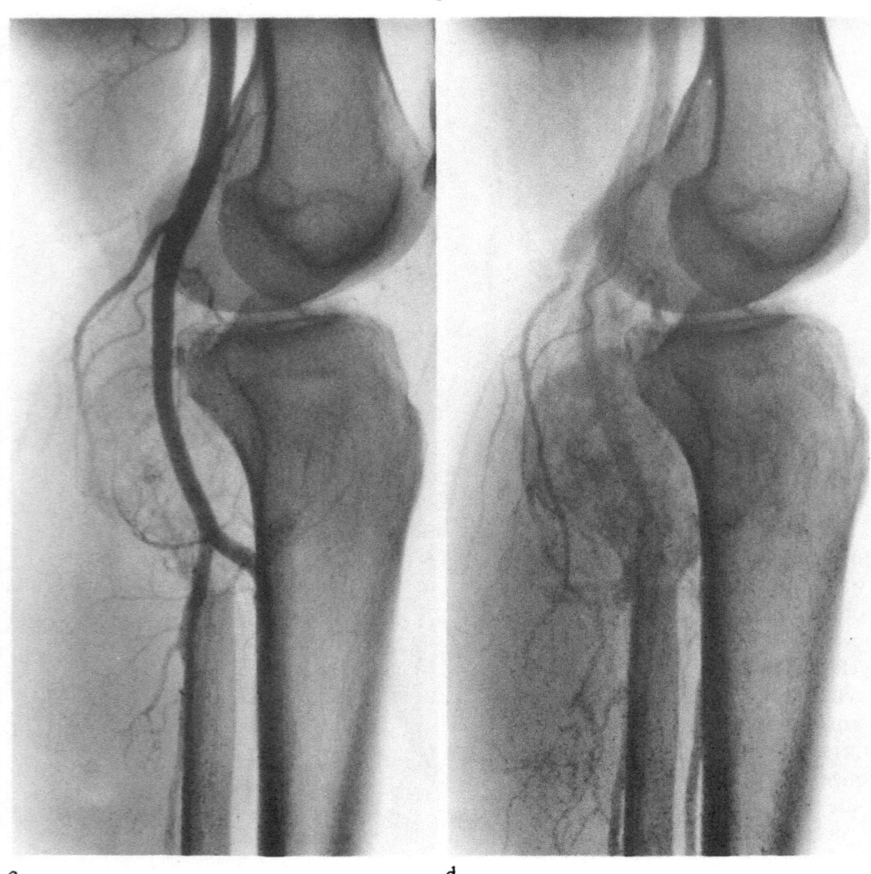

Abb. 122a–d. Maligner Fibuläköpf-
chentumor. (a) Femoralisarteriographie: Reich vascularisierter, gänseei-
großer Tumor des Fibuläköpfchens,
der von Ästen der A. genu inferior lateralis und A. recurrens tibialis posterior versorgt wird. Bogenförmiger
Verlauf der Gefäße um den cystisch
aufgetriebenen Fibulakopf. (b) Spätarterielle Phase: Vorzeitige Füllung
pathologischer Kapselvenen und inhomogene Kontrastierung des Tumors. (c) und (d) Seitlicher Aspekt.
Histologie: Osteoklastisches Sarkom

Tabelle 50 (Fortsetzung)

Organisch	Funktionell

3. Arterienerkrankungen
  a) Arteriosklerose
  b) Embolie
  c) Thrombangitis obliterans
  d) Neurovasculäres Kompres-
     sionssyndrom
4. Intravasculäre Blutgerinnung
  a) Polycythaemia vera
  b) Leukämie
  c) Thrombopenische Purpura
  d) Andere	

14.2. Angiographische Technik

Mehr noch als an den Arterien des Ober- und Unterarmes unterliegen die Handgefäße Spasmen; durch den Reiz der Punktion und des Kontrastmittels, kann es zur Verringerung der Fingerdurchblutung aufgrund neuraler Einflüsse oder durch Kälte kommen. Aus diesem Grunde wird immer eine gewisse Zahl von Brachialisarteriographien eine ungenügende Darstellung der Fingergefäße zeigen.

Zur Technik wird von den verschiedensten Autoren angegeben, die Hand warm zu halten (Decken, Wärmebeutel, Heizkissen, Heizplatte) oder aber unmittelbar vor der Kontrastmittelinjektion eine gefäßerweiternde Substanz vorzuspritzen (Priscol o.a., WILNER u.a., 1974). WEGELIUS (1972) empfiehlt die axilläre Plexusanaesthesie mit 20 ml Xylocain 0,5%ig. Der gleiche Autor punktiert unter lokaler Abstauung für 10 min in der Ellenbeuge die Arterie mit einer Kanüle von 1,2 mm Außendurchmesser und führt einen Teflonkatheter PE 205 ein. Injiziert werden pro Serie 15 ml Urografin 60%ig. Nach BOOKSTEIN (1974) bewährt es sich, 30 sec vor der Kontrastmittelinjektion 15 mg Tolazolin mit 10 ml physiologischer Kochsalzlösung intraarteriell vorzuspritzen, um auch die Fingerarterien gut sichtbar zu machen.

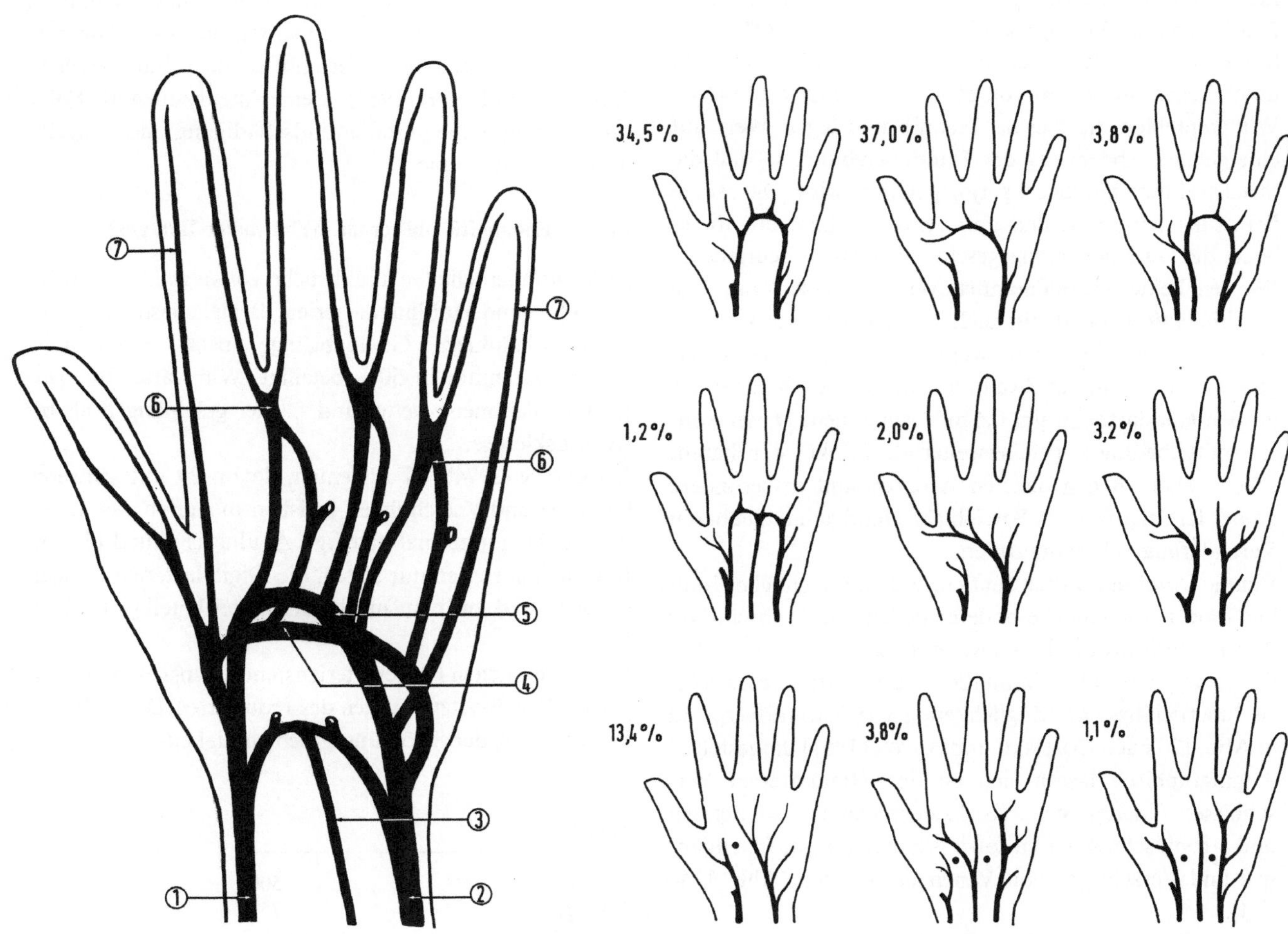

Abb. 123. Variationen der Anatomie des Hohlhandbogens nach COLEMAN u. ANSON (1961). *1* A. radialis; *2* A. ulnaris; *3* A. inter-ossea; *4* Arcus palmaris profundus; *5* Arcus palmaris superfic.; *6* Aa. digitales comm.; *7* Aa. digitales propriae

GÖBBELER u.Mitarb. (1974) empfehlen die Untersuchung
in Halothan-Lachgas-Narkose, bei gefährdeten Patienten
in Intubations-Narkose, evtl. sogar Neurolept-Narkose.
Sie punktieren die A. brachialis in der Ellenbeuge mit einer
'Seldinger-Kanüle PE 160 oder 205 gegen den Strom und
schieben die Seldinger-Nadel möglichst weit in das Gefäßlumen vor. Zur Injektion kommen 20–30 ml Angiografin
und je nach Pulsqualität und klinischem Befund werden
Aufnahmen bis zu 30 sec nach Injektionsbeginn angefertigt.

Als „*stress-arteriography*" bezeichnet MACKINTOSH (1974)
die Verbesserung der arteriographischen Gefäßdarstellung
an den Extremitäten nach Bewegungsübungen bis zum Ein-
setzen des Ischaemieschmerzes.

Wesentlich angenehmer werden unsere Patienten die von
ZEITLER (1975) erneut aufgegriffene Darstellung von Digitalarterien nach *oraler Alkoholgabe* begrüssen. Leider gibt
der Autor nicht an, wieviel „Aquavit, Cognac, Korn o.ä."
den zu Untersuchenden verabfolgt wird, nachdem die retrograde Punktion der Arterie erfolgt ist.

Gelingt die Injektion in die A. brachialis nicht, so ziehen
diese Autoren die selektive Katheterarteriographie von einer Femoralarterie vor (50 ml Kontrastmittel in 2,5 sec).
Die Aufnahmen erfolgen am besten auf einem AOT-Blatt-
filmwechsler (Elema-Schönander) Format 35 × 35 cm
unter Belichtungsdaten von etwa 55 kV und 9–12 mAs.
Wir empfehlen die gleiche Technik und legen Wert auf
eine genaue Abdeckung der Handumgebung, so daß die
Streustrahlung möglichst gering gehalten wird. Die exakte
Erfassung der arteriellen und venösen Phase erlaubt es
auch, die Durchströmungsgeschwindigkeit zu beurteilen.
Werden keine Vasodilatantien verwendet, so kann eine
Zweitinjektion 10–20 min nach der ersten Kontrastmittelapplikation vorgenommen werden. WEGELIUS (1974) hat
gezeigt, daß bei dieser Zweituntersuchung die Kaliber der
großen Handarterien um 0,4 mm zunähmen. Dieser kontrastmittelbedingte, gefäßerweiternde Effekt ist bekannt,
scheint aber an den distalen Arterien und insbesondere
an der Kreislaufzeit im Bereich der Hand keine meßbaren
Veränderungen hervorzurufen.

Für die Durchblutung ist die tiefe und oberflächliche Hohlhandbogen von ganz besonderer Bedeutung; während der
Arcus volaris profundus im wesentlichen von der A. radialis versorgt wird, übernimmt die A. ulnaris den Arcus volaris superficialis. Die Möglichkeiten von Variationen sind
in Abb. 123 nach COLEMAN und ANSON (1961) dargestellt.
Angiographisch lassen sich an den Handarterien Verschlüsse, Einengungen, Korkziehergefäße, Kollateralen
und atrophische Arterien sowie Verlagerungen, Einengungen und Verschlüsse von Venen nachweisen (Abb. 124–
134).

Im Krankengut von GÖBBELER u.Mitarb. (1974) stand die
Endangitis obliterans (14) mit der Arteriosklerose (8) und

Sklerodermie (6) an der Spitze der zur Handangiographie
führenden Erkrankungen (Gesamtzahl 37).

Indikationen zur Arteriographie der Hand im Säuglings-
und Kindesalter sind selten. Sie kommen vor allem in Betracht vor plastischen Operationen zur Aufstellung optimaler Operationspläne (KONTOR u.Mitarb., 1970).

14.3. Angiographische Pathomorphologie

14.3.1. Arteriosklerose

Verschlüsse und Stenosen bereits an den Unterarmarterien,
am Hohlhandbogen und an den Digitalarterien, Gefäßschlängelung, arteriosklerotische Plaques und Intimaver-
dickung, nicht selten Kalkeinlagerungen im Bereich der
Mittelhandarterien (Abb. 127–131). Häufig auch an Fingerarterien, ohne klinische Symptome, da abundante Kollateralisation. Praktisch nur Befall der Subclavia klinisch
wichtig!

14.3.2. Periarteriitis nodosa

Nach LAWS (1963) 3 Fälle mit abrupten Gefäßverschlüssen
und guter Kollateralisation. BOOKSTEIN hat 1974 Aneurysmen mit Stenosen und Verschlüsse in 1 Fall gesehen.
SCHMIDT und LUDIN (1969): kleine Aneurysmen als Folge
einer rheumatischen Gefäßwandschädigung oder langjäh-
riger Steroidtherapie.

14.3.3. Endangitis obliterans (Winiwarter-Buerger)

Diskontinuierliche Gefäßabbrüche vorwiegend an den In-
terdigital- und Hohlhandarterien, Begleitspasmen, rarefi-
ziertes Gefäßnetz, Gefäßabgänge meist rechtwinklig.
Obere Extremität in 50% beteiligt. Winiwarter-Buerger-
Kollateralen meist weiter und stärker geschlängelt als bei
Arteriosklerose.

BOOKSTEIN (1974): 31 Patienten, davon 29 mit schweren
Stenosen und Verschlüssen meist in mehreren Bereichen.
A. radialis nur einmal beteiligt, A. ulnaris elfmal (!). Die
Interdigitalarterien nur selten, die Digitalarterien in mehr
als 90% und zwar im mittleren Drittel beteiligt (Tabelle
51).

Neben deutlichen Fingerarterienstenosen insgesamt enggestelltes Gefäßsystem, wegen des reduzierten Durchflusses.
Erniedrigung der Strömungsgeschwindigkeit.

Tabelle 51

Daumen	50%
2. Finger	75%
3. und 4. Finger	80–90%
5. Finger	20%

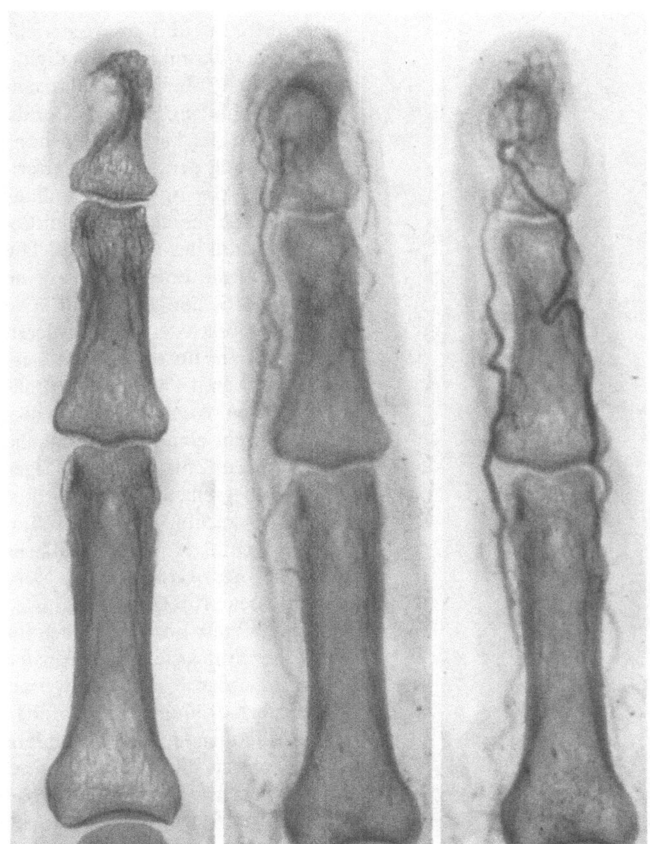

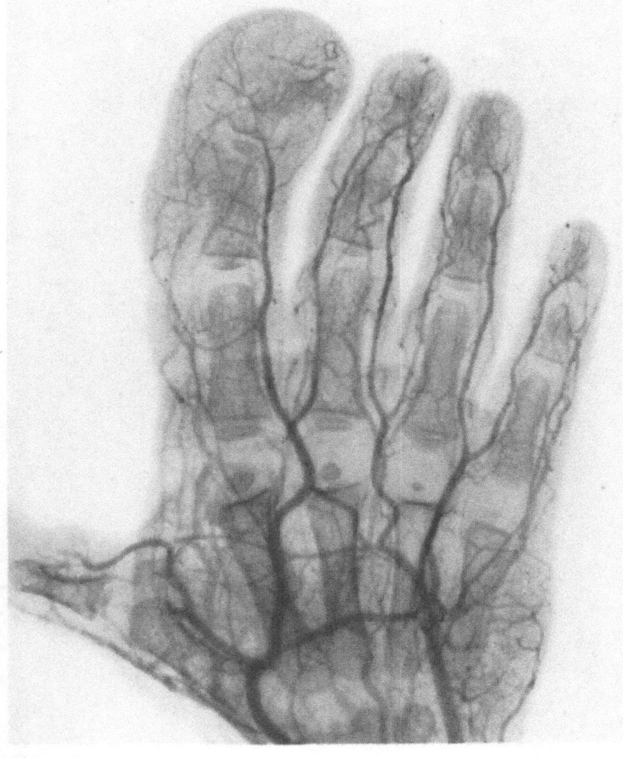

Abb. 125

Abb. 124a   b   c

Abb. 124a–c. Glomustumor am Mittelfingerendglied. (a) Nativaufnahme: Sichelförmige Usur an der radialen Seite des distalen
Endgliedes. 65jährige Patientin, die seit über 10 Jahren heftige
Schmerzen im rechten Mittelfinger verspürt. Langjährige Behandlung wegen Schulter-Arm-Syndrom. (b) Brachialisarteriographie: Trotz des enggestellten Arteriensystems lassen sich
mehrere kleine, den osteolytischen Bezirk versorgende, arterielle
Gefäße abgrenzen. (c) Capilläre Phase: Zarte Kontrastierung
des Tumors

Abb. 125. Partieller Riesenwuchs. Radialisarteriographie: Verstärkte Vascularisation des hypertrophierten Mittel- und Endgliedes des Zeigefingers. Keine arterio-venösen Kurzschlußverbindungen, keine Angiome

Abb. 126. Kongenitale a.v.-Fistel des 3. und 4. Fingerstrahls.
Brachialisarteriographie: Weitstellung und Schlängelung der
A. radialis et ulnaris, des Hohlhandbogens und der Interdigitalarterien III und IV. Bereits in der arteriellen Phase Übertritt
des Kontrastmittels in das venöse System. Auffallend starker
Gefäßreichtum im 3. und 4. Fingerstrahl, unter Ausbildung zahlreicher Gefäßknäuel

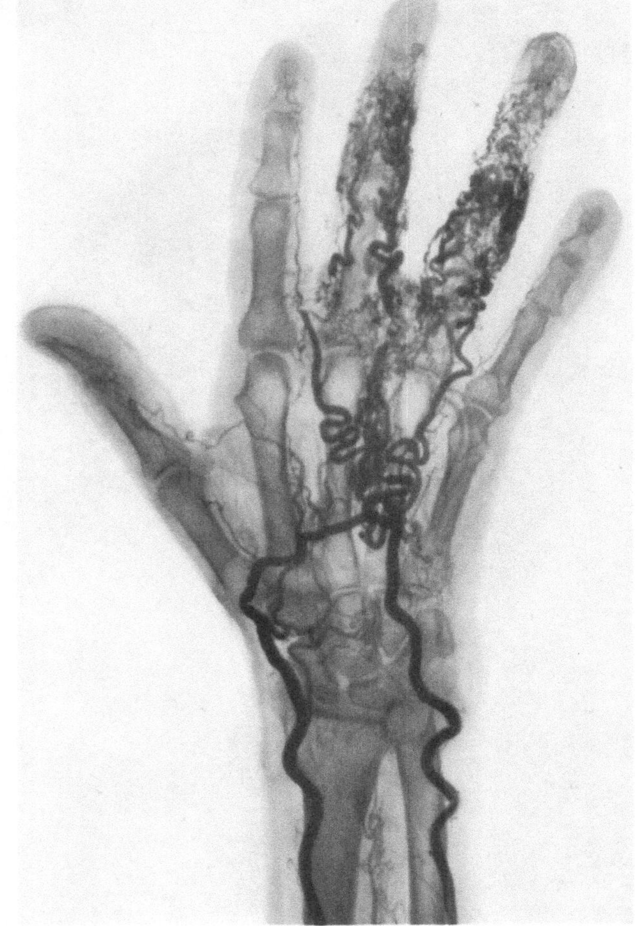

Abb. 126

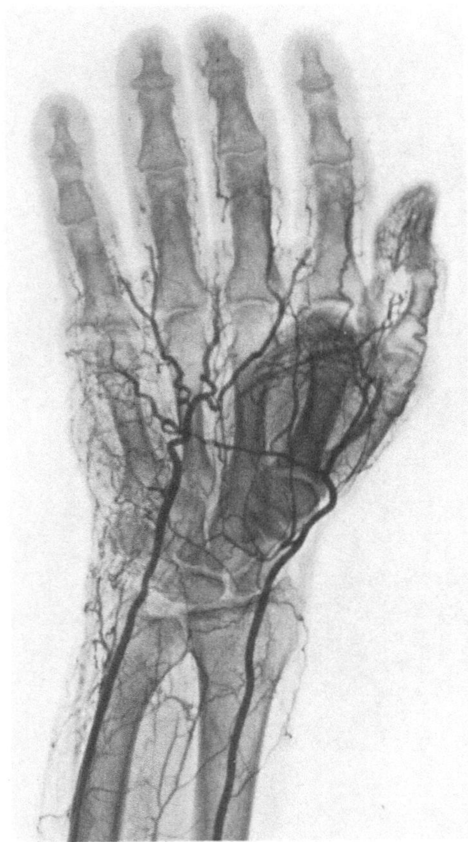
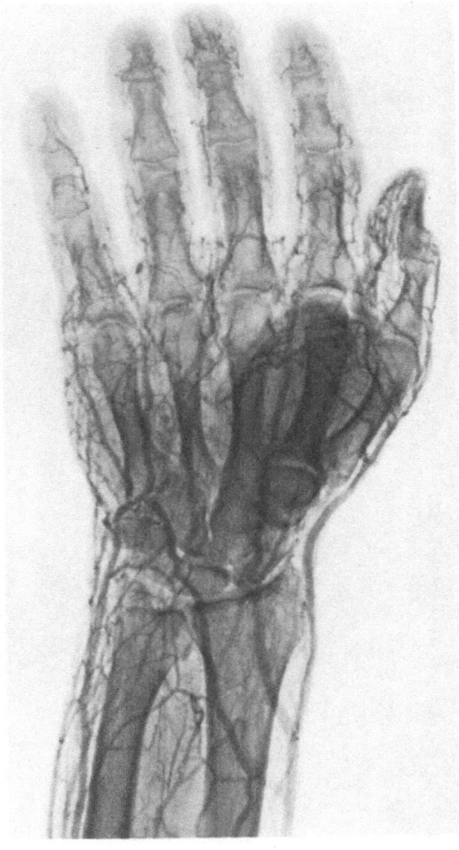

Abb. 127a   b

Abb. 127a und b. Arterielle Verschlußkrankheit vom digitalen Typ. (a) Bei der Axillarisangiographie zeigt sich eine Gefäßvariante. Es besteht eine hohe Aufteilung der Unterarmarterien mit Abgang der A. radialis aus der A. brachialis im mittleren Drittel des Oberarmes. Die Unterarmarterien weisen eine mäßige Schlängelung auf. Die A. interossea zeigt im mittleren Drittel eine unregelmäßige Aussparung mit Wandunregelmäßigkeiten. Auch im Arcus volaris besteht eine kleine längliche Aussparung mit unregelmäßiger Wandbegrenzung und subtotalem Verschluß des Gefäßes. Die Digitalarterien sind alle in Höhe des Grundgliedes verschlossen. (b) In der spätarteriellen Phase kommt es über ein ausgedehntes Gefäßnetz feinster Kollateralen zur teilweisen Wiederauffüllung der peripheren digitalen Gefäße. Besonders schlecht ist die Vaskularisation am kleinen Finger. Der venöse Rücktransport des Kontrastmittels ist unauffällig

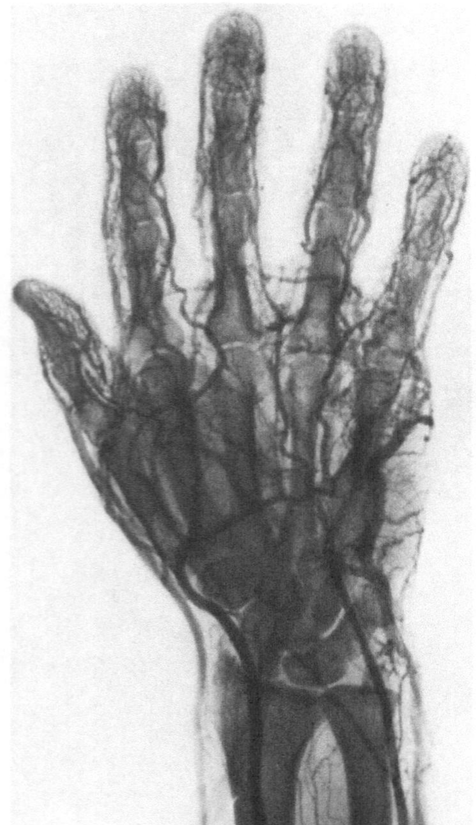
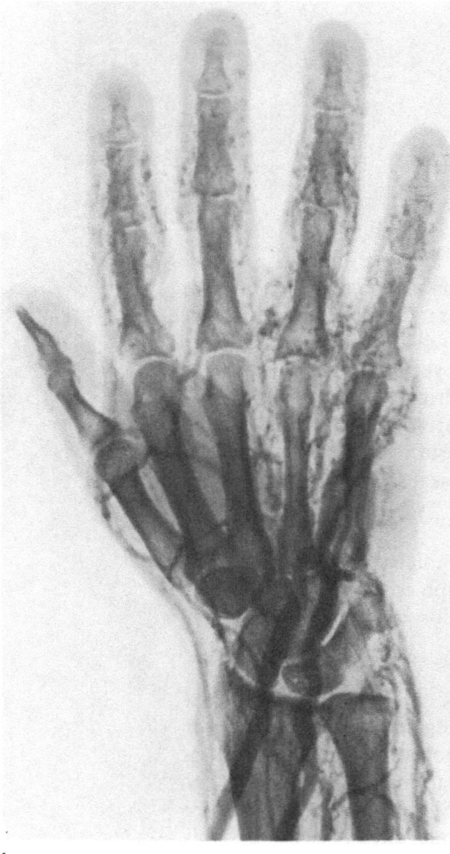

Abb. 128a   b

Abb. 128a und b. Digitale Verschlußkrankheit mit Phlebektasien. Brachialisarteriographie. (a) In der spätarteriellen Phase segmentärer Verschluß im proximalen Drittel der ulnaren Digitalarterie IV, daneben umschriebene Stenosen an mehreren Digitalarterien (Pfeile). (b) Venöse Phase: Darstellung zahlreicher Phlebektasien im Bereich der Digital- und Interdigitalvenen

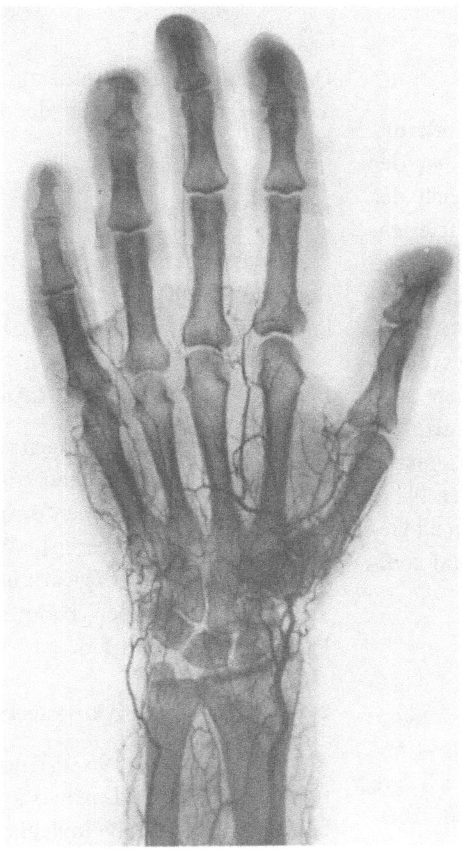

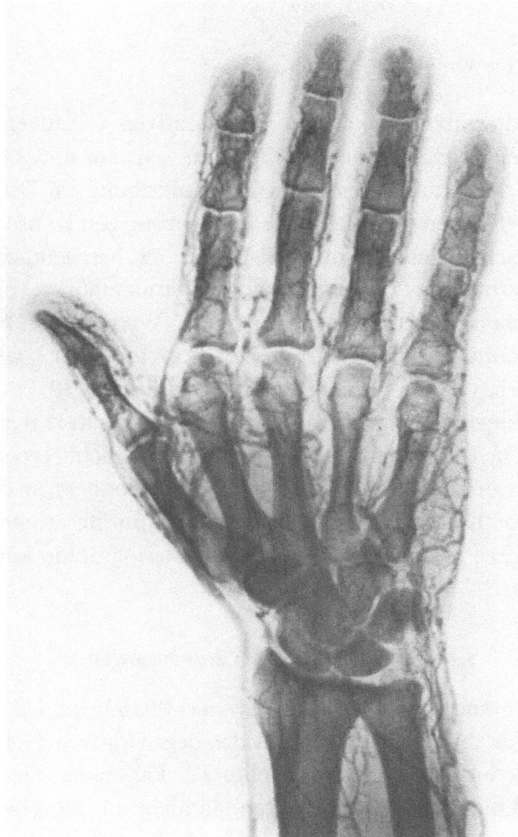

Abb. 129

Abb. 130

Abb. 129. Nahezu symmetrischer Verschluß der A. ulnaris et radialis in Höhe des Handgelenkes. Die A. ulnaris ist in Höhe des Ellengriffelfortsatzes verschlossen, während sich die A. radialis bis an die Basis des Metacarpale I füllt. Über ein sehr feines Kollateralnetz füllt sich der recht zarte Arcus volaris nur auf der radialen Seite an. Aus ihm entspringt lediglich eine Interdigitalarterie. Alle übrigen Interdigitalarterien und die Fingerarterien sind verschlossen. Hingegen erkennt man ein recht enggestelltes, an den Fingern spärliches Kollateralnetz, daß die Phalangen nur ungenügend durchblutet. Der Kalksalzgehalt der Phalangen ist mäßig herabgesetzt. Die Knochenstruktur erscheint etwas verwaschen. Das Angiogramm könnte auch zu einer Sklerodermia progressiva passen

Abb. 130. Die Spätphase der Brachialis-Arteriographie demonstriert die starke Schlängelung der Digitalarterien mit den kräftigen Kollateralkreisläufen bei Digitalarterienverschlüssen, die zu einer mangelnden Durchblutung der Fingerbeeren insbesondere der Finger 3–5 geführt hat

Abb. 131. Durchblutungsstörungen nach Oberarmfraktur bei einem 75jährigen Patienten mit Sudeckscher Dystrophie. Thorban hat mit kapillarmikroskopischen und histologischen Untersuchungen nachgewiesen, daß es durch das Unfalltrauma — neben der Fraktur — zu einer partiellen Nervenschädigung kommen kann, die in erster Linie der Grund für die Durchblutungs- und Permabilitätsstörungen ist. Die Durchblutungsänderung betrifft lediglich die Endstrombahn und führt in diesem Bereich zu Gefäßveränderungen, wie sie für die Endangitis obliterans typisch sind. Die Brachialis-Arteriographie zeigt neben derartigen Gefäßveränderungen gleichzeitig eine Phasenverschiebung in der Füllung der A. ulnaris und radialis. Auffallend ist auch die Kalksalzarmut mit der verwaschenen Knochenstruktur im Bereich des Handgelenkes und der Hand

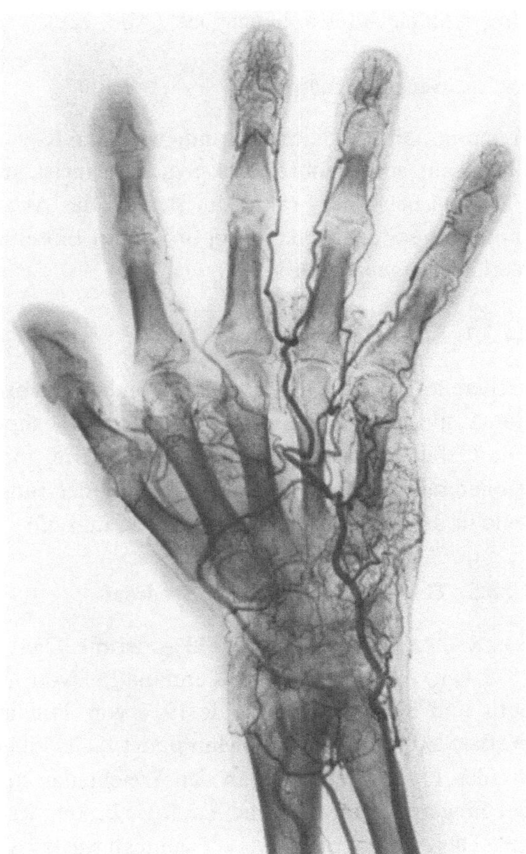

Abb. 131

14.3.4. Chronische Polyarthritis

Altersabhängigkeit der degenerativen Gefäßveränderungen, jedoch keine Beziehung zu Schwere und Dauer der Erkrankung, vermehrte Gefäßanfärbung im Bereich der befallenen Gelenke sowie Verlagerung von Kapselarterien, leicht beschleunigte Kreislaufzeit, wahrscheinlich infolge vermehrter, funktionierender arterio-venöser Verbindungen im Bereich der Fingerspitzen (WEGELIUS, 1974; Beobachtungen an 52 Patienten). BOOKSTEIN (1974), LAWS u. Mitarb. (1963): Arterienstenosen bei 26 von 38 Fällen. Alle Finger beteiligt, unabhängig von der Schwere der arthritischen Veränderungen. Häufig Kollateralen. Hyperämische Bezirke bei 22 von 37 Patienten besonders in der Nähe von Knochenläsionen oder Synovialproliferationen an Gelenken oder Sehnenscheiden. Arteriographie kaum indiziert.

14.3.5. Vibrationsbedingte Veränderungen

Veränderungen wie bei Raynaud-Phänomen, jedoch keine Beziehung zur Häufigkeit der degenerativen Gefäßveränderungen (WEGELIUS stellte 66 Patienten, die schwere Handarbeit geleistet hatten, 40 nicht mit der Hand arbeitenden gegenüber: Bei den Handarbeitern traten degenerative Veränderungen im gleichen Umfang wie bei der anderen Gruppe auf, doch etwa 20 Jahre früher und zeigten eine parallele Altersabhängigkeit) (Abb. 128).

14.3.6. Sudeck-Syndrom

Arteriographisch gleiche Befunde wie beim Raynaud-Syndrom, nur sind beim Sudeck-Syndrom meist auslösende Faktoren bekannt: Fraktur im Bereich des Armes, vasomotorische Störungen, Osteoporose und Einseitigkeit der Veränderungen (Abb. 131).

14.3.7. Sklerodermie

Generelle Einengung der Gefäßstrombahn, vornehmlich der A. ulnaris mit Fehlen des Arcus volaris superficialis. Die Gefäße verdämmern in der Peripherie, meist keine Kollateralen, sehr schwache Anfärbung der Fingerweichteile in der Parenchymphase (Abb. 54 und 55).

14.3.8. Thibièrge-Weissenbach-Syndrom

Sonderform der progressiven Sklerodermie. Diese erstmals 1878 von WEBER erwähnte Kombination von Calcinosis cutis und Sklerodermie wurde 1911 von THIBIÈRGE und WEISSENBACH beschrieben. Man findet Kalkeinlagerungen in allen Fingerbeeren und in den Weichteilen im Bereich der Fingergelenke. Über die Ätiologie besteht keine Klarheit. Das Arteriogramm weist — ähnlich wie bei Sklerodermie — eine gleichmäßige Einengung der Strombahn auf.

Die Arterien sehen drahtartig aus und ihre Füllung verdämmert fadenförmig in der Peripherie (BEDUHN, 1968) (Abb. 134).

14.3.9. Dermatomyositis

LAWS u. Mitarb. (1963): In 1 Fall Digitalverschlüsse. BOOKSTEIN (1974): 1 Patient normales Arteriogramm, 1 Patient Verschlüsse der Digitalarterien.

14.3.10. M. Raynaud und Raynaud-Syndrom

Bei spastischen Einengungen und Verschlüssen vornehmlich im Bereich der Metacarpalia I–III und V reduzierte Parenchymphase (haubenförmige Aussparung aller oder vereinzelter Fingerbeeren). Wechsel des Befundes bei Zweitinjektion, nach Erwärmung der Hand, Injektion von Vasodilatantien oder Halothannarkose (MÜLLER u.a., 1974) (Abb. 52 und 53).

14.3.11. Berufliche Akroosteolyse

WILSON u. Mitarb. (1967): Knochenresorption, Fingersteifigkeit und Raynaud-artiges Syndrom bei 31 von 3000 Arbeitern in einer Polyvinylchloridfabrik. Arteriographisch unspezifische Hypervascularisation.

14.3.12. Neurofibromatose

Nach GÖBBELER u. Mitarb. (1974) finden sich vermehrte Schlängelung, Erweiterung und Elongation der Arterien, daneben Verdickung der befallenen Weichteile mit Auftreibung von Knochen im Bereich der Epiphysen. An den Veränderungen können sich Venen und Lymphgefäße beteiligen.

14.3.13. Myositis ossificans mit digitaler Ischämie

Posttraumatische Myositis mit Ischämie-Syndrom der ulnaren Finger wurde 1974 von DUNCAN beschrieben. Arteriographisch Engstellung der A. ulnaris. Hypervascularisation im Bereich der Myositis, mehrere Gefäßverschlüsse der volaren Mittelhandarterien. Inkomplette Darstellung des oberflächlichen und tiefen Hohlhandbogens und Ansammlung von Kontrastmittel in der venösen Phase mit Venenverschlüssen in der Umgebung der auf dem Übersichtsbild erkennbaren Verkalkungen.

14.3.14. Hypothenar-Hammer-Syndrom

CONN u. Mitarb. (1970): Wiederholtes Trauma kann die A. ulnaris verletzen und zur Thrombose unter dem Ligamentum carpi volare führen. Karatekämpfer! Die Arterie verläuft über dem Hamulus ossis hamatis und ist nur wenig von Gewebe bedeckt. Arteriographisch: Stenose, Ver-

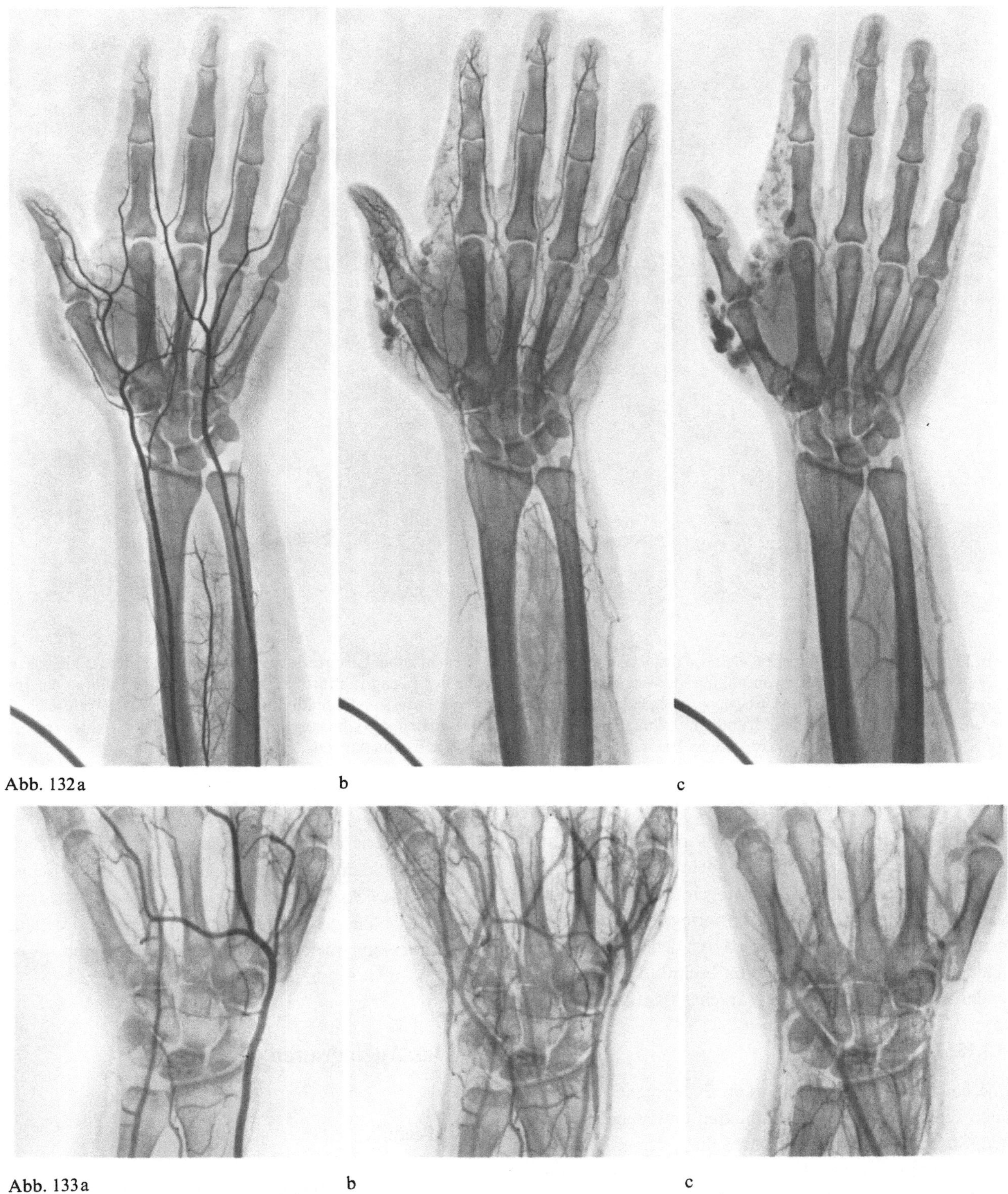

Abb. 132a   b   c

Abb. 133a   b   c

Abb. 132a–c. Weichteilangiome der Hand. Brachialisarteriographie. (a) Im früharteriellen Bild bereits verstärkte Vascularisation im 1. und 2. Fingerstrahl bei mäßiger Hypertrophie der Weichteile und des Skeletts. (b) Multiple, rundliche, angiomatöse Gebilde in den Weichteilen des 1. und 2. Fingerstrahls. (c) Kontrastmittelpersistenz in den Angiomen über die venöse Phase hinweg

Abb. 133a–c. Lunatum-Hämangiom. Brachialisarteriographie. (a) Gitterförmige Struktur und umschriebene Sklerosierung des Os lunatum; unauffällige früharterielle Phase. (b) Spätarterielle Phase mit Einsprießen winziger Gefäße in das bienenwabenartig umgebaute Lunatum. (c) Spätphase: Zarte Kontrastierung des Lunatum

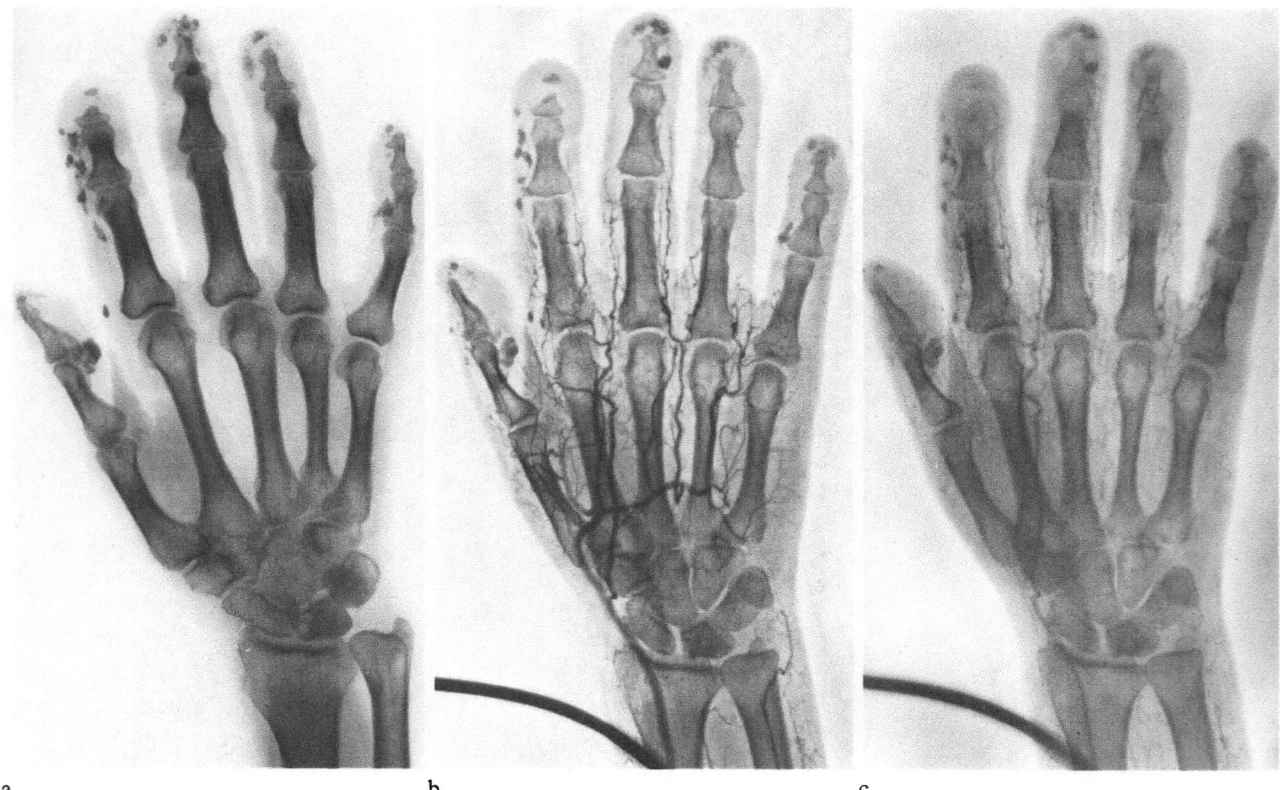

a   b   c

Abb. 134a–c. Akroosteolyse mit Calcinose der Weichteile (Thibièrge-Weissenbach). (a) Nativaufnahme der rechten Hand: Kalkeinlagerungen in den Weichteilen vorwiegend der Fingerbeeren, aber auch entlang des Grund- und Endgliedes des 2. und 5. Fingers. Ausgeprägte Akroosteolyse besonders am Zeigefinger. (b) Brachialisarteriographie: Verschluß der A. ulnaris in Höhe des Ellengriffelfortsatzes. Unvollständige Füllung der Interdigitalarterien. Fadendünne Digitalarterien mit zahlreichen Verschlüssen. (c) Über zarte Kollateralen insuffiziente Versorgung der Endphalangen

schluß oder Aneurysma der A. ulnaris meist am Hamulus. Bei bestehenden Symptomen meist mehrere Inter- und Digitalarterien, oft aber auch Volarbogen befallen.

Besondere Bedeutung erhält die Arteriographie der Hand nach schwerer Quetschverletzung durch den Nachweis von Gefäßabrissen. Das Arteriogramm beeinflußt in entscheidender Weise das chirurgische Vorgehen (RAHMEL, 1970).

14.3.15. Erfrierung

Innerhalb von Minuten kann es im Experiment nach Auftauen zu Thrombosen von Capillaren und Venolen kommen. Stunden nach dem Auftauen fließt der größte Blutstrom durch präcapilläre Shunts. Arteriographisch (BOOKSTEIN, 1974) Strömungsgeschwindigkeit reduziert und Verschlüsse mehrerer Digitalarterien.

14.3.16. Embolie

Die unregelmäßige Anordnung von Verschlüssen im Bereich der Mittelhand und proximalen Digitalarterien ohne oder mit spärlich ausgebildetem Kollateralkreislauf bei intakter Peripherie muß im Zusammenhang mit plötzlich auftretenden Schmerzen in erster Linie den embolischen Verschluß berücksichtigen. Hauptursache sind Aneurysmen in der Nähe des Aortenbogens, seltener im Verlauf der A. brachialis oder der Unterarmarterien (Abb. 34).

15. Das Angiogramm des Fußes

15.1. Technik

Für die arteriographische Darstellung der Füße gilt sehr vieles, was über das Angiogramm der Hand gesagt worden ist. Die Beschränkung chirurgisch-therapeutischer Möglichkeiten auf die Region bis etwa zur Mitte des Unterschenkels reduziert von vornherein das Interesse an einer exakten Kontrastierung der Fußgefäße.

Auch die technische Durchführung der Arteriographie begegnet ähnlichen Schwierigkeiten wie an der Hand: Der lange Weg des Kontrastmittels von der Einspritzstelle in der Leiste bis zum Fuß mit entsprechender Durchmischung, die Tendenz der Fußgefäße zur Engstellung und die zahlreichen Möglichkeiten der Flußbehinderung an Ober- und Unterschenkel sorgen dafür, daß eine beträchtliche Zahl peripherer Angiogramme zwar bis zum distalen Unterschenkel durchaus verwertbar ist. Die Fußregion aber kommt oft nur unter Kontrastierung der Plantar- und Dorsalarterie unvollkommen zur Darstellung.

Hilfsmittel zur besseren Darstellung der Fußarterien: Intraarterielle Applikation eines Vasodilatators, eines Spasmolyticums oder angewärmten Kontrastmittels, Anaesthesie des N. tibialis zur Abschwächung des distalen arteriellen Tonus oder Erzeugung einer reaktiven Hyperämie durch Anlegung einer mechanischen arteriellen Stauung am Oberschenkel über ca. 3 min (KHOBREH und ROY, 1967). LOOSE (1951) und PAESSLER (1952) haben auf die Vorteile der Vollnarkose und Periduralanaesthesie zur besseren Darstellung der Gefäßperipherie hingewiesen.

Besonders wichtig ist für den langen Kontrastmittelweg die Bestimmung des Zeitpunktes, zu welchem das injizierte Kontrastmittel den Fuß erreicht hat.

15.2. Bestimmung der lokalen Kreislaufzeit am Bein

1. *Fluorescin-Probe:* Nach intracutaner Injektion von Histamin am Fuß wird 1 ml Fluorescin intraarteriell in die A. femoralis injiziert und die Zeit gemessen, die vom intraarteriellen Injektionsbeginn bis zum gelben Aufleuchten der intracutanen Histaminquaddel im ultravioletten Licht vergeht.
2. *Isotopenmethode:* Intraarterielle Injektion eines Radionuclids, dessen Ankunft am Fuß mit der Uhr gestoppt wird oder aber über den Detektor die Röntgenaufnahme selbst auslöst.
3. *Kontrastmittelinjektion:* Zur Probe und Bestimmung der Zeit bis die Beingefäße kontrastiert sind.
4. *Messung mit der Dopplersonde* (s.S. 7).

HENNINGES und ZEITLER (1973) geben für die Fußangiographie die Einführung eines antegraden Katheters in die A. femoralis an. Durch Aufrichten des Unterschenkels kann die Fußsohle dem Wechsler direkt angelegt werden, so daß auch Vergrößerungsaufnahmen möglich sind. Die Autoren weisen darauf hin, daß zur Anwendung der Rekanalisationsmethode nach DOTTER die Femoralisnadelangiographie häufig bereits primär antegrad erforderlich wird; auf diese Weise kann eine bessere angiographische Darstellung der Unterschenkel- und Fußausstrombahn erzielt werden.

15.3. Angiographische Pathomorphologie

Ähnlich wie an der Hand bedeutet Nichtkontrastierung einer Arterie keineswegs eine Obliteration. Ehe nicht Anomalie, Abgangsvariante oder eine technische Störung ausgeschlossen werden können, darf kein Gefäßverschluß diagnostiziert werden (Abb. 135 und 136).

15.3.1. Arteriosklerose

Die Befunde weichen nicht von den an der Hand beschriebenen Veränderungen ab (Abb. 129–131).

15.3.2. Diabetische Angiopathien

Befunde s.S. 59

15.3.3. Endangitis obliterans (Winiwarter-Buerger)

Multiple, meist symmetrisch auftretende Verschlüsse an kleinen und mittelgroßen Arterien insbesondere am Mittelfuß. In frühen Stadien keine stenosierenden Veränderungen. Stark geschlängelte Kollateralgefäße; insbesondere die A. tibialis posterior sowie die A. malleolaris sind nach HENNINGES und ZEITLER (1973) bevorzugt verschlossen. An den Fußarterien finden sich segmentale oder Totalverschlüsse. Sie sind häufig der einzige pathologische Befund beim jugendlichen Endangitiker.

15.3.4. M. Raynaud und Raynaud-Syndrom

Engkalibrige Darstellung der Fußarterien ohne Obliterationen. Gelegentlich fehlt im Fußarteriogramm eine terminale Arterie ohne Kollateraldarstellung in der Umgebung. Der Arterienspasmus bewirkt einen verzögerten Kontrastmittelstrom in die Peripherie. Gelegentlich wird ein spastischer Gefäßbezirk erst in einer sehr späten Phase oder durch zweite Serienangiographie bzw. Injektion eines Vasodilators dargestellt.

15.3.5. Sklerodermie

Die bestehende Kollagenose bedingt organische Gefäßveränderungen im Sinne von Verdickungen der Tunica muscularis und der Intima mit konsekutiven Stenosen und Verschlüssen. Im Spätstadium entsteht das Bild der typischen Akrosklerose. Bei abortiven Verlaufsformen sollen diese angiographisch nachweisbaren Obliterationen an den kleinen Gefäßen von Händen und Füßen den charakteristischen klinischen Zeichen der Sklerodermie um Jahre vorauseilen. Häufig findet sich isolierter Befall einzelner Finger oder einer Seite. Im Spätstadium sind alle Finger und Zehen befallen.

Charakteristisch sind schlecht kollateralisierte, segmentale oder komplette Verschlüsse der größtenteils engkalibrigen

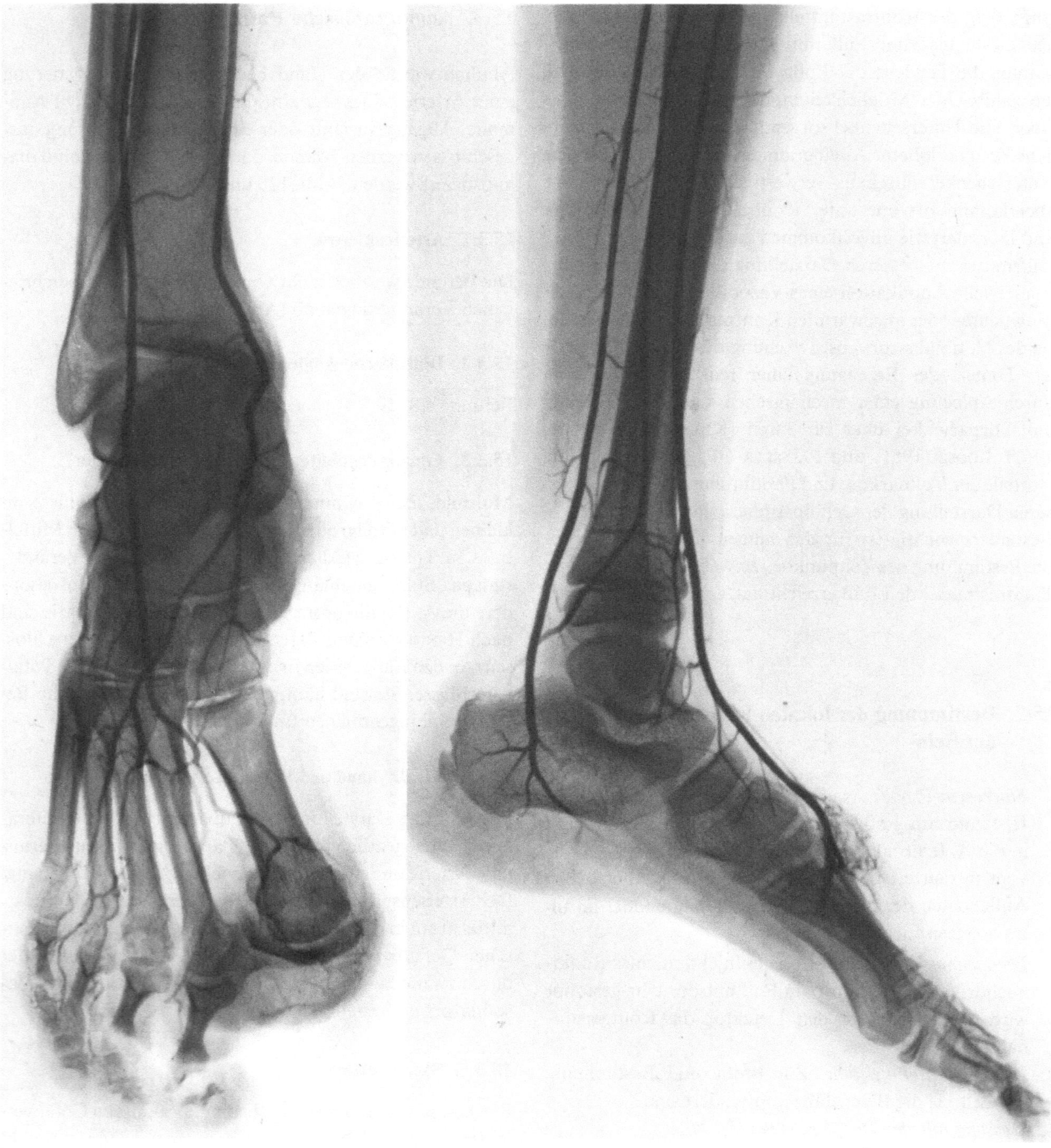

Abb. 135   Abb. 136

Abb. 135. Akroosteolyse. Femoralisarteriographie: Die Fußarterien verdämmern fadenförmig in Höhe der Phalangen. Ausgeprägte Akroosteolyse mit teilweiser Zerstörung des Grund- und Endgliedes des Großzehe sowie deutlicher Deformierung der 2. Zehe

Abb. 136.   Fußrückenhämangiom.   Femoralisarteriographie: Von der A. dorsalis pedis und ihren Ästen wird ein knapp pflaumengroßes Hämangiom gespeist. Zustand nach Abtragung einer Exostose 1 Jahr vorher. Histologie: Cavernöses Hämangiom mit auffallender Capillarektasie

Arterien. Häufig sind Stenosen und Reduzierung des Weichteilschattens in der Umgebung der Obliterationen („Spitzendürre" nach LEB). Arterielles Zehenkuppennetz mit diffusen oder kleinfleckigen Gefäßrarefizierungen. Nur selten sind die Aa. arcuatae der Zehen kontrastiert. Ähnlichkeiten zum angiographischen Bild der Endangitis obliterans: hier sind die Verschlüsse länger und distaler. Keine stark geschlängelten Kollateralgefäße bei der Sklerodermie. Nach VOGLER besondere Form der Okklusionen: kleine Gefäße rarefiziert, eingeengt mit konischer Endigung, Kontrastmittelstasen!

IV. Phlebographie

1. Obere Extremität

So wie sich auf manchen Leeraufnahmen Arterien durch die massive Kalkeinlagerung in der Gefäßwand verraten, läßt sich in seltenen Fällen das Krankheitsbild der *Venensklerose* an bandartigen Verkalkungen entlang der großen Venenstämme identifizieren. Es ist nicht ganz klar, ob hier ein Analogon zur Arteriosklerose, also eine degenerative Erkrankung vorliegt oder aber die Folge eines entzündlichen Geschehens. Dies wird auch bei einer 2. Form diskutiert, bei welcher manschettenförmige, netzartige Verkalkungen am Unterschenkel nachweisbar sind. Die Venen selbst zeigen keine Wandveränderungen. Da die Verkalkungen nur bei Frauen vorkommen, scheint neben einer durchgemachten Thrombophlebitis auch ein hormonaler Faktor bei der Pathogenese nicht ausgeschlossen (NISSL).

1.1. Technik

Die Indikation zur Armphlebographie ist bestimmend für die Wahl des Zuganges: Handrückenvene oder Cubitalvene. Da es sich in der Mehrzahl der Fälle um Hindernisse im Bereich der Axillaris-Subclavia handelt, wird meist die V. mediana cubiti mit einer kräftigen Flügelkanüle punktiert. Rasche Injektion von 30 ml eines 60%igen Kontrastmittels und Exposition von 8 Aufnahmen 35 × 35 cm im Sekundenabstand, wobei die obere Hohlvene miterfaßt sein sollte. Atemstillstand. Gelegentlich aus äußeren Umständen notwendige Einzelaufnahmen auf dem Buckytisch können zu erheblichen Fehldeutungen führen.

Die Injektion in eine Handrückenvene wird bei Verdacht auf venöse Abflußbehinderung am Unterarm bzw. im Bereich der Ellenbeuge vorgenommen (z.B. fraglicher tiefer Venenverschluß nach langdauernder Infusion). Lange Aufnahmen, wie bei der Femoralisarteriographie, erlauben eine lückenlose Darstellung des tiefen Venensystems, wenn die Injektion mit angelegter Unterarmstaubinde vorgenommen wird (Abb. 145).

Die Komplikationsmöglichkeiten entsprechen denen der üblichen Kontrastdarstellung bei der Urographie: allergische Erscheinungen, extrem selten atypische Reaktionen. Wir haben in 1 Fall ein akutes Lungenödem nach Injektion von 25 ml 76%igem Urografin in die Cubitalvene zur Darstellung mediastinaler Kollateralvenen erlebt.

Die Strömungsgeschwindigkeit im Venensystem läßt sich mit Radionucliden bestimmen (GREBE u.Mitarb., 1972).

1.2. Normale Röntgenanatomie der Armvenen

Von den in Abb. 137 dargestellten zahlreichen Armvenen sind nur die V. basilica, V. cephalica, V. brachialis sowie ihre direkte Fortsetzung, V. axillaris, V. subclavia und schließlich die obere Hohlvene klinisch bedeutsam.

Die schwache, auf manchen Angiogrammen nahezu nicht mehr zu differenzierende Füllung der V. axillaris in Höhe der Kreuzung der 1. Rippe mit der Clavicula ist physiologisch: Verdünnung des Kontrastmittels durch die einströmende V. jugularis externa sowie durch eine besonders kräftige Venenklappe sind hierfür verantwortlich. Fehldiagnosen im Sinne eines Venenverschlusses lassen sich nur durch technisch einwandfrei belichtete Serienaufnahmen vermeiden!

1.3. Indikation zur Phlebographie

Die Armphlebographie ist dann indiziert, wenn eine venöse Abflußbehinderung vermutet wird oder ausgeschlossen werden soll. Pathologisch-anatomisch gibt es 2 Möglichkeiten der venösen Abflußbehinderung:

1. Verlegung des Venenlumens: Thrombose.
2. Kompression der Vene von außen: Tumor, Narbe, Trauma.

1.3.1. Thrombose, Thrombophlebitis

Im Vergleich zur unteren Extremität ist die Armvenenthrombose wesentlich seltener und wird bei stationären Patienten am ehesten nach länger dauernder Infusionsbehandlung beobachtet, wobei die Indikation zur Phlebographie nur selten gestellt werden muß, da die klinische Symptomatologie eindeutig ist.

Kontrastmittelabbruch, evtl. Darstellung des Thrombus durch umfließendes Kontrastmittel und Kollateralsystem erlauben die angiographische Diagnose einer Thrombose (Abb. 138).

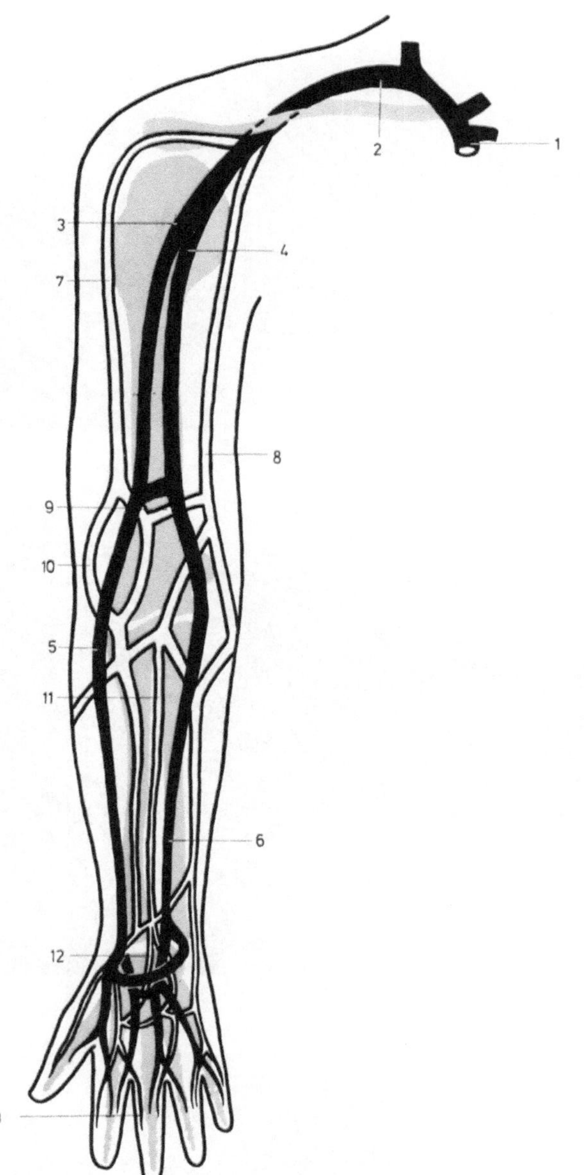

Abb. 137. Venen der oberen Extremität. (Nach KAPPERT, 1969).
1 V. cava superior; *2* V. subclavia; *3* V. axillaris; *4* V. brachialis; *5* V. radialis; *6* V. ulnaris; *7* V. cephalica; *8* V. basilica; *9* V. cubitalis mediana; *10* V. cephalica; *11* V. mediana antebrachii; *12* Vv. metacarpales volares; *13* Vv. digitales

Gesondert zu erwähnen ist die *akute Achselvenenthrombose,* auch *,,thrombose par effort''* genannt, die auch unter der Bezeichnung *Paget-von Schrötter-Syndrom* geläufig ist. Sie macht sich klinisch bemerkbar durch Schmerzen, Schweregefühl, mäßige Cyanose und rasch zunehmende Schwellung des ganzen Armes. Nahezu sicher wird die klinische Diagnose durch einen sichtbaren Umgehungskreislauf über die Hautvenen im Bereich der entsprechenden Schulter (Abb. 139–142).

Meist handelt es sich um junge Leute, die eine anstrengende, ungewohnte Arbeit verrichtet haben (Tapezieren, Deckestreichen u. ähnliches). Man stellt sich vor, daß die V. subclavia beim Durchtritt zwischen Clavicula und 1. Rippe zusammen mit dem M. scalenus anterius und M. subclavius eine physiologische Enge passiert, die durch abnorme Armhaltung verstärkt wird, so daß es vielleicht zusammen mit einer akuten Muskelverspannung zur Auslösung einer Thrombose kommt (KRISTEN, 1974).

Das Phlebogramm des typischen Paget-von Schrötter-Syndroms ist charakterisiert durch einen meist ungemein reichhaltigen Kollateralkreislauf, der weit in das Jugularisgebiet reicht, vertebrale und spinale Venenstränge miteinbezieht und oft weit auf die laterale Thoraxwand bis zu den Intercostalgefäßen reicht. Die Lokalisation der Thrombose, d.h. des Kontrastmittelabbruches im Bereich der V. axillaris ist nahezu immer gleich: Kreuzungsstelle Clavicula/1. Rippe.

Phlebographie- und Plethysmographiebefunde wurden von BROOME u. Mitarb. (1971) verglichen und stimmten bei allen untersuchten 5 Patienten überein.

Die sicherste Technik zur vollständigen Füllung der Schulter-Arm-Venen ist nach BERGVALL (1971) durch Injektion am erhobenen Arm zu erreichen (Ausnutzung der Schwerkraft).

1.3.2. Kompression der Armvenen

Die Armstauung infolge einer Venenkompression wird beobachtet bei Tumoren — meist Malignomen — im Verlauf des Oberarmes, der Schulter, der Supra- und Infraclaviculargrube sowie des oberen Mediastinums. Daneben haben wir Beeinträchtigungen der Armvenen beim sog. SRB-Syndrom gesehen (WENZ u. GEIPERT, 1967), bei überschießendem Callus nach Rippen- bzw. Claviculafrakturen, nach massiver Strahlentherapie besonders nach Ablatio mammae. Wir sind hier allerdings der Meinung, daß die in manchen früheren Arbeiten vermuteten, häufigen, venösen Abflußbehinderungen im Phlebogramm gelegentlich durch eine falsche Technik vorgetäuscht worden sind: Kontrastmittelinjektion beim adduzierten Arm, nur 1 Aufnahme und dadurch Diagnose eines scheinbaren Verschlusses in Höhe der Axillarisvenenklappe. Es handelt sich nahezu immer um eine Kombination von lymphatischer und venöser Abflußbehinderung (s. auch Abb. 158), bei welcher das Lymphgefäßsystem erheblich mehr beteiligt ist als das venöse System.

Das Angiogramm läßt im Falle eines Tumors oft die groteske Verlagerung benachbarter Venen und wegen der leichten Verformbarkeit der Venenwand auch deren Impression erkennen. In fortgeschrittenen Fällen mit völligem Verschluß des Lumens ist eine Abgrenzung gegenüber einer Thrombose nicht mehr möglich: Venenverschluß und Kollateralkreislauf beherrschen den Röntgenbefund (Abb. 139–142).

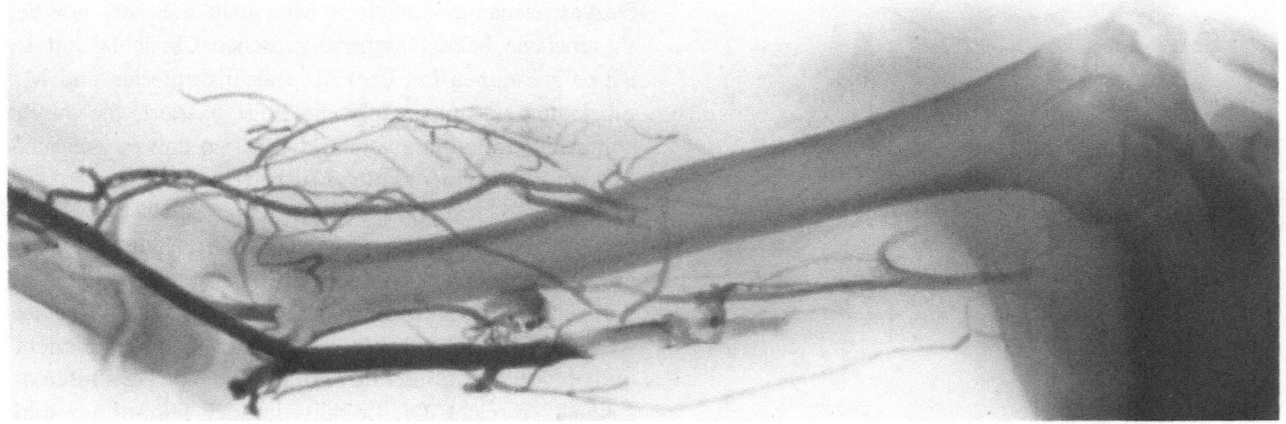

a

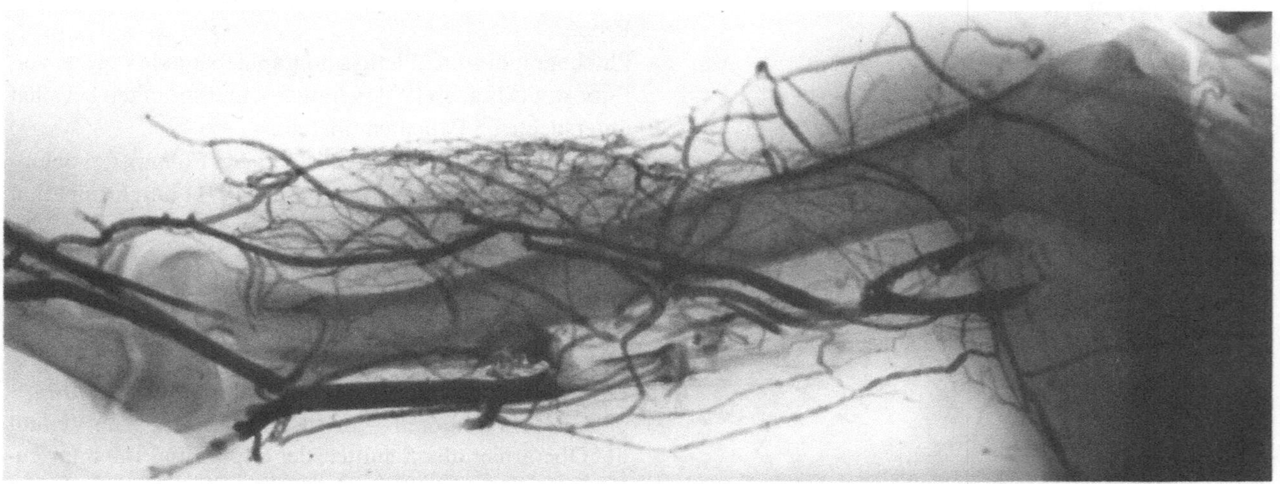

b

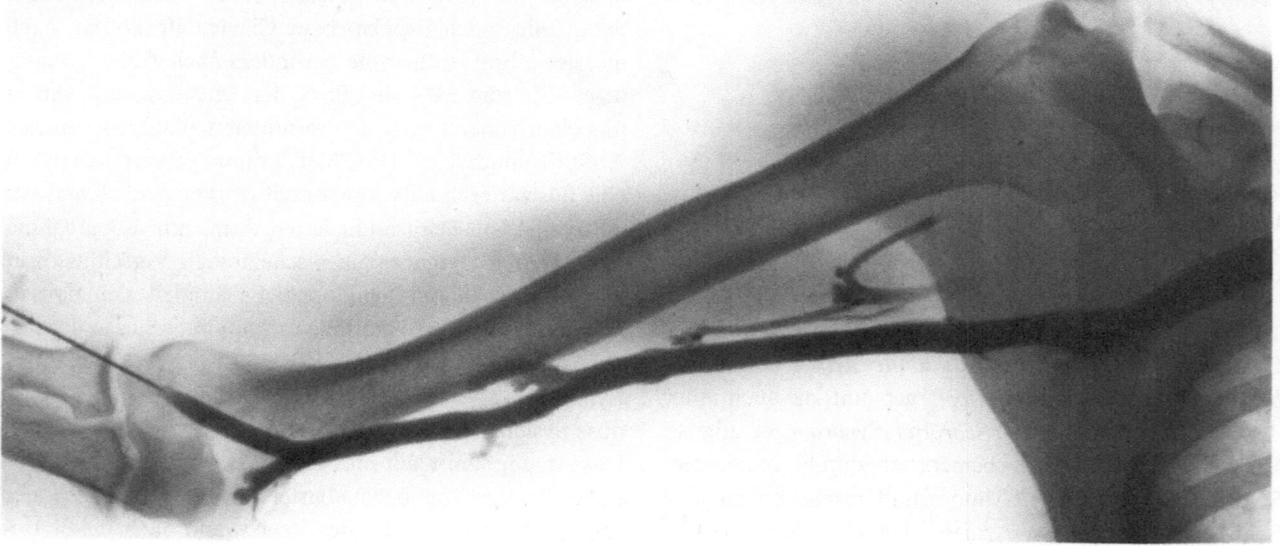

c

Abb. 138a–c. Akute Oberarm- und Axillarvenenthrombose. Fibrinolyse. (a) Armphlebographie: Thrombotischer Verschluß im mittleren Oberarmdrittel in Form multipler, länglicher Aussparungen. Radiergummiphänomen. (b) In der späten Phase Wiederauffüllung der V. axillaris über kräftige Kollateralen und erneuter Venenverschluß in Höhe des Schultergelenkes. (c) Kontrollphlebographie: 8 Tage nach Fibrinolyse: Freidurchgängige tiefe Oberarmvene und V. axillaris

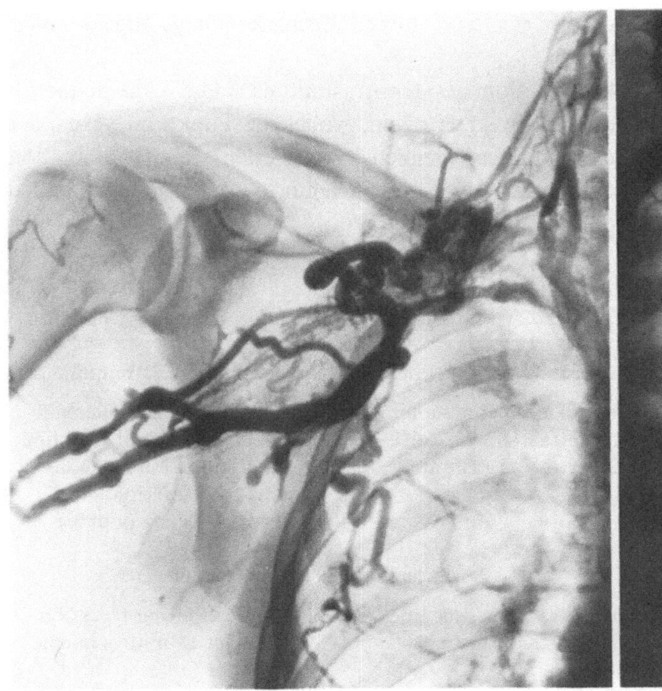

Abb. 139

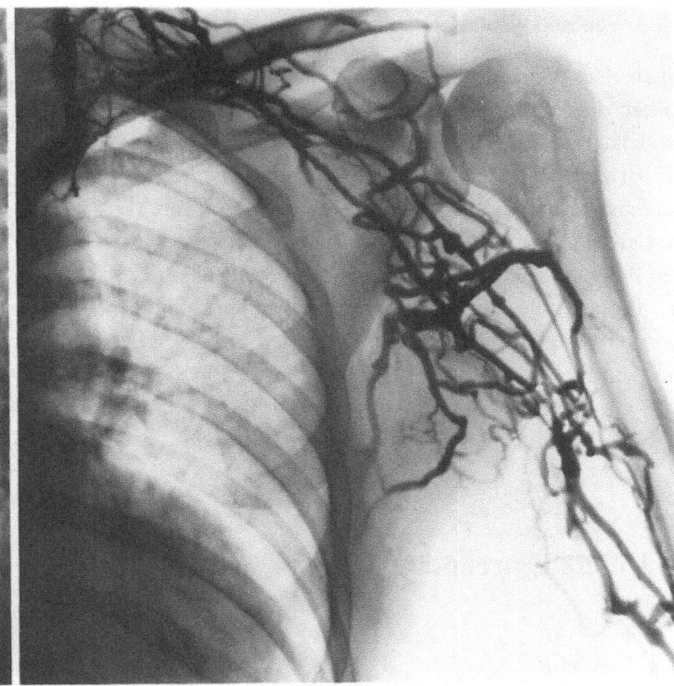

Abb. 140

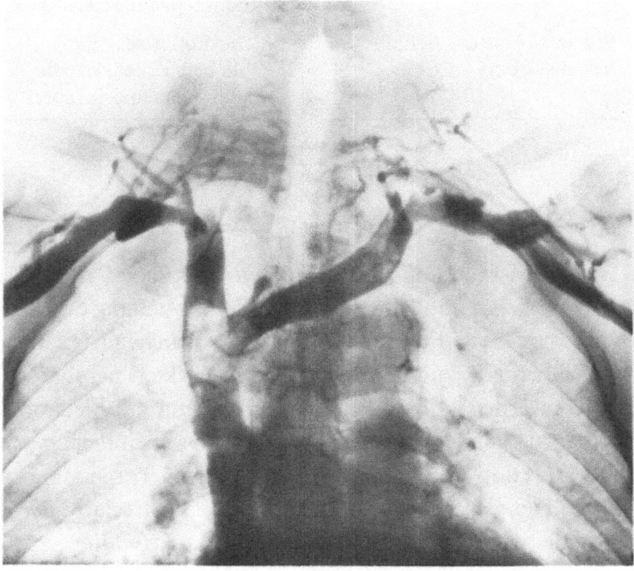

Abb. 141

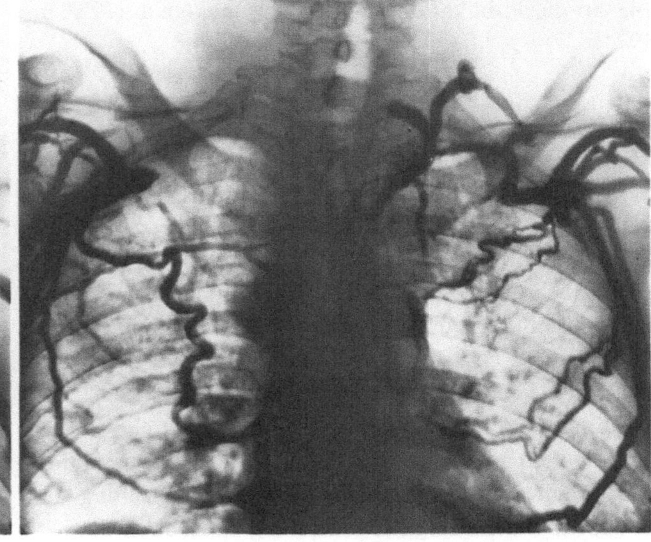

Abb. 142

Abb. 139. Verschluß der V. subclavia. Armphlebographie: Subtotaler Verschluß der V. subclavia mit mehreren länglichen Aussparungen, Kaliberschwankungen und Konturunregelmäßigkeiten. Über Kollateralen Auffüllung der V. anonyma: Thrombose der V. subclavia

Abb. 140. Paget-v. Schroetter-Syndrom. Armphlebographie links: Totalverschluß der tiefen Oberarmvenen, der V. axillaris und der V. subclavia. Ausgedehntes Kollateralnetz, das vorwiegend über die V. jucularis in die V. anonyma abgeleitet wird. Klinisch: Plötzlich aufgetretene Armschwellung nach Arbeiten in ungewohnter Stellung

Abb. 141. Tumorkompression der oberen Hohlvene. Mediastinale Phlebographie von beiden Cubitalvenen aus: Kräftige Kontrastierung der V. subclavia beidseits in der oberen Hohlvene. Pflaumengroße, glatt begrenzte Aussparung durch Metastase bei Mammacarcinom

Abb. 142. Oberer Hohlvenen- und Subclaviaverschluß beidseits durch Mediastinaltumor. Mediastinale Phlebographie von den Armvenen aus. Verschluß der V. subclavia beidseits. Ausgedehnter Kollateralkreislauf vorwiegend über Thoraxwandvenen

1.3.3. Venöse Dysplasien

Nach dem Vorschlag von THOMAS und ANDRESS (1971) sollten die Fehlbildungen des venösen Systems an den Extremitäten in 2 Gruppen eingeteilt werden: *Phlebektasie* bei Erweiterung der Venenstämme und *venöses Angiom* bei Erweiterung der peripher-venösen Lumina. Ihre röntgenologische Darstellung erfolgt mit Hilfe der ascendierenden Phlebographie oder indirekt in der Spätphase der Arteriographie. Über die Schwierigkeiten bei der Diagnose isolierter bzw. gemischter Angiodysplasien haben SCHÖNENBERG und ARNOLD (1972) am Beispiel einer Phlebangiomatose am linken Arm eines 6jährigen Jungen hingewiesen (s. auch Kapitel „Angiophakomatosen"!).

2. Untere Extremität

2.1. Technik

Die Ausführungen über die Technik der röntgenologischen Venendarstellung an der unteren Extremität halten sich eng an die Publikationen von MAY und NISSL (1973 u. 1974).

2.1.1. Ascendierende Phlebographie

Methode der Wahl zur Bein/Beckenvenendarstellung ist die ascendierende Phlebographie: Punktion einer Fußrückkenvene am stehenden Patienten bei angelegter Staubinde dicht oberhalb des Sprunggelenkes. Injektion von 40–50 ml eines 60%igen Kontrastmittels über Einmalspritze, Verbindungsschlauch und Butterflykanüle, die mit Pflasterstreifen an der Haut fixiert ist. Unter Durchleuchtungskontrolle werden am schräggestellten Kipptisch eine Serie von 6 Aufnahmen (3 halbierte 24 × 30 oder 2 gedrittelte 35 × 35 Aufnahmen) angefertigt und dabei die günstigste Position ausgewählt. Mittels dieser Technik ist eine Prüfung der Klappenfunktion möglich. Tiefes und oberflächliches Venensystem werden getrennt dargestellt (Phleboskopie nach MAY und NISSL, 1974).

Zur optimalen diagnostischen Beurteilung insuffizienter Vv. perforantes empfehlen THOMAS u.Mitarb. (1972) die Verschiebung der supramalleolären Stauung cranialwärts, um alle Perforantes zu erfassen (Tabelle 52).

Eine weitere, verbesserte Methode zur funktionellen aufsteigenden Beinphlebographie beschreiben MAGNUS u.Mitarb. (1970); Aufnahmen im Format 20 × 96 mit Kassettenwechsler und Ausgleichsfilter im Stehen; 4 Aufnahmen. Die Anfertigung von *blind geschossenen Aufnahmen* nach Kontrastmittelinjektion hat den Nachteil einer mehr oder weniger zufälligen Darstellung bestimmter Venenregionen,

weshalb wir von dieser Technik völlig abgekommen sind.

Die Injektion des Kontrastmittels kann auch in die V. poplitea direkt erfolgen, wobei die Punktion wegen der hintereinanderliegenden Arterien/Venenkombination keineswegs einfach und auch nur in extrem seltenen Fällen vonnöten ist.

Tabelle 52. Verfahren der Phlebographie. (Nach MAY und NISSL)

Grundtypen der Phlebographie der unteren Extremitäten:

Indirekte Phlebographie mit intraarterieller Injektion des Kontrastmittels	Retrograde descendierende Phlebographie mit Injektion des Kontrastmittels in die Vena cava inferior, Vena femoralis, Vena poplitea

Ascendierende Phlebographie

mit intraspongiöser Injektion des Kontrastmittels	mit intravenöser Injektion des Kontrastmittels in eine Vene des Fußes
mit blind geschossenen Aufnahmen	unter Durchleuchtungskontrolle mit gezielten Aufnahmen (Phleboskopie)
Phleboskopie des tiefen Venensystems	Phleboskopie des oberflächlichen Venensystems und der Venae perforantes

2.1.2. Beckenphlebographie

Häufiger ist die *Kontrastmittelinjektion in die V. femoralis* erforderlich; dann nämlich, wenn die Darstellung der Beckenvenen vom Fußrücken aus zu schwach ausfiel oder der Übergang zur unteren Hohlvene besser sichtbar gemacht werden muß. Die Punktion der Femoralvene unmittelbar medial der tastbaren Arterie ist dann einfach, wenn die Punktion unter Valsalva-Bedingungen vorgenommen wird. Die alsdann erweiterte Vene läßt sich relativ leicht punktieren. Die Punktionsnadel (am besten Seldinger-Kanüle) wird etwa 2 cm in das Lumen über einem Führungsdraht oder einem Federmandrin vorgeschoben und in ihrer Lage durch Pflasterstreifen fixiert. Injektion von 30 ml eines 76%igen Kontrastmittels von jeder Seite bei 10 ml/sec führt bei Atemstillstand zur kräftigen Darstellung der Beckenvenen, evtl. Kollateralkreisläufe und der unteren Hohlvene. Die Suffizienz der Beinvenenklappen läßt sich durch Aufnahmen unter Valsalva-Bedingungen prüfen (ROMAIN, 1972).

2.1.3. Transossäre Phlebographie

Bei mehreren Hundert Phlebographien jährlich haben wir in keinem einzigen Fall eine *intraspongiöse Kontrastmittel-*

injektion vornehmen müssen. Die Schmerzhaftigkeit der Untersuchung sowie das Risiko einer entzündlichen Knochenreaktion lassen uns lieber auf eine Venae sectio bei schlechten Fußvenen zurückgreifen, als auf eine Methode, die nicht selten den Patienten noch wochenlang schmerzhaft an seinen Röntgenologen erinnert.

Ausnahme ist lediglich die auf SERRE (1953) zurückgehende *pertrochantere Phlebographie,* die im deutschsprachigen Schrifttum von EBERLE (1968) propagiert und kürzlich von KASBARIAN u.Mitarb. (1972) wieder empfohlen wurde: Ziel der Untersuchung sind Aussagen über aseptische Knochennekrosen des Femurkopfes. Hinweise sind: Erhöhung des intramedullären Druckes, descendierender venöser Abfluß, Kontrastierung von Diaphysenvenen und Kontrastmittelstase.

2.1.4. Indirekte Phlebographie

Die *indirekte Venendarstellung* im Rahmen einer Arteriographie wird zwar gern registriert, doch sind die Phlebogramme so unterschiedlich in Qualität und zeitlichem Erscheinen, daß dieser Methode keine praktische Bedeutung zugesprochen werden kann.

Nicht vergessen sei die Rolle der Arteriographie für die phlebologische Praxis zum Nachweis arterio-venöser Fisteln, Angiodysplasien und latenter Arteriopathien, welche die Folgen einer venösen Insuffizienz verschlimmern können (VAN DER STRICHT, 1972).

2.1.5. Angiographie oberflächlicher Venen

Die *Darstellung oberflächlicher Beinvenen* erfolgt in Horizontallage; der zu untersuchende Venenstrang wird an seiner tiefsten Stelle punktiert und das Kontrastmittel (20–30 ml eines 60%igen Kontrastmittels) wird unter mäßigem Druck und unter Durchleuchtungskontrolle injiziert, wobei wechselnde Positionen zwischen Kopftief- und Beintieflage sowie Ausstreichen kontrastgefüllter Venenbezirke Einzelheiten der Morphologie, aber auch die Abflußwege übersichtlich zur Darstellung bringen.

2.2. Normale Röntgenanatomie der Beinvenen

NISSL (1974) unterscheidet aus funktionellen Gründen 4 Typen von Venen:

1. Tiefe Beinvenen.
2. Subcutane, oberflächliche Venen.
3. Muskelvenen.
4. Vv. communicantes et perforantes.

Die 3 Unterschenkelarterien sind von entsprechenden Paaren tiefer Venen begleitet. Sie vereinigen sich proximal zu einheitlichen Stämmen, die in variabler Höhe die ein-

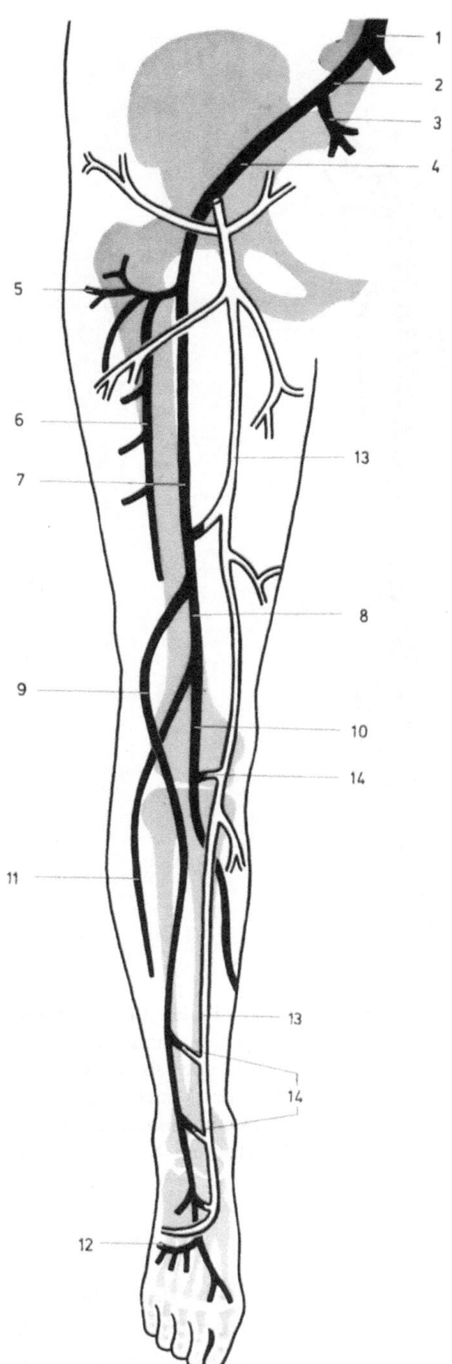

Abb. 143. Venen der unteren Extremität. (Nach KAPPERT, 1969). *1* V. cava inferior; *2* V. iliaca communis; *3* V. iliaca interna; *4* V. iliaca externa; *5* V. femoralis lat. circumfl.; *6* V. femoralis profunda; *7* V. femoralis; *8* V. poplitea; *9* Vv. tibiales ant.; *10* Vv. tibiales post.; *11* Vv. fibulares; *12* Vv. dorsales pedis prof.; *13* V. saphena magna; *14* Vv. communicantes (perforantes)

oder doppelläufige V. poplitea bilden. Diese wiederum wird fortgesetzt durch die V. femoralis, die entweder in Form eines Stammes (62%), zweier Stämme (21%) oder mehrfach aufgeteilt (13%) sichtbar wird (Abb. 143 und 144).

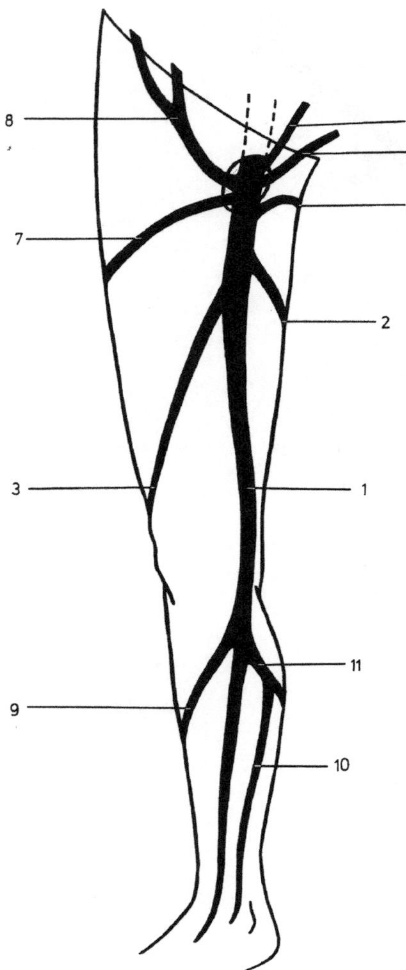

Abb. 144. V. saphena magna mit subinguinalen Venen. (Nach
MAY u. NISSL, 1973). *1* V. saphena magna; *2* V. saphena accessoria med.; *3* V. saphena accessoria lat.; *4* V. epigastrica superfic.;
5 V. pudenda externa; *6* V. circumfl. fem. med. superfic.;
7 V. circumfl. fem. lat. superfic.; *8* V. circumfl. ilium superfic.;
9 R. anterior; *10* R. posterior; *11* Anastomose zur V. saphena
parva

Die V. saphena magna als größte der oberflächlichen Venen verläuft median und mündet in der Fossa ovalis in
die V. femoralis communis. In 27% ist sie am Oberschenkel
doppelläufig. Mündungsanomalien: tiefe Einmündung ca.
5 cm unterhalb der Fossa ovalis sowie Übergang direkt
in eine Bauchdeckenvene. Die V. saphena parva verläuft
nahezu parallel zu den Vv. gastrocnemiae und den Soleusvenen und zeigt zahlreiche Mündungsvariationen.
Die Vv. communicantes im engeren Sinne verbinden das
oberflächliche direkt mit dem tiefen Venensystem. Dazwi-
schen gibt es die ebenfalls die Fascie durchbohrenden Vv.
perforantes, die aber in Muskelvenen münden, sich angiographisch jedoch nicht eindeutig von den Vv. communicantes trennen lassen. Die Bezeichnungen werden deshalb sy-
nonym gebraucht. Von den zahlreichen und verwirrend

vorkommenden Perforansvenen seien nur die beiden wichtigsten genannt:

Cockett-Gruppe: Distal gelegene Vv. communicantes cruris
medialis posteriores.
Dodd-Gruppe: 2 bis 3 Vv. communicantes in Höhe des Ad-
duktorenkanals.

2.3. Indikationen zur Phlebographie am Bein

2.3.1. Primäre Varicosis

Varicen werden mit klinischen Mitteln diagnostiziert.
Trotzdem werden unter dieser Diagnose die meisten Phlebographien vorgenommen. Sie dienen der Lokalisation insuffizienter Perforansvenen und dem einwandfreien Nachweis offener, tiefer Venen (Abb. 145–148).
Bindegewebsschwäche in Verbindung mit mechanischen
und hormonalen Faktoren und Fehlen von Venenklappen
führen zu einer erheblichen Weitstellung oberflächlicher
aber auch tiefer Venen.
Neben den Beschwerden in Form von Schweregefühl,
Spannungsgefühl, Juckreiz, nächtlichen Krämpfen, Auslösung von Beinschmerzen durch Ovulationshemmer steht
klinisch das Bild sackförmiger, perlenkettenartiger Konvolute oberflächlicher Venen im Vordergrund, die vornehmlich bei Frauen, und zwar bei 70%, bilateral auftreten.
Von bürstenartigen Gefäßerweiterungen reicht das Bild
über reticuläre Stammvaricen bis zu Varicen im Bereich
beider Saphenae.

$\rightarrow$

Abb. 145. Venöse Gefäßdysplasie am Unterschenkel. Ascendierende Phlebographie: Bereits am Fußrücken Füllung ektati-
scher, geschlängelt verlaufender Venen. Trotz angelegter Staubinde nur schwache Kontrastierung hypoplastischer, tiefer
Unterschenkelvenen. Umschriebene Darstellung stark geschlängelt verlaufender, angiomatöser Venenpartien bei ausgeprägter
Klappeninsuffizienz. Proximales Venensystem unauffällig

Abb. 146. Venensystem bei Scribner-Shunt am Unterschenkel.
Nach Kontrastmittelinjektion in den venösen Schenkel des
Scribner-Shunts ist der Abfluß über die tiefen Unterschenkelvenen durch Teilthrombose behindert. Deshalb kräftige Darstellung des Saphenasystems

Abb. 147. Primäre Varicose. Direkte Darstellung der oberflächlichen Venen, wobei ein großes Konvolut von Varixknoten sichtbar wird mit thrombotischen Aussparungen

Abb. 148a und b. Sekundäre Varicose des Unterschenkels. Ascendierende Phlebographie: Fehlende Kontrastierung der tiefen
Unterschenkelvenen. Darstellung eines ausgedehnten, varicösen,
oberflächlichen Venensystems mit Teilthrombosen von Verbindungsvenen

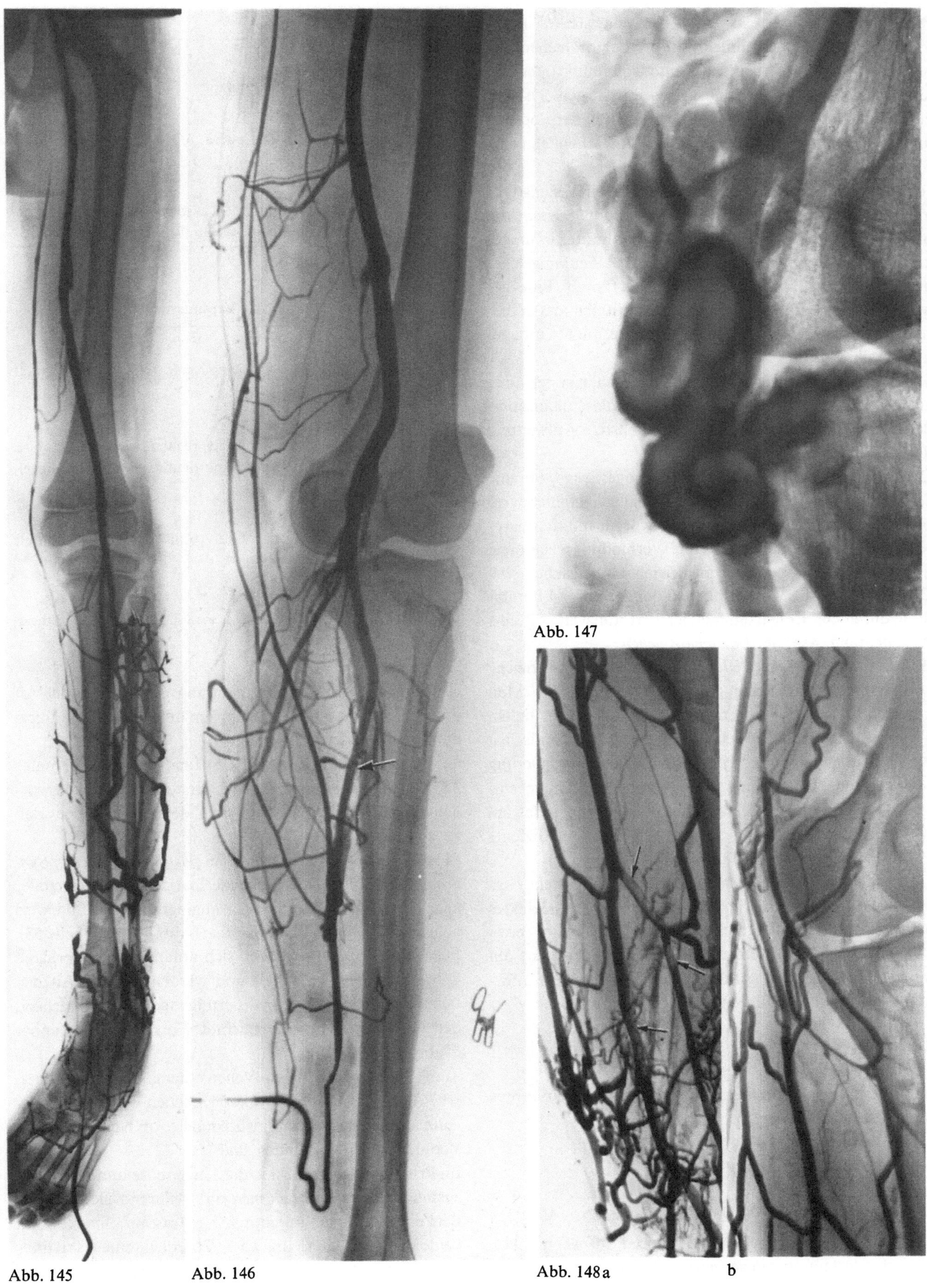

Abb. 145

Abb. 146

Abb. 147

Abb. 148a   b

Phlebographisch findet sich meist ein weitgestelltes, tiefes Venensystem mit einer Lumenweite der Femoralvenen von oft mehr als 2 cm. Über insuffiziente Communicantes füllen sich die oberflächlichen, varicös erweiterten Systeme vornehmlich in Wadenmitte, oft aber auch in der Poplitea und im Saphena magna-Bereich an der Oberschenkelinnenseite (Abb. 146).

In typischer Weise füllen sich von den tiefen Venenstämmen aus rechtwinklig abgehende Verbindungsvenen, die bis zu Fingerdicke erreichen, das Kontrastmittel in umgekehrter Richtung passieren lassen und zu subcutan gelegenen, mäanderartig verlaufenden Venen führen. Eine gewisse körnige Begrenzung des Kontrastmittelbandes in dieser oberflächlichen Varicenregion deutet auf durchgemachte phlebitische Schübe hin.

Die Erweiterung der tiefen Venen macht sich in erster Linie an den Venensinus bemerkbar, so daß die Lokalisation der Klappen allein durch die oft ballonartige Aufweitung der Venenlichtung sichtbar wird.

Die für die Operationsindikation wichtige Frage, ob eine Perforansvene suffizient ist oder nicht, läßt sich phlebographisch beantworten: Die dünne V. perforans mit sichtbarer Klappe ist suffizient. Jede dickere Verbindungsvene ohne nachweisbare Klappe ist als insuffizient zu betrachten.

Die oberflächliche Vene erfährt an der Stelle der Einmündung durch den Blutstrom aus der Perforansvene oft eine Ausbuchtung, das sog. *Dowsche Zeichen.*

Bei der Entstehung eines *Ulcus cruris* spielt die Insuffizienz von Perforansvenen eine ganz bedeutende Rolle. Man unterscheidet primär Ulcera cruris mit normalem tiefem Venensystem gegenüber sekundären, postthrombotischen bei geschädigtem tiefem Venensystem. Die Kontrastierung oder fehlende Darstellung der tiefen Venenstämme entscheidet hier. Beiden Ulcera gemeinsam ist jedoch das am Ulcusgrund gelegene Varicennest, von dem insuffiziente Perforansvenen in die Tiefe ziehen.

Gelegentlich muß die V. saphena isoliert dargestellt werden, wenn sie zur Überbrückung eines Arteriendefektes benutzt werden soll. Injektion von 15 ml eines etwa 50%igen Kontrastmittels in eine oberflächliche Vene am inneren Knöchel des liegenden Patienten soll zu sehr informativen Aufnahmen führen (THOMAS, 1973).

2.3.2. Sekundäre Varicosis

Im Gegensatz zur primären Varicosis liegt hier ein echtes Abflußhindernis vor.

Ursachen:
1. Postthrombotisches Syndrom.
2. Tumorkompression.
3. Trauma, Hernie, a.v.-Fistel u.a.

Klinisch sprechen für sekundäre Varicen diffuse, unsystematische Verteilung von geringerem Kaliber als bei primä-

Tabelle 53. Kollateralkreislauf

I. Ordnung:
   Abfluß über V. saphena magna

II. Ordnung:
   Abfluß über V. saphena parva, V. femoro poplitea zu Glutaealvenen

III. Ordnung:
   Abfluß über V. saphena parva sowie superfizielle Oberschenkelvenen der Medialseite in den Plexus pudendus

Tabelle 54. Postthrombotische Veränderungen

Stadium I:
Tiefes Venensystem rekanalisiert. Venenwand leicht unregelmäßig konturiert. Klappen zerstört

Stadium II:
Abfluß im tiefen Venensystem entsprechend seiner Anatomie. Erhebliche Wandveränderungen mit deutlicher Konturunregelmäßigkeit

Stadium III:
Zerstörung der tiefen Venen und Abfluß des Kontrastmittels über ein Gewirr von Kollateralen

Stadium IV:
Keine Rekanalisation

rer Varicosis, stärkere Ödembildung und Induration. An der oberen Extremität ist die primäre Phlebektasie überhaupt außerordentlich selten.

GÖTHLIN u. ZURBRIGGEN (1975) fanden immerhin unter 350 Patienten, die zur Beinvenendarstellung geschickt worden waren, 60 Thrombosen, von denen 6 auf den Fuß beschränkt waren.

Phlebographisch finden sich beim *postthrombotischen Syndrom* Verschlüsse bzw. fehlende Darstellung einiger oder aller tiefen Venenstämme; das angiographische Bild wird beherrscht *vom Kollateralkreislauf* (Abb. 148a, Tabelle 53). Die Venenklappen schließen sich anfangs noch, verlieren dann aber diese Fähigkeit und werden varicös. An den tiefen Venen sind Rekanalisierungszeichen entsprechend der Schwere der durchgemachten Thrombose erkennbar (Tabelle 54).

Zum Studium des tiefen Venensystems soll nach NISSL (1974) der Zustand der oberflächlichen Kollateralkreisläufe angegeben werden, insbesondere, ob bereits varicöse Veränderungen vorhanden sind.

Im Prinzip gleich spielt sich die Thrombose und ihr Folgezustand an den *Beckenvenen* ab. Während sich bei der Beckenvenendarstellung durch Kontrastmittelinjektion in beide Femoralvenen lediglich die Hauptstämme bis zu ihrer Vereinigung zur unteren Hohlvene ohne Verzweigungen

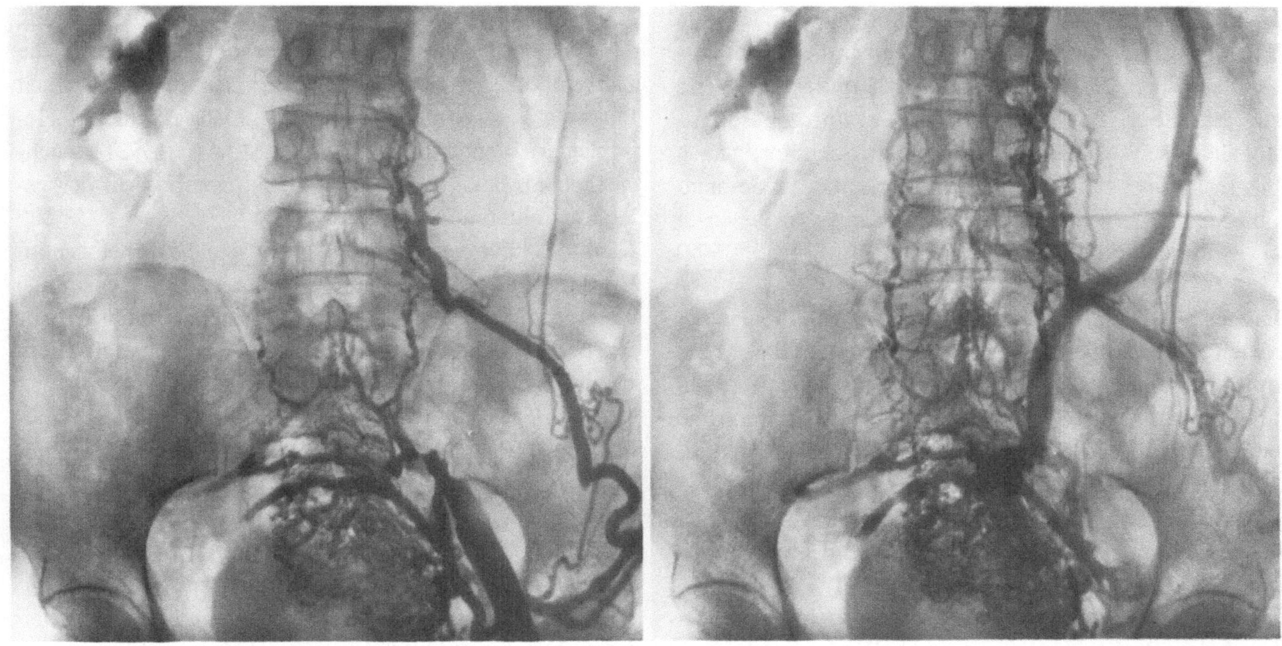

Abb. 149a   b

Abb. 150a   b   c

Abb. 149a und b. Thrombotischer Verschluß der linken Beckenvene und der V. cava inferior. (a) Beckenphlebographie: Kontrastreiche Darstellung eines Teiles der Beckenvene. Exzessiver Kollateralkreislauf über Bauchwandvenen und Querverbindungen zur kontralateralen Seite unter deutlichem Rückfluß in die genitalen Plexus. (b) Die Spätphase zeigt zusätzliche Kollateralisation über die V. lumbalis ascendens, spinale und vertebrale Äste

Abb. 150a–c. Ältere Beckenvenenthrombosen beidseits. Teilverschluß der V. cava inferior. (a) Beckenphlebographie: Längliche Aussparungen und Konturunregelmäßigkeiten im Bereich beider Beckenvenen. Vollständiger Verschluß der linken Beckenvene kurz vor der Einmündung in die untere Hohlvene. (b) Wenig später Kontrastierung zahlreicher spinaler und vertebraler Plexus, über die das Kontrastmittel an der unteren Hohlvene vorbei abtransportiert wird. (c) Kollaterale Wiederauffüllung der V. cava inferior in Höhe des 1. und 2. LWK

darstellen, sind bei Abflußbehinderungen ausgedehnte Kollateralen entweder zur Gegenseite, über die V. lumbalis ascendens, über Bauchvenen, vertebrale und spinale Äste usw. erkennbar. Beim Vollbild der Cavathrombose entsteht auf diese Weise das skurrile Bild strickleiterartig nach oben reichender, dorsaler Anastomosen mit der Kombination erheblich erweiterter, stark geschlängelter Venen in der vorderen Bauchwand (BEDUHN u.Mitarb., 1972) (Abb. 149 und 150).

Diagnostisch wichtig ist das Überkreuzungsphänomen der rechten A. iliaca communis über der linken V. iliaca kurz vor der Vereinigung mit der linken Seite. Hier entsteht durch die arterielle Kompression vor dem Hintergrund der Wirbelsäule eine Zone verdünnter Kontrastierung, die nicht mit einer Thrombose verwechselt werden darf. In ähnlicher Weise muß auf den in gleicher Höhe links immer wieder nachweisbaren *Beckenvenensporn* hingewiesen werden.

Die nichtthrombotische Venenobstruktion in Form der *chronischen* Beckenvenensperre nach WANKE und GUMRICH (1950) kann differentialdiagnostische Schwierigkeiten machen. Angiographisch findet sich hier als Ausdruck umgebender Entzündung eine Kompression der in einer gemeinsamen Gefäßscheide liegenden A. und V. iliaca externa in Form einer sich proximalwärts verjüngenden Kontrastmittelsäule mit Kollateralen. Die tumorbedingte Venenkompression ist durch den Nachweis eines weichteildichten Tumorschattens mit Verlagerung, Impression und weitgehender Stenosierung des Lumens meist nicht zu verkennen (Abb. 151 und 152). Häufig handelt es sich um gynäkologische Tumoren, retroperitoneale Tumoren und vom Knochen ausgehende Beckengeschwülste. Interessant ist in diesem Zusammenhang der Hinweis von PHILLIPS (1972) über gehäuftes Auftreten von Kniegelenksarthrose bei Patienten mit postthrombotischem Syndrom.

Gelegentlich imponieren Popliteacysten im Zusammenhang mit rheumatoider Arthritis klinisch als Thrombophlebitis. Der Nachweis von Kompressionszeichen bei der Phlebographie mit Ultraschall oder Arthographie klärt die Diagnose meist rasch (SWEET, JAFFE u. McLFF, 1975).

2.3.3. Akute Beinvenenthrombose

Die Angiographie zur Verifizierung einer tiefen Beinvenenthrombose wird immer häufiger verlangt, weil die klinische Diagnose mit einer erheblichen Fehlerquote belastet ist (STEER u.Mitarb., 1973).

Pathogenese: Es kann ein thrombotischer Verschluß ohne *(Phlebothrombose)* oder mit entzündlicher Wandveränderung vorliegen *(Thrombophlebitis)*. Hauptursachen: venöse Stase bei Herzinsuffizienz, lange Bettruhe, Infektionskrankheiten, Carcinom, Operation. GOLDSTEIN u.Mitarb. (1972) weisen auf den Wert der Phlebographie zur Dia-

gnose von Verletzungsfolgen am Bein hin. Frühe Klärung der Diagnose kann bei entsprechender Behandlung die Zahl embolischer Lungenkomplikationen mindern (s. auch PRETER u.Mitarb., 1972). Unter 150 phlebographierten Hemiplegie-Patienten fanden COPE u.Mitarb. (1973) in nicht weniger als 33% eine akute Phlebothrombose in der gelähmten unteren Extremität.

Klinik: Bei der *oberflächlichen Thrombophlebitis* stehen im Vordergrund verhärtete, druckschmerzhafte Venenstränge mit überwärmten, geröteten Hautpartien, subfebrile oder febrile Temperaturen. Geringe Gefahr einer Embolisation. Keine Phlebographie erforderlich.

Die *tiefe Phlebothrombose* bevorzugt die Femoral-, Popliteal- oder Beckenvene und hier die linke Seite. Die klinischen Zeichen können anfangs sehr diskret sein: Schweregefühl, Neigung zu Beinkrämpfen und Fußsohlenschmerzen. Bei Beckenvenenthrombose kann das Bein nicht gestreckt werden. Allgemeine Unruhe, Angstzustände, ansteigender Puls, subfebrile Temperaturen, oft mit Schüttelfrost. Die Komplikation ist am Anfang schwer zu erkennen, ebenso ein meist leichtes Ödem mit Verstrichensein der Gelenkskonturen und leicht gestauten Venen der Tibia. Reduktion des Allgemeinzustandes bei antibioticaresistentem Fieber, erhöhter Blutsenkung und Leukocytose müssen im Verein mit einer ungeklärten Tachykardie an die Möglichkeit einer tiefen Phlebothrombose denken lassen, die nach angiographischen Studien von NICOLAIDES u.Mitarb. (1971) meist von den Soleusvenen ausgeht.

Der Phlebographie kann hier eine entscheidende diagnostische Rolle zufallen (Tabelle 55).

Die Diagnose „frische Thrombose" sollte nach NISSL erst dann gestellt werden, wenn z.B. das Radiergummiphänomen auf wenigstens 2 Bildern erkennbar geworden ist (BEDUHN u.Mitarb., 1972). Technische Mängel oder das sog. Einstromphänomen in Höhe der Einmündung eines größeren Venenastes können zu thrombus-ähnlichen Aussparungen führen. Diese sind jedoch immer scharf konturiert (Abb. 153). Zur Untersuchungstechnik siehe auch BRODELIUS u.Mitarb. (1971).

Tabelle 55. Angiographische Symptome der Phlebothrombose

Konturzeichen
Thrombus füllt Lumen teilweise aus und wird von Kontrastmittel umflossen

Kuppelzeichen
Bei größerer Ausdehnung des Thrombus fingerartige Kontrastaussparung

Radiergummiphänomen
Kontrastmittelsäule wie mit einem Radiergummi ausgelöscht. Kollateralkreislauf!

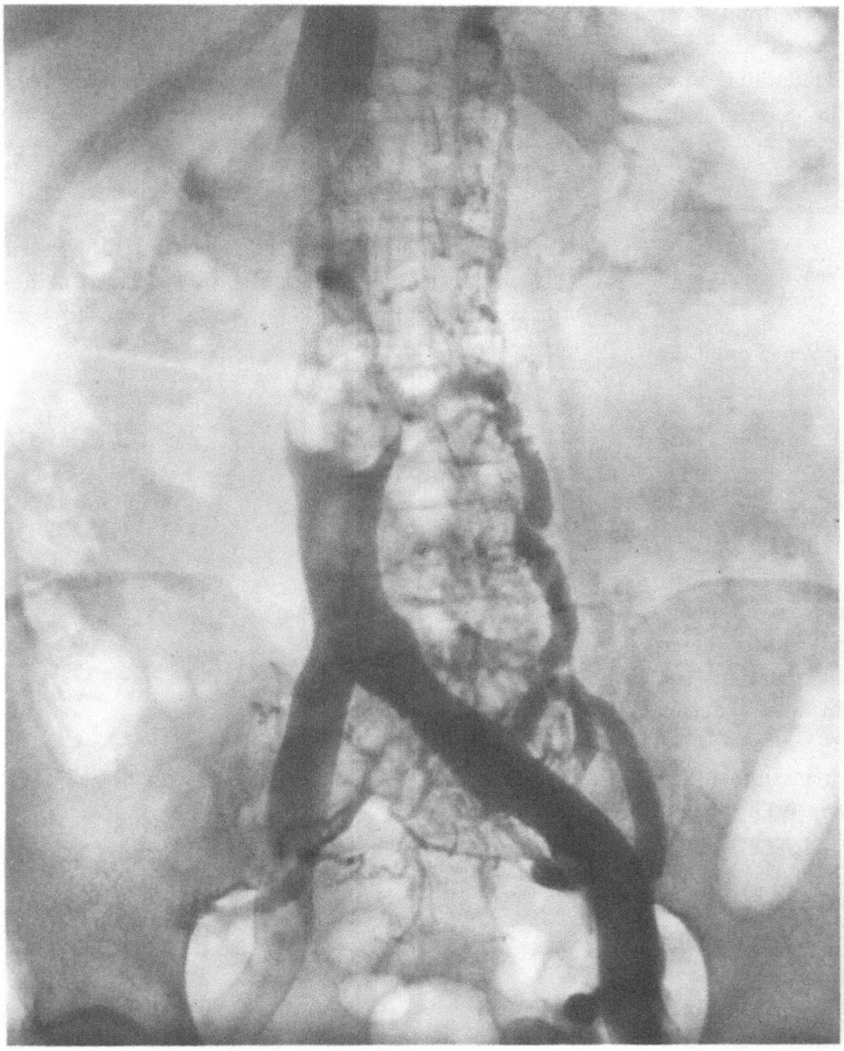

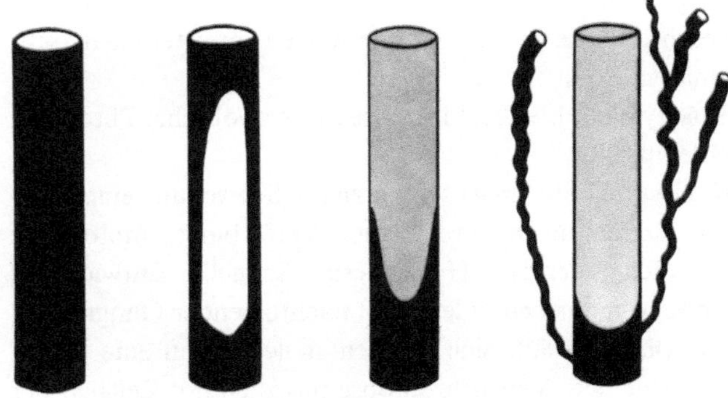

Abb. 151

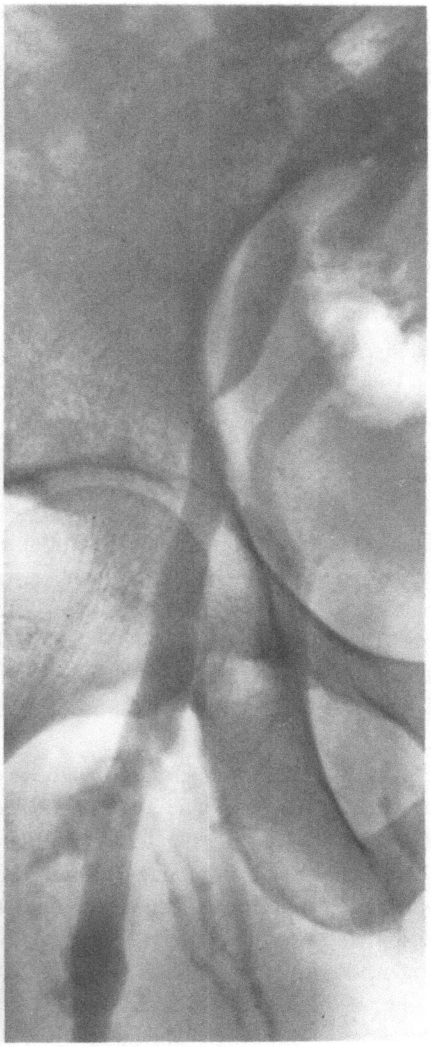

Abb. 151. Tumorkompression der unteren Hohlvene. Becken-phlebographie: Eiförmiger Füllungsdefekt im Bereich der dista-len unteren Hohlvene mit Kollateralisation des venösen Ab-flusses über die V. lumbalis ascendens

Abb. 152

Abb. 152. Beckenvenenstenose durch Coecal-Tumor. Ascendie-rende Phlebographie: Filiforme, kurzstreckige Stenose der Fe-moralvene am Übergang zur Beckenvene. Als erstes Symptom eines Coecal-Tumors bemerkte die Patientin eine zunehmende Schwellung des rechten Beines. Histologisch: Adenocarcinom des Coecums

2.3.4. Phlebographie nach Thrombolyse, Anti-koagulantientherapie und Venenoperation

Wegen der Gefahr der Lungenarterienembolie ist die akute, tiefe Thrombophlebitis gefürchtet. Ziel der modernen Be-handlungsmethoden ist die möglichst rasche Rekanalisa-tion der thrombosierten Venen unter Erhaltung der Klap-pen.

Die Phlebographie in Form der ascendierenden Kontrast-darstellung über eine Fußrückenvene dient nicht nur zur Sicherung der klinisch oft schwierigen Diagnose einer tie-fen Thrombophlebitis, sondern auch zur Kontrolle nach

Abb. 153. Angiogramm der Phlebothrombose (von links): nor-male Vene; Konturzeichen (Thrombus von Kontrastmittel um-flossen); Kuppelzeichen (fingerartige Kontrastaussparung); Ra-diergummiphänomen (Gefäß ausgelöscht; Kollateralen!)

medikamentöser oder operativer Wiedereröffnung der Strombahn (MARQUES, 1972).

Phlebographische Erfolgskriterien der Behandlung sind nach SCHMITT u.Mitarb. (1973) in Tabelle 56 dargestellt.

Tabelle 56

---

1. Wesentlicher Erfolg:

Vollständige Eröffnung aller verschlossenen Venen.

2. Partieller Erfolg:

Völlige oder teilweise Wiedereröffnung tiefer Venen distal der V. femoralis communis.

3. Unverändert

4. Verschlechtert

Die Thrombolyse brachte bei 93 Patienten mit thrombotischen Verschlüssen in 42% einen wesentlichen, in 25% partielle Erfolge; in 33% war der Befund unverändert. Im Vergleich dazu zeigten 42 Patienten mit akuter, tiefer Thrombophlebitis nach Antikoagulantientherapie 6,7 Tage nach Behandlungsbeginn in 88% ein unverändertes Bild.

BERGVALL (1971) versucht die Diagnose einer frischen Venenthrombose durch eine 2-Aufnahmenserie am liegenden Patienten mit leicht angehobenem Bein zu sichern, um das Ausmaß des Thrombus zu erkennen. Gelingt dies nicht, wird noch eine zusätzliche Beckenphlebographie vorgenommen. Diese wird auch als Kontrolluntersuchung nach sogen. Cava-Schirm, also zur Prophylaxe der Lungenembolie, in zunehmendem Maße gefragt.

Als *3-Stufen-Phlebographie* bezeichnen WIRTH und WEBER (1971) bei der Ilio-Femoralvenenthrombose die Kombination von antegrader, transossärer und Beckenphlebographie in Narkose, an die sich sofort die Thrombektomie mittels Fogarty-Katheter anschließen soll.

2.3.5. Phlegmasia coerulea dolens

Hier handelt es sich um eine Sonderform der tiefen Beinvenenthrombose in Verbindung mit einem arteriellen Ischämiesyndrom.

Synonyma: Phlébite bleu; pseudo-embolische Thrombophlebitis.

Klinisch: Akute, meist schmerzhafte Schwellung einer ganzen Extremität mit rot-blauer Verfärbung; motorische Schwäche, geringe Hypästhesie. Schnelle Entwicklung eines cyanotischen Ödems mit nachfolgender Gangrän.

Die **Diagnose** läßt sich klinisch stellen, wenn eine vorbestandene tiefe Venenthrombose plötzlich mit Zeichen der arteriellen Minderdurchblutung einhergeht: Abschwächung oder völliger Ausfall der peripheren Pulse, geringgradige Herabsetzung der Hauttemperatur, Bewegungsun-

fähigkeit des Beines insbesondere der Zehen. Schwerste Schmerzzustände, Fieber. Weitergehende spezielle Untersuchungen (z.B. Oscillographie) sind wegen der Schmerzhaftigkeit nicht möglich.

Differentialdiagnostisch ist ein akuter Arterienverschluß im Spätstadium mit fleckiger Hautcyanose durch Fehlen einer scharfen Demarkation und nur mäßige neurologische Ausfallserscheinungen abzugrenzen. Schwierig wird es, wenn sich die akute, tiefe Thrombophlebitis auf einen akuten Arterienverschluß aufpfropft. Die „venöse Gangrän" kann

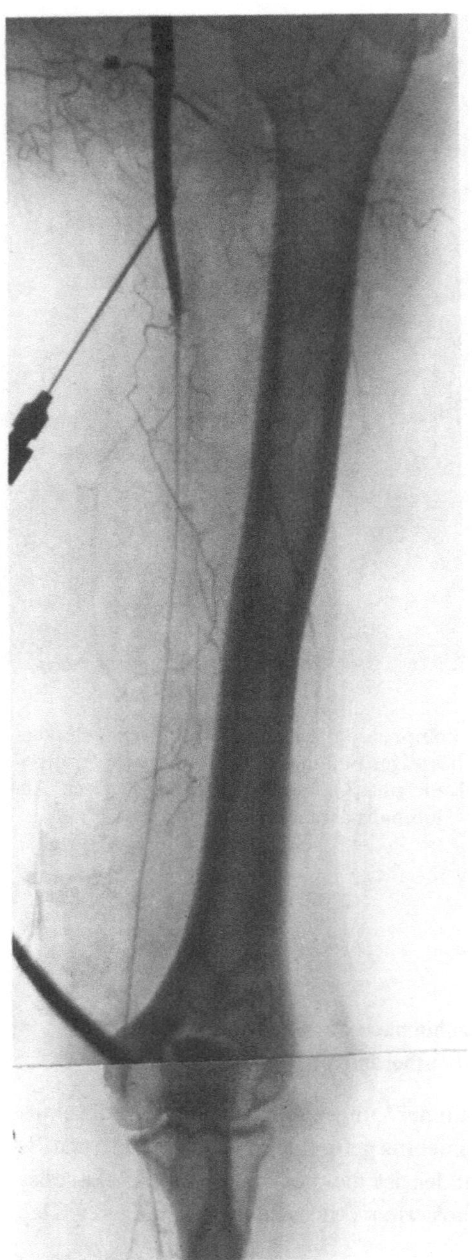

Abb. 154. Phlegmasia coerulea dolens. Axillarisangiographie: Hochgradige, filiforme Einengung der Brachialarterie, die sich in ebenfalls stark eingeengte Unterarmarterien aufteilt. Keine Peripherfüllung

138

als Extremform der Phlegmasia coerulea dolens bezeichnet werden.

Ätiologisch ist neben den Ursachen der tiefen Thrombophlebitis (postoperativ, posttraumatisch, puerperal) die neoplastische Genese (Pankreas-Carcinom!) zu berücksichtigen.

Pathophysiologisch scheint es zu einem erheblichen Stau infolge Behinderung des venösen Refluxes zu kommen, mit massivem Anstieg des Venendruckes. Dadurch resultiert die tief-cyanotische Verfärbung der Extremität. Durch den erheblichen Flüssigkeitsaustritt steigt der Gewebsdruck auf das 8–14fache (KAPPERT, 1974) bis zum „kritischen Verschlußdruck" für Arteriolen und arteriellen Capillarschenkel.

Unsere eigene Beobachtung einer Phlegmasia coerulea dolens zeigte allerdings bei der *Arteriographie* eine hochgradige, filiforme Einengung der Brachialarterie ohne Kollateralen, als Hinweis, daß auch große Arterienstämme durch das Gewebsödem komprimiert werden können (Abb. 154). Die wegen der extremen Schwellung manchmal nur unter erheblichen technischen Schwierigkeiten mögliche Phlebographie darf nur unter Gabe von wenigstens 5 000 IE Heparin vorgenommen werden und dürfte die Diagnose sichern (s. Thrombose).

V. Lymphangiographie

Gemessen an der Bedeutung der Arterien und Venen im angiologischen Krankengut tritt die Zahl der Erkrankungen der Lymphgefäße erheblich zurück. Dies bedeutet auch für den Radiologen eine gegenüber Arteriographien und Phlebographien viel seltenere Anwendung der Lymphgefäßdarstellung. Die zahlenmäßige Relation ergibt sich zum Beispiel aus folgender Aufstellung (Tabelle 57).

Tabelle 57

Arteriographie	Phlebographie	Lymphographie
Angiographien 1972 (Röntgenabteilung Chirurg. Univ.-Klinik Heidelberg)		
1226	270	29
Angiographien 1973 (Institut für Röntgendiagnostik Univ. Freiburg)		
608	288	19

1. Technik

An der ursprünglichen Technik von KINMONTH (1952) hat sich in den vergangenen Jahren kaum etwas geändert: Subcutane Injektion von 0,5 ml Patentblau V interdigital am Fuß- oder Handrücken. Nach einigem Warten und Bewegenlassen der Hand bzw. des Fußes färben sich benachbarte Lymphwege an. Über einem sichtbaren Lymphstrang wird nach Lokalanaesthesie in Längsrichtung etwa 1 cm incidiert, das subcutan liegende Lymphgefäß freipräpariert und damit vom umgebenden Fett befreit und mit 2 dünnen Haltefäden angeschlungen. Massage des Farbstoffdepots führt zu intensiver Darstellung des Gefäßes, insbesondere, wenn der Abfluß durch Anziehen des proximalen Fadens behindert wird. Punktion des Gefäßes mit einer angeschliffenen Nadel mit angerauhtem Innenmandrin (Einmal-Besteck). Fixation der Nadel mit dem proximalen Haltefaden und Injektion eines wäßrigen Kontrastmittels, wenn nur Lymphgefäße dargestellt werden sollen oder von 5–7 ml des öligen *Lipiodol Ultrafluid* für die Lymphangio-/adenographie. Das exakte Einfließen des Kontrastmittels verfolgen wir unter BV-Fernsehkontrolle und verlassen uns nicht auf Angaben des Patienten, der ein Ziehen in der Leistengegend angeben soll, wenn das Kontrastmittel dort angekommen sei. Es werden unmittelbar am Ende der Injektion, die grundsätzlich mit der Injektionsmaschine nach RÜTTIMANN vorgenommen wird, Aufnahmen angefertigt.

2. Normales Lymphangiogramm

An den Extremitäten verlaufen die Lymphgefäßbündel getrennt voneinander, so daß es nur gelingt, bestimmte Abschnitte bei der Lymphangiographie zu kontrastieren. Außerdem ist die Zahl der Variationen so groß, daß die Variation quasi die Norm darstellt. Am Unterschenkel verlaufen die 3–5 Lymphbahnen nahezu gestreckt an der Medialseite cranialwärts, um sich in Unterschenkelmitte in 6–10 Bahnen aufzuteilen (Variante 1). Gelegentlich wird nur 1 Lymphbahn sichtbar, die sich erst proximal am Unterschenkel in 4–6 Bahnen aufteilt (Variante 2). Weitgestellte Lymphgefäße und starke Schlängelung ohne pathologische Bedeutung liegt der Variante 3 zugrunde, die im übrigen gleichen Verlauf wie Typ 1 aufweist. Variante 4 ist als laterales Bündel bezeichnet worden, weil hier die Lymphbahnen zunächst an der Fibularseite verlaufen und erst im proximalen Unterschenkeldrittel fächerförmig nach medial umbiegen. Zahlreiche Klappen lassen die Lymphgefäße gut gegenüber Blutgefäßen abgrenzen. Ihr Kaliber ändert sich im Verlauf einer Extremität kaum. Subfasciale Lymphbahnen des Oberschenkel begleiten die A. femoralis superficialis bis zur subfascialen Gruppe der inguinalen Lymphknoten (Näheres bei VITEK und KASPAR, 1973). Am Unterarm wird ein ulnares und radiales Bündel unterschieden, beide verlaufen präfascial. Von ulnar aus kommt es zur Darstellung cubitaler Lymphknoten; diese leiten weiter in Lymphbahnen der Oberarmmediaseite und von hier zu axillären Lymphknoten, während die radiale Kette in Oberarmmitte nach medial umbiegt und ebenfalls axilläre Lymphknoten erreicht.

3. Indikation zur Lymphangiographie

Die häufigste Indikation zur Lymphangiographie ist zweifellos die Suche bzw. Lokalisation von Systemerkrankun-

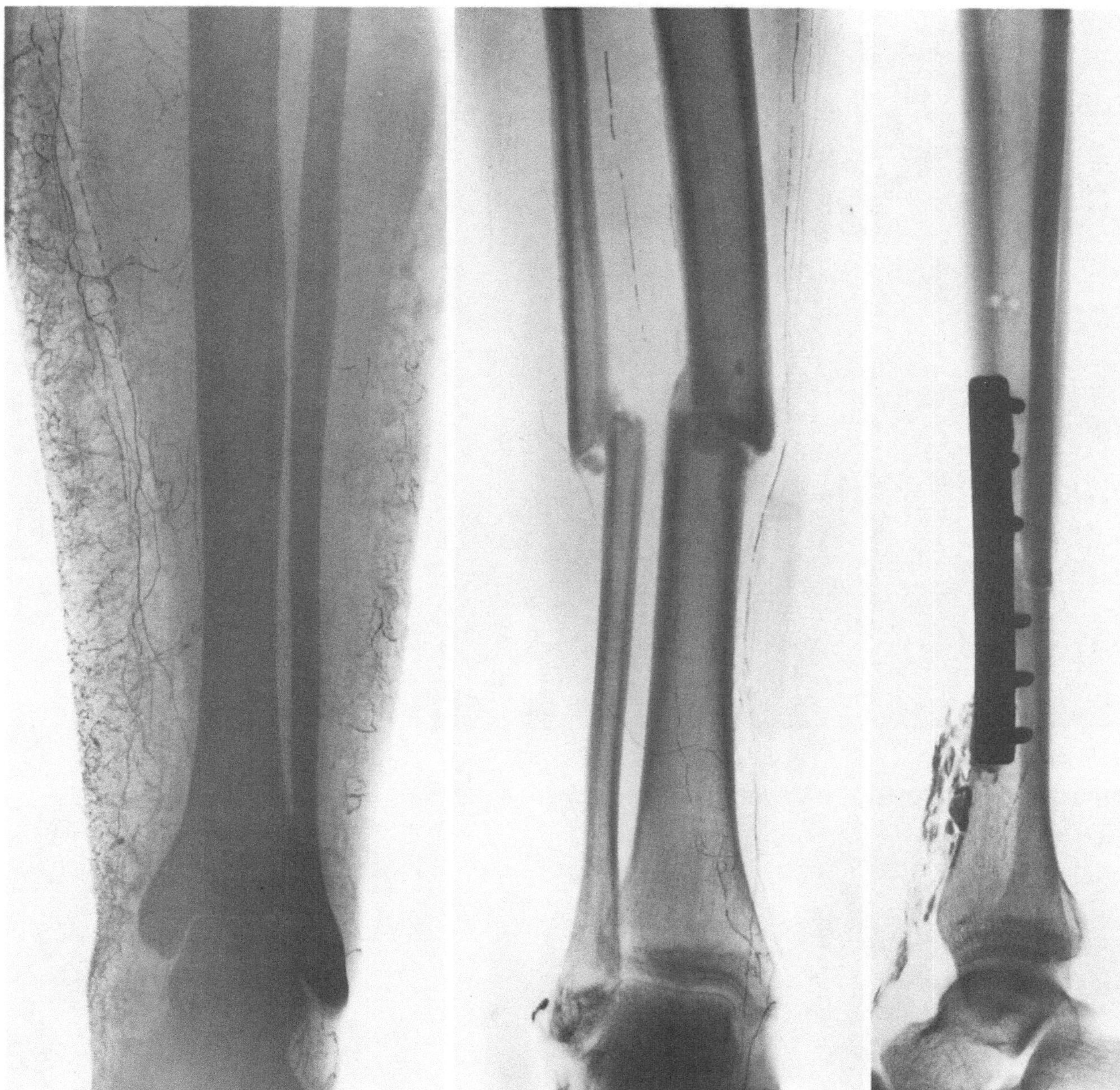

Abb. 155   Abb. 156   Abb. 157

Abb. 155. Lymphangitis obliterans. Lymphographie vom Fußrücken aus: Keine Darstellung normaler Lymphbahnen. Ausgedehnter Kollateralkreislauf, der den gesamten Unterschenkel
netzartig überzieht. Lymphektasie, Kontrastmittelextravasate.
Klinisch: Elephantiasis

Abb. 156. Lymphgefäßverlauf nach Unterschenkelquerfraktur.
Lymphographie vom Fußrücken aus: Deutliche Dislokation der
Fragmente mit Achsenknickung. Entsprechende Verlagerung
von Lymphgefäßen ohne nachweisbare Unterbrechung der
Lymphbahn

Abb. 157. Lymphgefäßveränderung nach Verschraubung einer
Tibiafraktur. Lymphographie vom Fußrücken aus mit Nachweis
einer Lymphabflußstörung in der Nachbarschaft der an der Tibia
eingesetzten Druckplatte. Ektasie des Lymphgefäßes mit Kontrastmittelaustritten

Abb. 158a und b. Exzessive Armschwellung nach Ablatio mammae. (a) Armphlebographie: Konstante Stenose der V. axillaris
mit glatter Begrenzung. V. subclavia frei durchgängig. (b) Lymphographie vom Handrücken aus: Blockade des Lymphabflus-
ses unter Darstellung eines ausgeprägten cutanen Umgehungs-
kreislaufes. Zahlreiche Lymphektasien und Extravasate

Abb. 159a–c. Lymphgefäßveränderungen nach Thrombendarteriektomie. Lymphographie vom Fußrücken aus: Erhebliche Verlagerung und Fragmentation der verschiedenen Lymphbahnen
mit geschlängeltem Verlauf, Kaliberschwankungen und unvoll-
ständiger Füllung. Unterbrechung der Kontrastmittelsäule an
verschiedenen Stellen. Im proximalen und distalen Drittel des
Oberschenkels netzartige Kontrastierung cutaner Kollateralen.
Kontrastmittelextravasat oberhalb eines Leistenlymphknotens.
Nach der Gefäßoperation ist eine Beinschwellung beobachtet
worden. Umfangsdifferenz von 7 cm gegenüber dem Oberschenkel der Gegenseite

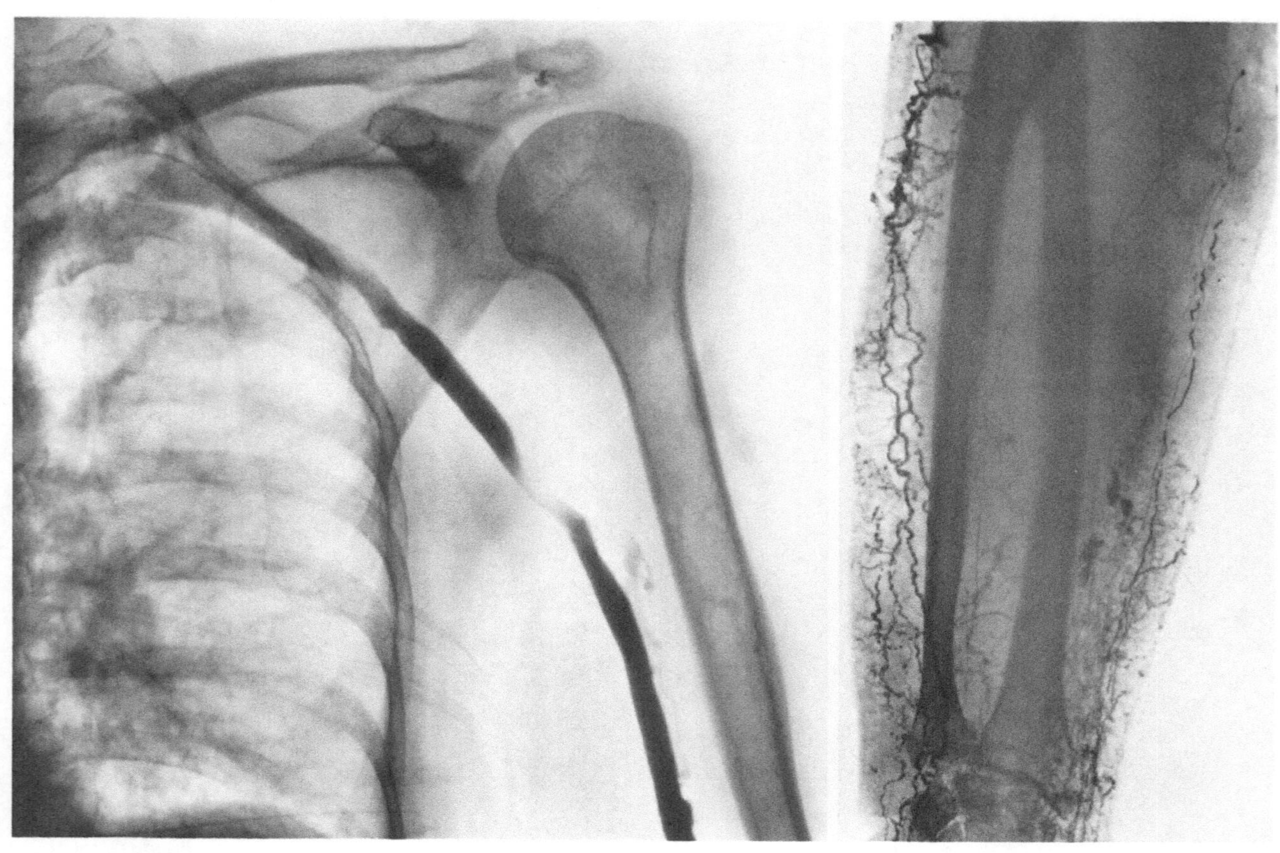

Abb. 158a   b

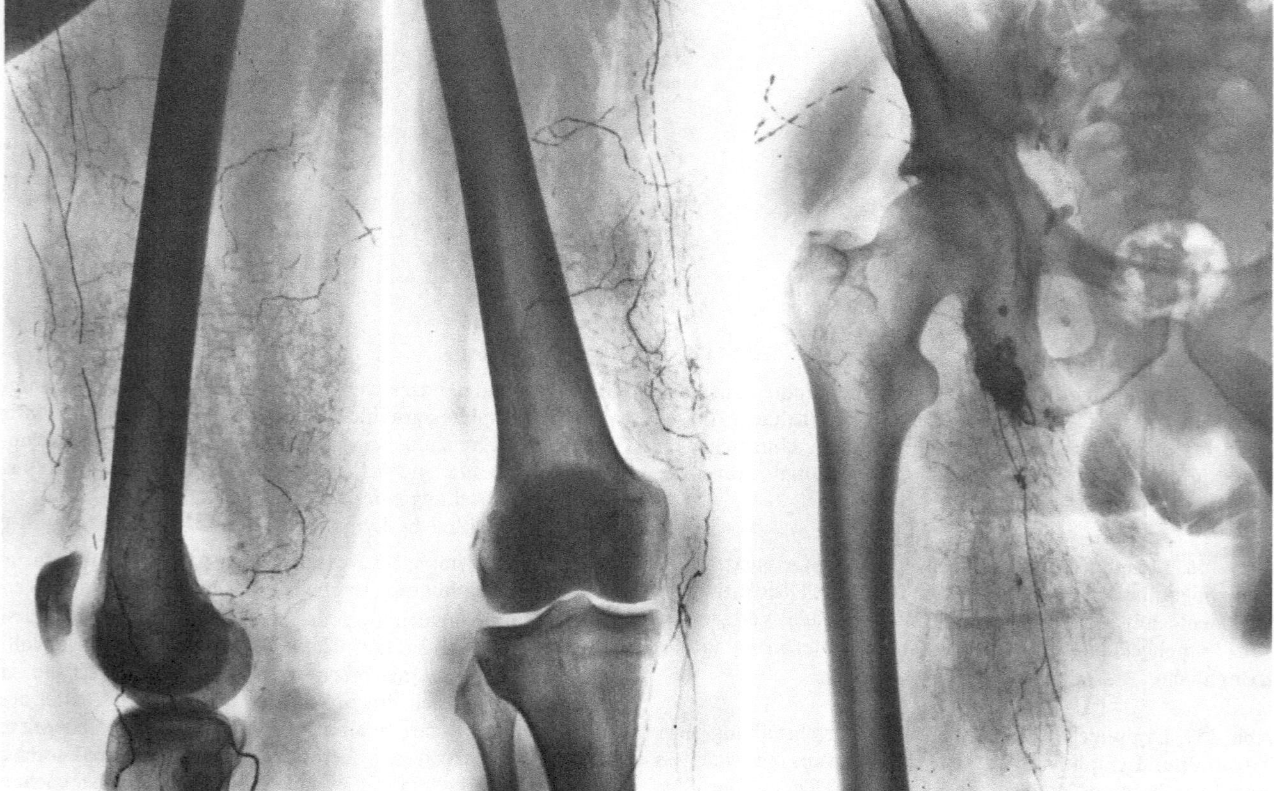

Abb. 159a   b   c

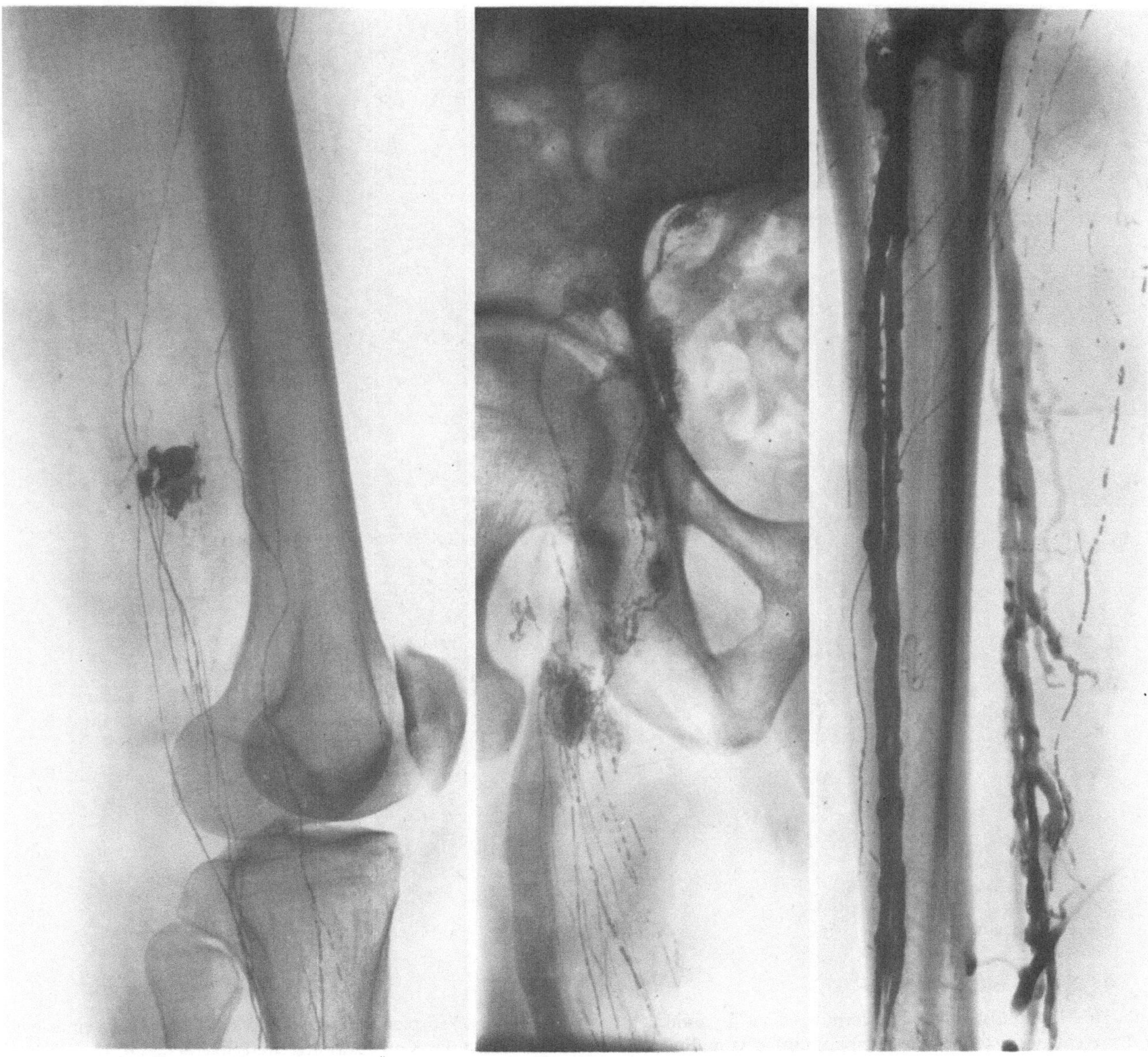

Abb. 160   Abb. 161 a   b

Abb. 160. Lymph-Extravasat nach femoro-poplitealem Venenbypass. Lymphographie vom Fußrücken aus: Lymphbahn-
durchtrennung in der Mitte des Oberschenkels mit ausgedehntem Kontrastmittelextravasat

Abb. 161 a und b. Unterschenkelschwellung nach Embolektomie
vor 4 Wochen. (a) Kombinierte Phlebo- und Lymphangiographie am Bein mit Darstellung eines intakten Lymphgefäßsystems. Verschluß einer tiefen Venengruppe am Unterschenkel.
(b) Proximales Venensystem offen. Regelrechte Darstellung der
inquinalen und iliacalen Lymphbahnen

gen der Lymphknoten, insbesonders Lymphogranulomatose, Lymphosarkom u.a., aber auch sekundärer Erkrankungen der Lymphknoten im Sinne von Sarkom- und Car-
cinommetastasen. Die hier interessierende Indikation ist
praktisch auf die Abklärung des *Lymphödems* beschränkt.
Definition des Lymphödems: Kongenitale oder erworbene
Veränderungen der Lymphgefäße einer oder mehrerer Ex-

tremitäten mit resultierender Ödembildung. Ursache:
Aplasie, Hypoplasie, Ektasie, Klappeninsuffizienz, oblite-
rierende Lymphangiopathie, Permeabilitätsstörungen.
Klinisch handelt es sich um eine lokalisierte oder diffuse
Schwellung mit Induration und kaum wegdrückbarem
Ödem. Nur selten finden sich Fisteln oder Ulcera. Die
weiße Haut im Ödembereich ist gegenüber venöser Stauung

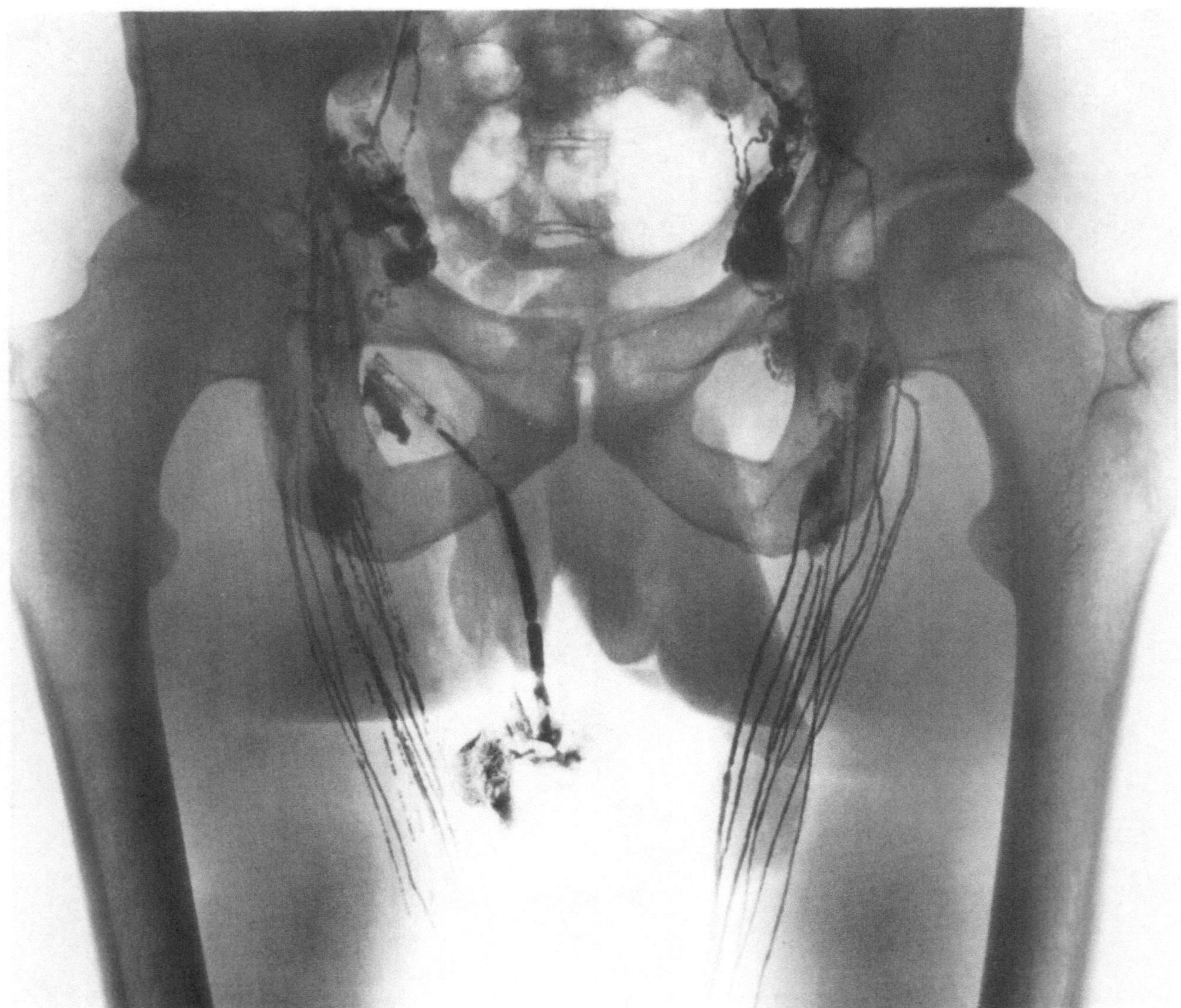

Abb. 162. Lymphfistel nach Entfernung eines Lymphknotens in der rechten Leistenbeuge. Lymphographie vom Fußrücken aus: Kontrastmittelaustritt rechts aus Lymphgefäßen an der Stelle des exstirpierten Lymphknotens. Über das eingelegte Drain fließt das Kontrastmittel ab. Linke Seite mit regelrechter Darstellung des Lymphsystems

abzugrenzen. Die Schwellung kann so exzessiv werden, daß von einer Elephantiasis gesprochen wird. Sie führt zu Bewegungseinschränkungen, Spannungsgefühl, Brennen in der befallenen Extremität.

Pathogenese: Es wird ein primäres Lymphödem gegenüber einem sekundären unterschieden (BRUNNER, 1972).
Die Durchführung der Lymphangiographie beim primären oder sekundären Lymphödem kann wegen Aplasie oder Hypoplasie der Lymphgefäße unmöglich oder erschwert sein. Die Verteilung des vorher injizierten Farbstoffes in oberflächlichen Hautpartien – sogen. dermal backflow – läßt sich in solchen Fällen diagnostisch verwerten.

3.1. Primäres Lymphödem

Nonne-Milroysche Erkrankung. Auf die unteren Teile der Beine beschränkt, von Geburt an vorhanden und wahrscheinlich durch amniotische Abschnürung bedingt. Lymphographisch finden sich hypoplastische Lymphgefäße.
Die familiäre, nichtangeborene Form tritt erst in der Pubertät auf und kommt in fast der Hälfte der Fälle doppelseitig vor. Haut und subcutanes Gewebe sind verdickt, es kommt zu Ekzematisation, Lymphangitis, Lymphfisteln usw.
Das primäre Lymphödem kommt in 3 Stadien vor:
Latentes — Reversibles — Irreversibles Lymphödem.
Lymphographisch ergibt sich folgende Klassifikation:

1. Lymphgefäßaplasie.
2. Lymphgefäßhypoplasie ohne Obliteration.
3. Lymphgefäßobliterationen mit oder ohne Hypoplasie des aufnehmenden Systems.

Alle Veränderungen können als distaler — also vorwiegend den Fuß oder die Hand betreffende Veränderungen — oder als proximaler Typ vorkommen (TROSHKOW und LYAPIS, 1971).
Auch die Komplikationen des primären Lymphödems sollten dem Radiologen bekannt sein, damit diese nicht einer Lymphographie zugerechnet werden: rezidivierendes Erysipel, Lymphfisteln und Rhagaden, Hyperkeratosis und schließlich das angioplastische Sarkom von STEWART-TREVES (Abb. 155).
Der Zusammenhang zwischen Lymphödem und Veränderungen an den Beckenvenen wurde von NEGUS u.Mitarb. (1969) bei 23 gesunden Kontrollpersonen und 33 Patienten mit lymphographisch gesichertem, primärem Lymphödem untersucht. Es fand sich, daß kein Zusammenhang zwischen dem anatomischen Status der Beckenvenen bzw. Vena cava und dem primären Lymphödem der unteren Extremität besteht.

3.2. Sekundäres Lymphödem

1. Entzündlich: nach rezidivierender Lymphangitis, im Rahmen von Infektionskrankheiten bzw. Parasiten (Malaria, Filaria Bancrofti). CARAYON u.Mitarb. (1971) beschreiben eine sog. tropische Venenentzündung als Folge eines länger zurückliegenden lokal-infektiösen Prozesses unter dem Bild der Lymphangitis mit perivasculären entzündlichen Veränderungen im histologischen Bild. Die Diagnose ist lymphographisch durch Lymphgefäßabbruch mit Kollateralen und Dilatationen zu stellen.
2. Lymphknotenaffektionen: Tuberkulose, Lymphogranulomatose, Metastasen.
3. Postoperatives oder posttraumatisches Lymphödem besonders nach Ablatio mammae und Nachbestrahlung (Abb. 156).
4. In Kombination mit dem postthrombotischen Syndrom.

3.3. Lymphgefäßerweiterungen

Lymphcysten werden heute nicht selten nach gefäßchirurgischen Eingriffen beobachtet, bei denen Lymphbahnen durchtrennt werden und Lymphe sich in mehr oder weniger große Hohlräume ergießt. ROTH u.Mitarb. haben 1972 auf diese Veränderungen hingewiesen. Gelegentlich werden sie auch nach Unfällen angetroffen (Abb. 159–162).
Lymphangiektasien können angeboren und erworben sein, umschrieben oder generalisiert. Lymphangiographisch sind diese Gefäße weitkalibrig, manchmal beträchtlich geschlängelt und lassen keine Klappen erkennen. Röntgenologisch läßt sich zwischen primären und sekundären Lymphangiektasien nicht unterscheiden.
Neben der Lymphangiographie haben auch Extremitätenarterio- und -phlebographie eine wesentliche Bedeutung bei der differentialdiagnostischen Abklärung des Beinödems. Unter einer umschriebenen Anschwellung kann sich ein Aneurysma der A. poplitea verbergen; nach Trauma entscheidet die Venendarstellung, ob ein Hämatom oder eine Thrombose vorliegt. Ähnliches gilt für die Beckenvenenkompression durch Tumor oder Schwellungen nach chirurgischen Eingriffen (BRUNNER, 1972).

Literatur

ABRAMS, H.L.: Angiography. Boston: Little, Brown 1961.

ADLER, S.C., WEXLER, L., CASTELLINO, R.A.: Angiography of Lower Extremity. Soft-Tissue Arteriovenous Fistulas. J. Canad. Ass. Radiol. **23**, 207–213 (1972).

AMERATUNGA, B.: Arteriography in soft tissue and bone tumours. Ceylon med. J. **30**, 166 (1971).

AMIEL, M., DELAYE, J., RUBET, A., PINET, F.: L'artériotomie humérale intérêt et indications actuelles dans l'exploration de la circulation gauche. Ann. Radiol. (Paris) **14**, 101–106 (1971).

ARENAS, G.M.: Die Arteriographie bei peripheren Gefäßtraumen. Rev. Mex. Radiol. **25**, 223–231 (1971).

ARENAS, G.M.: Arteriography in Peripheral Vascular Trauma. Rev. mex. Radiol. **26**, 71–79 (1972).

BAERT, A., VERSTRAETE, M., CELEN, R.: Intérêt de l'artériographie dans les oblitérations aiguës. J. belge Radiol. **50**, 57–62 (1967).

BARDSLEY, J.L., STAPLE, T.W.: Variations in branching of the popliteal artery. Radiology **94**, 581–587 (1970).

BARKE, R.: Röntgenkontrastmittel — Chemie, Physiologie, Klinik. Leipzig: VEB Thieme 1970.

BARNES, R.W., HAFERMANN, M.D., PETERSEN, J., KRUGMIRE, R.B., JR., STRANDNESS, D.E., JR.: Noninvasive assessment of altered limb hemodynamics and complications of arterial catheterization. Radiology **107**, 505–511 (1973).

BEALES, J.S.M., ADCOCK, F.A., FRAWLEY, J.S., NATHAN, B.E., McLACHLAN, M.S.F., MARTIN, P., STEINER, R.E.: The radiological assessment of disease of the profunda femoris artery. Brit. J. Radiol. **44**, 854–859 (1971).

BEDUHN, D., BERGER, I.: Indikationen und Ergebnisse der Brachialisangiographie. Therapiewoche **20**, 548–553 (1970).

BEDUHN, D.: Angiographische Erfahrungen bei Verschlußkrankheiten der oberen Extremität, des Schultergürtels und des Aortenbogens. Folia-angiol. (Berl.) **20**, 221–225 (1972).

BEDUHN, D., WENZ, W.: Abdominale Gefäßuntersuchung im Kindesalter. Fortschr. Röntgenstr. **113**, 753–759 (1970).

BEDUHN, D., CZEMBIREK, H., WENZ, W.: Angiographie bei Abflußbehinderung der Beckenvenen. In: Angiographie und ihre Fortschritte (K.E. Loose, Hrsg.). Stuttgart: Thieme 1971.

BEDUHN, D.: Angiographie beim kindlichen Trauma. In: Der Unfall im Kindesalter (F. Rehbein, Hrsg.). Stuttgart: Hippokrates 1972.

BEDUHN, D., BÜSING, C.M., ROTH, E.: Angiographie einer akuten, ausgedehnten Aortendissektion. Münch. med. Wschr. **115**, 193–196 (1973).

BEDUHN, D.: Indikation zur Angiographie bei der thorakalen Aortenruptur. Radiologe **12**, 274–277 (1972).

BEDUHN, D.: Besondere Befunde bei der Brachialisangiographie. In: Angiographie und ihre Leistungen (K.E. Loose, Hrsg.), S. 22–25. Stuttgart: Thieme 1968.

BEDUHN, D.: Gefäßbedingte Knochenveränderungen an der oberen Extremität. In: Angiologie und Szintigraphie bei Knochen- und Gelenkerkrankungen (R. Glauner, Hrsg.), S. 95–101. Stuttgart: Thieme 1971.

BEDUHN, D., HARDT, P.: Extremitätenangiographie im Kindesalter. Fortschr. Med. **91**, 976–981 (1973).

BEDUHN, D., SCHÜLER, H.W.: Beitrag zur angiographischen Darstellung der oberen Extremität bei intermittierender Langzeit-Hämodialyse im Kindesalter. Radiologe **13**, 417–421 (1973).

BEDUHN, D.: Röntgendiagnostik peripherer Durchblutungsstörungen. In: Gefäßerkrankung (F. Loogen, K. Credner, Hrsg.), S. 127–133. Baden-Baden-Brüssel: G. Witzstrock GmbH 1974.

BENEDICT, K.T., JR., CHANG, W., McCREADY, F.J.: The hypothenar hammer syndrome. Radiology **111**, 57–60 (1974).

BERGVALL, U.: Centripetal descending phlebography in axillary vein thrombosis. Acta radiol. (Stockh.) **11**, 250–256 (1971).

BERGVALL, U.: Phlebography in acute deep venous thrombosis of the lower extremity. A comparison between centripetal ascending and descending phlebography. Acta radiol. (Stockh.) **11**, 148–166 (1971).

BIALOSTOZKY, L., BARRAGÁN, R., O'FARRIL, G.: Diagnostico radiologico della thromboangeitis obliterante. Arch. Inst. Cardiol. Méx. **41**, 432–437 (1971).

BISMUTH, V., BLÉRY, M., GAUX, J.-C., REBOUL, F.: L'exploration artériographique des tumeurs des parties molles des membres. Ann. Radiol. **17**, 765–774 (1974).

BLAUDOW, K.: Lymphographische Metastasendiagnostik bei malignen Melanomen der unteren Extremität. Radiobiol. Radiother. (Berl.) **12**, 25–36 (1971).

BOCQUET, M., FOLIE-DESJARDINS, R., BATISSE, R., GARRETA, L.: L'artériographie dynamique dans le syndrome du hile du membre supérieur. Ann. Radiol. (Paris) **13**, 827–843 (1970).

BONTE, F., CECILE, J.-P., PICARD, J.-D.: Artériographie du membre supérieur et de la main. Ann. Radiol. (Paris) **3**, 5–88 (1970).

BÖTTGER, F., SCHLICHT, L.: Scheinbarer thrombotischer Verschluß der tiefen Unterschenkelvenen infolge postischämischen Ödems bei degenerativer arterieller Durchblutungsstörung. Fortschr. Röntgenstr. **113**, 197–202 (1970).

BOIJSEN, E., DAHN, I., HALLBÖÖK, T.: Hemodynamic effect of contrast medium in arteriography of legs. Acta radiol. (Stockh.) **11**, 295–309 (1971).

BOIJSEN, E., GÖTHLIN, J., HALLBÖÖK, T., SANDBLOM, PH.: Preoperative Angiographie Diagnosis of Bleeding Aneurysms of Abdominal Visceral Arteries. Radiology **93**, 781–786 (1969).

BRABAND, H., CIARKOWSKI, J., GROTH, W.: Klinische Prüfung zweier neuer Röntgenkontrastmittel zur Urographie und Angiographie. Röntgenpraxis **27**, 201–209 (1974).

BRODELIUS, Å., LÖRING, P., NYLANDER, G.: Phlebographic techniques in the diagnosis of acute deep venous thrombosis of the lower limb. Amer. J. Roentgenol. **111**, 794–801 (1971).

BRON, K.M.: Femoral angiography. In: ABRAMS, H.L., Angiography, p. 1221–1299. Boston: Little, Brown & Co. 1971.

BROOMÉ, A., EKLÖP, B., GÖTHLIN, J., HALLBÖÖK, T.: Phlebographie und Plethysmographie bei venöser Obstruktion des Armes. Radiologe **11**, 155–161 (1971).

BROUSSIN, J., BASSEAU, J.P., BASSOULET, J.: Complications des fistules artério-veineuses pour dialyse itérative. J. Radiol. Electrol. **53**, 793–796 (1972).

BRÜCKE, P., LECHNER, G., PIZA, F., SIMMA, W.: Ursachen von Früh- und Spätverschlüssen nach Thrombendarteriektomie und Venenrekonstruktion im femoro-poplitealen Abschnitt. VASA 2, 1, 24–27 (1973).

BRUNNER, U.: Zur Frühdiagnose des primären Lymphödems der Beine. VASA 1, 4, 293–302 (1972).

BRUNNER, U.: L'apport de l'artériographie et de la phlébographie dans le diagnostic differentiel des enflures subites de la jambe. Phlébologie 25, 195–198 (1972).

BURI, P.: Chronisch-mechanische Schlagaderschäden als Emboliequelle der oberen Extremität. VASA 2, 45–50 (1973).

BUTSCH, J.L., JANES, J.J.: Injuries of the Superficial Palmar. Arch. J. Trauma 3, 505–516 (1963).

CALENOFF, L.: Angiography of the hand: guidelines for interpretation. Radiology 102, 331–335 (1972).

CARAVAN, A., COURBIL, J.L., PIQUARD, B., MAYDAT, M.: Phlébites par lymphangite péri-veineuse. J. Chir. (Paris) 101, 163–176 (1971).

CEN, M.: Pharmakoangiographie bei Durchblutungsstörungen der Extremitäten. In: Kongr. Dtsch./Österr. Rö.-Ges. Wien 1973 (A. Breit, Hrsg.), S. 227. Stuttgart: Thieme 1974.

CHANT, A.D.B., JONES, H.O., TOWNSEND, J.C.F., WILLIAMS, J.E.: Radiological demonstration of the relationship between calf varices and sapheno-femoral incompetence. Clin. Radiol. (Edinb.) 23, 519–523 (1972).

CHERMET, J.: Pharmaco-Angiographie des Artères des Membres. Ann. Radiol. (Paris) 17, 691–706 (1974).

CHVOJKA, J., DOLEZEL, J.: Angio- und Pharmakoangiographie bei Tumor- und Entzündungserkrankungen der unteren Extremitäten. Radiologe 14, 1–5 (1974).

CÉCILE, J.P., DESCAMPS, CL., REGNIER, G., BONTE, G., GUAQUIÈRE, A., FAILLE, J.-CL.: L'artériographie du pied diabétique. J. Radiol. Electrol. 54, 313–318 (1973).

COLEMAN, S.S., ANSON, B.J.: Arterial Patterns in the Hand Based Upon a Study of 650 Specimens. Surg. Gynec. Obstet. 113, 409–424 (1961).

COLLARD, M.: Radiologische Studie über die Wirkung von Pharmaka auf die Lymphgefäße der unteren Extremitäten. Möglichkeiten der diagnostischen Anwendung und therapeutische Aspekte. Fortschr. Röntgenstr. 115, 643–649 (1971).

COLLARD, M., COLLARD, P.: Microangiographic Study of Femoral Head Ischemia. J. Radiol. Electr. 53, 797–808 (1972).

CONN, J. JR., BERGAN, J.J., BELL, J.L.: Hypothenar hammer syndrome: posttraumatic digital ischemia. Surgery 68, 1122–1128 (1970).

COOLEY, R.N., SCHREIBER, M.H.: Radiology of the great vessels. Baltimore: Williams & Wilkins 1967.

COPE, C., REYES, T.M., SKVERSKY, N.J.: Phlebographic Analysis of the Incidence of Thrombosis in Hemiplegia. Radiology 109, 581–584 (1973).

COOPER, P.W., GLADSTONE, R.: Arteriovenous fistula following brachial arterial punsture for cerebral angiography. J. Canad. Ass. Radiol. 25, 140–143 (1974).

CORNELL, S.H.: Spasticity of the lower extremities following abdominal aortography. Radiology 93, 377–379 (1969).

CRNIC, D.M., SEIFERT, F.C., RANNIGER, K.: Arterial Injury in Dogs After Multiple Percutaneous Catheterizations at the Same Site of Entry. Radiology 108, 295–299 (1973).

COURBIER, R., JAUSSERAN, J.-M., REGGI, M.: Contrôle artériographique per-opératoire en chirurgie vasculaire périphérique. J. Chr. (Paris) 105, 249–260 (1973).

DABICH, L., BOOKSTEIN, J., ZWEIFLER, A., ZARATONETIS, C.: Digital Arteries in Patients with Scleroderma: Arteriographic and Plethysmographic Studies. Arch. intern. Med. 130, 708–714 (1972).

DENCK, H., DONAS, P.: Häufigkeit und Behandlungsergebnisse akuter Bein-Beckenvenenthrombosen. VASA 3, 19–21 (1974).

DIAMOND, A.B., CHIEN-HSING MENG, WOLANSKE, ANN. C., FREEMAN, L.M.: Radionuclide Demonstration of Traumatic Arterial Injury. Radiology 109, 623–626 (1973).

DIENER, L.: Intraosseous phlebography of the lower limb. Postmortem investigation of thrombotic venous disease. Acta radiol. (Stockh.) Suppl. 304 (1971).

DIETHELM, L., FISCHER, W., HABIGHORST, V., SCHWEIKERT, C.H., WESSINGHAGE, D.: Angiographische und szintigraphische Untersuchungen an einigen seltenen Knochentumoren. Radiologe 9, 311–317 (1969).

DONGEN VAN, F.N.R.: Photographic atlas of reconstructive arterial surgery. Leiden: Stenfert Kroese 1969.

DOS SANTOS, R.: Artériographie des membres et de l'aorte abdominale. Paris: Masson 1931.

DOTTER, G.T., JUDKINS, M.P.: Transluminal treatment of arteriosclerotic obstruction: Description of a new technic and a preliminary report of its application. Circulation 30, 654–660 (1964).

DOTTER, C.T., RÖSCH, J., BILBAO, M.K.: Transluminal extraction of catheter and guide fragments from the heart and great vessels. 29 collected cases. Amer. J. Roentgenol. 111, 467–472 (1971).

DUMAZER, R., BOMPARD, A., VILLARD, F., DELAFONT, O., BRU, J.P., BAZIN, M.: Die periphere Arteriographie unter allgemeiner Kurznarkose mit Propanidid. Zbl. ges. Radiol. 102, 252–257 (1972)

DUMONT, A.E., ACINAPURA, A., MARTELLI, A.B., BIRIS, L.: Radioopacification of intravascular clot by intravenous injection of tantalum particles. Invest. Radiol. 7, 56–60 (1972).

DUNANT, J.H., EUGENIDIS, N.: Cystic degeneration of the popliteal artery. VASA 2, 156–159 (1973).

DUNANT, J.H., EDWARDS, W.S.: Verschlüsse kleiner peripherer Arterien und Venen nach akutem arteriellem Verschluß. VASA 2, 127–131 (1973).

DUNCAN, A.M.: Angiographic abnormalities in combined myositis ossificans and digital ischemia of the hand. Acta Radiol. 15, 152–158 (1974).

EBERLE, H.: Intraossäre Femurkopfvenographie. Ergebn. Med. Radiol. 1, 1–58 (1968).

ENGE, I., AAKHUS, T., EVENSEN, A.: Angiography in vascular injuries of the extremities. Acta radiol. Diagn. 16, 193–199 (1975).

ERIKSSON, I., SAHLSTEDT, B.: The development of collateral arteries. An angiographic and microscopic study in the rabbit. Scand. J. thorac. cardiovasc. Surg. 5, 265–274 (1971).

FIEGEL, A., NADJMI, M.: Variationen der Arterien und ihre topometrischen Verhältnisse im retrograden Brachialisangiogramm. Röntgenblätter 24, 73–90 (1971).

FINKELSTEIN, J.B.: Tomography and angiography in the evaluation of bone lesions. In: Radiologic and other biophysical methods in tumor diagnosis. Hrsg.: R.L. CLARK. Chicago: Year Book Medical Publ. INC. 1975.

FISCHER, H.W.: Viscosity, solubility and toxicity in the choice of an angiographic contrast medium. Angiology 16, 759–766 (1965).

FONTAINE, R., WALTER, P., KIN, M., KIENY, R.: Enseignement de l'artériographie. J. Radiol. Électrol. 36, 398–400 (1955).

FONTÁNYI, S.: Arteriovenöse Mikrofistel am Unterschenkel nach Schußverletzung am Oberschenkel. VASA 1, 103–107 (1972).

FORREST, J., STAPLE, T.E.: Synovial hemangioma of the knee. Demonstration by arthrography and arteriography. Amer. J. Roentgenol. 112, 512–516 (1971).

FRASER, D.M., BARNER, H.B., KAISER, G.C.: Limb salvage by crossed femoro-popliteal shunt. Vasc. Surg. **5**, 223–227 (1971).

FRIEDMANN, G., WENZ, W., EBEL, K.-D., BÜCHELER, E.: Dringliche Röntgendiagnostik. Traumatologie und akute Erkrankungen. Stuttgart: Thieme 1974.

FÚCHS, W.A., DAVIDSON, J.W., FISCHER, H.W.: Lymphography in cancer. Berlin-Heidelberg-New York: Springer 1969.

GATES, G.F., DORE, E.K.: Primary congenital lymphedema in infancy evaluated by isotope lymphangiography. Nuclear Med. **12**, 315–317 (1971).

GEORGI, M., MUNZINGER, H., NIEMANN, B., JUNG, E.: Zur lymphographischen Metastasendiagnostik beim malignen Melanom. Fortschr. Röntgenstr. **115**, 625–631 (1971).

GIARGIANA, F.A., SIEGEL, M.E., JAMES, A.E., JR., RHODES, B.A., WAGNER, H.N., JR., WHITE, R.I., JR.: A Preliminary Report on the Complementary Roles of Arteriography and Perfusion Scanning in Assessment of Peripheral Vascular Disease. Radiology **108**, 619–627 (1973).

GILULA, L.A., STAPLE, T.W., ANDERSON, C.B., ANDERSON, L.S.: Venous angiography of hemodialysis fistulas. Radiology **115**, 555–562 (1975).

GIRL, J.: Arteriography in arterial gunshot wounds. Acta radiol. (Stockh.) **11**, 78–84 (1971).

GLAUNER, R. (Hrsg.): Angiologie und Szintigraphie bei Knochen- und Gelenkerkrankungen. Vorträge anläßl. des 50. Deutschen Röntgenkongresses Stuttgart, 8.–11. Mai 1969. Stuttgart: Thieme 1971.

GÖBBELER, TH., LÖHR, E., FIEBACH, O.: Das pathologische Gefäßbild der Handarterien. Fortschr. Röntgenstr. **120**, 440–446 (1974).

GÖBBELER, TH., TACKMANN, W.: Angiographische, neurographische und elektromyographische Untersuchungen an den Extremitäten bei peripheren Durchblutungsstörungen. In: Kongr. Dtsch./Österr. Rö.-Ges. Wien 1973 (A. Breit *et al.*, Hrsg.). Stuttgart: Thieme 1974.

GOERTTLER, U., SPILLNER, G., SCHLOSSER, V.: Über die Notwendigkeit der Arteriographie bei der akuten Extremitätenischämie und nach ihrer operativen Behebung. Fortschr. Röntgenstr. **119**, 311–315 (1973).

GOERTTLER, U., VOIGT, K., SPILLNER, G.: Aneurysma spurium als Traumafolge an Extremitätenarterien im Arteriogramm. Ann. Radiol. **17**, 17–21 (1974).

GÖTHLIN, J., HALLBÖÖK, T.: Plethysmographie und Phlebographie bei der Diagnostik der akuten tiefen Venenthrombose. Radiologe **11**, 137–147 (1971).

GÖTHLIN, J., HALLBÖÖK, T.: Plethysmographie und Phlebographie bei venöser Thrombektomie. Radiologe **11**, 150–155 (1971).

GÖTHLIN, J., ZURBRIGGEN, S.: Frequency of thrombosis and post-thrombotic conditions of the foot at phlebography. Acta radiol. (Stockh.) **16**, 107–112 (19757).

GOLDSTEIN, M., BELENGER, J., VAN DER STRICHT, J.: L'apport de la phlébographie au diagnostic de la jambe post-traumatique. Phlébologie **25**, 147–154 (1972).

GREBE, S.F., MAUBACH, P., BRAUN, H., HEINRICH, F.: Messungen der Strömungsgeschwindigkeit im Venensystem der unteren Extremitäten mit Radionukliden. Fortschr. Röntgenstr. **116**, 795–798 (1972).

GREMMEL, H., SCHULTE-BRINKMANN, W., BECKER, R.: Arterielle Kontrastmitteldarstellung pathologischer Prozesse an den oberen Extremitäten. Fortschr. Röntgenstr. **112**, 709–730 (1970).

GRUSS, J.D., DAUM, R., BEDUHN, D., VOGL, J., MEINEL, A.: Gefäßverletzungen im Kindesalter. Z. Kinderchir. **11** (Suppl.), 325–333 (1972).

GRÜNTZIG, A., SCHLUMPF, M.: The validity and reliability of post-stenotic blood pressure measurement by doppler ultrasonic sphygmomanometry. VASA **3**, 65–71 (1974).

GÜNTHER, E., STEINMEYER, CH., LOOSE, D.A.: Die translumbale Aortographie mit kontrollierter Katheterplazierung. Fortschr. Röntgenstr. **121**, 738–744 (1974).

HANAFEE, W.N., FLETCHER, E.W.L., GARTLAND, J.P., GROLLMAN, J.H., LECKY, J.W., RÖSCH, J., STECKEL, R.J., WILSON, G.H.: Selective Angiographie. Baltimore: Williams and Wilkins 1972.

HASSE, H.M.: Die Angiographie. In: Angiologie, hrsg. von M. RATSCHOW. Stuttgart: Thieme 1959.

HASSE, J., PUSTERLA, C., CLOEREN, S., GIGON, J.P.: Angiographische Untersuchungen nach Dauerkanülierung der Arteria radialis. Schweiz. med. Wschr. **101**, 1057–1061 (1971).

HAWKINS, I.F., JR., HUDSON, T.: Priscoline in Bone and Soft-Tissue Angiography. Radiology **110**, 541–546 (1974).

HAWKINS, I.F., JR., KELLEY, M.J.: Benzalkonium-Heparin Coated Angiographic Catheters. Radiology **109**, 589–591 (1973).

HAWKINS, I.F., JR.: "Mini-catheter" technique for femoral run-off and abdominal arteriography. Amer. J. Roentgenol. **116**, 199–203 (1972).

HAYT, D.B., PEREZ, L.A., BLATT, C.J., ROBINSON, S.H.: Tandem Film Changers for Peripheral Angiography. Amer. J. Roentgenol. **119**, 586–589 (1973).

HEHNE, H.J., DUNANT, J.H., WAIBEL, P.P.: Phonangiographie, Phlebographie und Venendruckmessung zur objektiven Beurteilung vaskulärer Kompressionserscheinungen im Schultergürtelbereich. VASA **4**, 258–262 (1975).

HENNINGES, D., ZEITLER, E.: Angiographie der Füße. Fortschr. Röntgenstr. **118**, 663–674 (1973).

HERSHEY, S.L., LANSDEN, F.T.: Osteochondromas As a Cause of False Popliteal Aneurysms. Review of the Literature and Report of Two Cases. J. Bone Joint Surg. **54**, 1765–1768 (1972).

HERZBERG, D.L., SCHREIBER, M.H.: Angiography in mass lesions of the extremities. Amer. J. Roentgenol. **111**, 541–546 (1971).

HORVÁTH, L., SOMOGYI, J.: Simultane, doppelseitige Katheter-Angiographie der unteren Extremitäten. Magy. Radiol. **22**, 211–217 (1970).

HORVÁTH, F., SZTANKAY, CS., KÁKOSSY, T.: Angiographische Untersuchungen vibrationsbewirkter Gefäßveränderungen. Fortschr. Röntgenstr. **113**, 164–169 (1970).

HÜLSE, R., HABIGHORST, L.V., BUCHWALD, W.: Thermographie und Angiographie bei arteriellen und venösen Verschlußkrankheiten. Fortschr. Röntgenstr. **115**, 147–156 (1971).

IMPARATO, A.M., KIN, G.E., MADAYAG, M., HAVESON, S.: Angiographic criteria for successful tibial arterial reconstruction. Surgery **74**, 830–838 (1973).

KAPPERT, A.: Diagnosis of peripheral vascular diseases. Bern-Stuttgart-Wien: Huber 1971.

KAPPERT, A.: Phlegmasia coerulea dolens. VASA **3**, 467–470 (1974).

KARAHARJU, E.O., HAKKILUOTO, A.: Ultrasonic flow detection in the diagnosis of venous thrombosis in the lower limbs. Ann. Chir. Gynaec. Fenn. **61**, 23–24 (1972).

KASBARIAN, M., EMPERAIRE, J., PADOVANI, J.: La phlébographie pertrochantérienne dans le diagnostic et le pronostic des ostéonécroses de la tête fémorale. J. Radiol. Electrol. **53**, 151–155 (1972).

KIRSCHNER, L.P., TWIGG, H., FARKAS, J.: Drip infusion venography. Radiology **96**, 413–415 (1970).

KITTREDGE, R.D.: Arteriography in Ewing's tumor. Radiology **97**, 609–610 (1970).

KLEINERT, H.E., VOLANTES, C.J.: Thrombosis of the Palmar Arterial Arch and its Tributaries. Etiology and Newer Concepts in Treatment. J. Trauma **5**, 447–455 (1965).

KLEINSCHMIDT, F., LOOSE, D.A., MOSCHINSKI, D., SAILER, R.: Die Bedeutung der Arteriographie für die Früh- und Spät- komplikationen nach arteriovenösen Fistel-Operationen.

KLÜMPER, A.: Intraossäre Angiographie. Habil.-Schrift Univ. Freiburg 1970.

KLÜMPER, A., STREY, M., SCHÜTZ, W.: Tierexperimentelle Untersuchungen zur intraossären Angiographie. Fortschr. Röntgenstr. **108**, 607–612 (1968).

KÖHLER, M.: Beurteilung der Kompensation chronischer Arterienverschlüsse. VASA **2**, 4–11 (1973).

KÖPF, I., VIELHAUER, E.: Die Arteriographie der unteren Extremitäten. Dtsch. Ärztebl. 2213–2220 (1975).

KONTOR, F., GÖRGÉNYI, A., SZABÓ, L.: Arteriographie der Hand im Säuglings- und Kindesalter. Z. Kinderchir. **9**, 107–110 (1970).

KRASEMANN, P.-H.: Doppelte Arteria femoralis. Fortschr. Röntgenstr. **117**, 220–222 (1972).

LAGUNDOYE, S.B., OYEMADE, F.A.A.: Arteriography in battle injuries of the Nigerian Civil War. Amer. J. Roentgenol. **109**, 143–151 (1970).

LAMBETH, J.T., YONG, N.K.: Arteriographic findings in thromboangiitis obliterans with emphasis on femoropopliteal involvement. Amer. J. Roentgenol. **109**, 553–562 (1970).

LANG, E.K.: Arteriographic diagnosis of the thoracic outlet syndromas. Radiology **84**, 296–303 (1965).

LARENA, A., SCHMÜCKER, K.: Indikationen zur Angiographie bei gleichzeitigen Arterien- und Knochenverletzungen der Extremitäten. Radiologe **12**, 303–304 (1972).

LARSEN, O.A.: Xenon-133 methods for determining peripheral blood flow and blood pressure in patients with occlusive arterial disease. Angiology **23**, 153–162 (1972).

LAVALE-JEANTET, M., LAGRUE, G., WEILL, B., PLAINFOSSÉ, M.-C., MILLIEZ, P.: La lymphographie dans le syndrome d'oedèmes cycliques idiopathiques. Ann. Radiol. (Paris) **14**, 89–99 (1971).

LAWS, J.W., LILLIE, J.G., SCOTT, J.T.: Arteriographic Appearances in Rheumatoid Arthritis and other Disorders. Brit. J. Radiol. **36**, 477–493 (1963).

LAWS, J.W., SALLAB, R.A., SCOTT, J.T.: An Arteriographic and Histological Study of Digital Arteries. Brit. J. Radiol. **40**, 740–747 (1967).

LECHNER, G., RIEDL, P., KNAHR, K., SALZER, M.: Das angiographische Bild des Osteoid-Osteoms. Fortschr. Röntgenstr. **122**, 323–326 (1975).

LITTLE, J.M., FERGUSON, D.A.: The Incidence of the Hypothenar Hammer Syndrome. Arch. Surg. **105**, 684–685 (1972).

LÖHR, E., SCHULTE-HERBRÜGGEN, G.: Angiographische Befunde der Arteriosklerose unter Berücksichtigung der Frühsklerose. Fortschr. Röntgenstr. **112**, 39–48 (1970).

LOFFERER, O., MOSTBEEK, A., PARTSCH, H.: Nuklearmedizinische Diagnostik von Lymphtransportstörungen der unteren Extremität. VASA **1**, 94–102 (1972).

LÜTGEMEIER, J.: Doppelseitige Verlaufsvariante der Arteria poplitea. Fortschr. Röntgenstr. **120**, 235–237 (1974).

MACKINTOSH, C.E.: Stress arteriography. Proc. roy. Soc. Med. **67**, 449–450 (1974).

MAGNUS, L., GÖBBELER, TH., LÖHR, E.: Eine verbesserte Methode der funktionellen aufsteigenden Beinphlebographie. Fortschr. Röntgenstr. **113**, 190–196 (1970).

MAHADEVAN, H., OZONOFF, M.B., JOKL, P.: Arteriographic Findings in Synovial Hemangioma of the Knee. Radiology **106**, 627–628 (1973).

MARMASSE, J.: Un cas de Klippel-Trénaunay. Bilan angéiographique. Traitement médico-chirurgical. Phlébologie **25**, 63–69 (1972).

MARQUES, J.S.: Phlebographische Überwachung der Behandlung frischer Thrombosen. Phlebologie **25**, 125–136 (1972).

MATSUBARA, J., u. Mitarb.: Chirurgische Behandlung der Varizen der unteren Extremitäten. Münch. med. Wschr. **117**, 755–757 (1975).

MAY, R., NISSL, R.: Die Venoskopie der unteren Extremität. Fortschr. Röntgenstr. **76**, 6–10 (1952).

MAY, R., NISSL, R.: Zur Technik der Phlebographie der Beinvenen. Röntgenpraxis **25**, 1–18 (1972).

MAY, R.: Die Problematik des Beckenvenensporns. VASA **3**, H. 1, 28–33 (1974).

MAY, R., NISSL, R.: Die Phlebographie der unteren Extremität. Stuttgart: Thieme 1973

MAY, R.: Die Chirurgie der Beinvenen. In: Angiologie (. Heberer, G. Rau, W. Schoop, Hrsg.). Stuttgart: Thieme 1974.

McDONALD, E.J., GOODMAN, P.C., WINESTOCK, D.P.: The clinical indications for arteriography in trauma to the extremity. Radiology **116**, 45–47 (1975).

MEINDOK, H.: Visualization of Arterial and Arterial Graft Patency by Intravenous Radionuclide Angiography. Canad. med. Ass. J. **106**, 1180–1182 (1972).

MIKURIYA, S., NAKANO, M., IIDA, K., FUJII, M., MATSUMOTO, K., KASAMATSU, T., NAKANISHI, T.: The value of angiography in the diagnosis of tumors of the pelvic cavity and the peripheral bones. Nippon Acta radiol. **30**, 820–845 (1970).

MOTTRAM, R.F., LYNCH, P.R., OWEN, O.: Forearm angiography during sustained isometric hand-grip contractions. Invest. Radiol. **8**, 22–27 (1973).

MÜLLER, J.H.A., HEYN, G., WAIGAND, J.: Angiographische Diagnostik des Morbus Raynaud. Z. inn. Med. **29**, 847–850 (1974).

MÜLLER-WIEFEL, H., MÜLLER-WIEFEL, D.-E.: Obliterationsgrad proximaler Unterschenkel-Arterien in Beziehung zum Ergebnis femoro-poplitealer Thrombendarteriektomien. VASA **1**, 256–261 (1972).

MÜSSBICHLER, H.: Unspezifische angiographische Befunde bei Fraktur des proximalen Femurendes. Fortschr. Röntgenstr. **114**, 346–352 (1971).

MÜSSBICHLER, H.: Arteriographic investigations of the normal hip in adults. Evaluation of methods and vascular findings. Acta radiol. (Stockh.) **11**, 195–215 (1971).

MUSIN, M.F.: Repeated arteriography of the limbs as a method of assessment of an angiospasm. Vestn. Rentgenol. Radiol. (Mosk.) **46**, 76–78 (1971).

NATALI, J.: Embolies artérielles des membres. Cah. Méd. **11**, 311–320 (1970).

NEGUS, D., EDWARDS, J.M., KINMONTH, J.B.: The iliac veins in relation to lymphoedema. Brit. J. Surg. **56**, 481–486 (1969).

NICOLAIDES, A.N., KAKKAR, V.V., FIELD, E.S., RENNEY, J.T.G.: The origin of deep vein thrombosis: a venographic study. Brit. J. Radiol. **44**, 653–663 (1971).

NISSL, R.: Die Phlebographie. In: Angiologie (G. Heberer, G. Rau, W. Schoop, Hrsg.). Stuttgart: Thieme 1974.

NOLAN, T.R., GRADY, E.D., CRUMBLEY, A.J.: Phlebography in varicose vein disease. Amer. Surg. **38**, 210–213 (1972).

NORTON, W.L.: Vascular Disease in Progressive Systemic Sclerosis. Ann. intern. Med. **73**, 317–324 (1970).

NÖGEL, P., MOCKWITZ, J.: Angiographische Befunde bei einem Synovialsarkom. Fortschr. Röntgenstr. **118**, 219–221 (1973).

PÄSSLER, H.W.: Die Angiographie zur Erkennung, Behandlung und Begutachtung peripherer Durchblutungsstörungen. Stuttgart: Thieme 1952.

PARTSCH, H.: Venenverschlußplethysmographie und Doppler-Sondenuntersuchung als Suchmethoden zum Nachweis von AV-Fisteln bei gemischten Angiodysplasien der Extremitäten. VASA **3**, 39–44 (1974).

PARTSCH, H., LOFFERER, O., MOSTBECK, A.: Zur Diagnostik von arterio-venösen Fisteln bei Angiodysplasien der Extremitäten. VASA **4**, 288–295 (1975).

PFLUG, J.J., CALNAN, J.S.: The relationship between the Blood, Lymphatic and Interstitial Circulation in the leg. VASA **2**, 75–80 (1973).

MCPHERSON, J.R., JUERGENS, J.L., GIFFORD, R.W.: Thromboangiitis Obliterans and Arteriosclerosis Obliterans. Ann. intern. Med. **59**, 288–296 (1963).

PHILLIPS, R.S.: Venous pathology in osteoarthritis of the knee. J. roy. Coll. Surg. (Edinb.) **17**, 195–199 (1972).

PIRKER, F.: Die Röntgenanatomie von Arterienvarietäten an den unteren Extremitäten und ihre Häufigkeit. Fortschr. Röntgenstr. **112**, 731–745 (1970).

PIYACHON, C., ARTHACHINTA, S.: Arteriography in trauma of the extremities. Amer. J. Roentgenol. **119**, 580–585 (1973).

PLÖTZ, J., VIEHWEGER, G.: Die Angiographie der oberen Extremität in Narkose, lokaler und regionaler Anästhesie. Prakt. Anästh. **9**, 225–231 (1974).

PORSTMANN, W.: Angiographische Untersuchungen beim Kind unter besonderer Berücksichtigung des Säuglings- und Kindesalters. Ann. Radiol. **11**, 411–415 (1968).

POZNANSKI, A.K.: The Hand in Radiologic Diagnosis. Philadelphia-London-Toronto: Saunders 1974.

PRADHAN, D.J., JUANTEGUY, J.M., WILDER, R.J., MICHELSON, E.: Arterial Injuries of the Extremities Associated with Fracture. Arch. Surg. **105**, 583–585 (1972).

PRETER, B., PESCIA, R., SPIELER, U., BRUNNER, U.: The Extent and Course of Injuries to the Deep Venous System in the Presence of Tibial Fracture. Radiologe **12**, 305–307 (1972).

QUINTANELLA, R., KRUSEN, F.H., ESSER, H.E.: Studies on Frostbite with Special Reference to Treatment and the Effect on Minute Blood Vessels. Amer. J. Physiol. **149**, 149–161 (1947).

RABAIOTTI, A., ROSSI, L., PREVEDI, G.: Arteriographia abdominale e delle estremita. Turin: Minerva 1967.

RAHMEL, R.: Arteriographische Untersuchungen nach schweren Handverletzungen. Langenbecks Arch. Chir. **327**, 157–162 (1970).

RATSCHOW, M.: Die peripheren Durchblutungsstörungen, 5. Aufl. Dresden: Steinkopff 1953.

REBOUL, H.: Introduction sur l'apport de l'artériographie a la phlébologie. Phlébologie **25**, 173–182 (1972).

REINHARDT, K.: Intimaverletzungen an der A. ilica externa und der A. axillaris bei der Angiographie. Thoraxchirurgie **18**, 222–229 (1970).

RHODES, B.A., GREYSON, N.D., HAMILTON, C.R., JR., WHITE, R.I., JR., GIARGIANA, F.A., JR., WAGNER, H.N., JR.: Absence of Anatomic Arteriovenous Shunts in Paget's Disease of Bone. New Engl. J. Med. **287**, 686–689 (1972).

RHODES, B.A., RUTHERFORD, R.B., LOPEZ-MAJANO, V., GREYSON, N.D., WAGNER, H.N., JR.: Arteriovenous shunt measurements in extremities. J. Nuclear Med. **13**, 357–362 (1972).

RIDDERVOLD, H.O., SEALE, D.L.: Translumbar Aortography with Teflon Catheters. Acta radiol. (Stockh.) **12**, 619–624 (1972).

RIEDL, P., BRÜCKE, P., LECHNER, G., PIZA, F., SIMMA, W.: Die prognostische Bedeutung der Kontrollangiographie nach Rekonstruktion chronischer Verschlüsse im femoro-poplitealen Abschnitt. Fortschr. Röntgenstr. **120**, 151–155 (1974).

ROMAIN, R.: Utilité de la phlébographie des membres inférieurs. Phlébologie **25**, 162–163 (1972).

ROMANNIK, P., RAHN, W., RINGK, H.: Die zystische Adventitia-degeneration der arteria poplitea, ein adventitielles Ganglion (17. Beobachtung). Radiol. diagn. (Berl.) **12**, 645–655 (1971).

SCHEBINGER, R.A., RUZICKA, F.F.: Vascular roentgenology. New York, N.Y.: Macmillan Co. 1964.

SCHILDBERG, F.W., LARENA, A.: Die Bedeutung der Arteriographie bei gleichzeitigen Arterien- und Knochenverletzungen der Extremitäten. Langenbecks Arch. Chir. **327**, 168–171 (1970).

SCHMITT, G., EWEN, K., TESKE, H.-J.: Gonaden- und Linsendosismessungen am Patienten und Untersucher bei Angiographien der unteren Körperhälfte (Renovasographien, Becken- und Extremitätenarteriographien) mit Metaphosphatglasdosimetern. Fortschr. Röntgenstr. **117**, 674–680 (1972).

SCHMIDT, H., KLEEBERG, CH.: Die Darstellung der Beckenarterien im Simultantomogramm. Fortschr. Röngenstr. **114**, 482–489 (1971).

SCHMIDT, H., SUM, G.: Über die Häufigkeit typischer Kollateralkreisläufe bei Verschlüssen der terminalen Aorta und der großen Beckenarterien. Med. Welt **25**, 980–983 (1974).

SCHMIDTKE, J., ZEITLER, E., SCHOOP, W.: Langzeitergebnisse der perkutanen Katheterbehandlung (Ditter-Technik) bei femoropoplitealen Arterienverschlüssen im Stadium II. VASA **4**, 210–226 (1975).

SCHMITT, H.E., LUDIN, H.: Angiographischer Nachweis der Panarteriitis nodosa. Schweiz. med. Wschr. **99**, 1844–1846 (1969).

SCHOOP, W., ABOUDAN, F., SCHMIDTKE, I., ZEITLER, E.: Angiographische Befunde nach Reobliteration einer Arterie im Vergleich zum präoperativen Zustand. Herz u. Kreisl. **4**, 144–146 (1972).

SCHÜLER, H.W.: Die Rehabilitation terminal niereninsuffizienter Kinder durch Hämodialyse. Therapiewoche **23**, 2452–2459 (1973).

SCHULZE-BERGMANN, G.: Zum Kompressionssyndrom der Arteria poplitea (Gastrocnemiussyndrom, Vinksche Krankheit popliteal entrapment syndrom). VASA **1**, 186–191 (1972).

SCHUSTER, R.: Grenzen der Katheterverfahren bei der Darstellung von Angiomatosen und Gefäßmißbildungen. In: Angiographie und ihre neuesten Erkenntnisse. Hrsg. K.E. LOOSE. Berlin: De Gruyter & Co. 1974.

SCOTT, J.T., SALLAB, R.A., LAWS, J.W.: The Digital Artery Design in Rheumatoid Arthritis—Further Observations. Brit. J. Radiol. **40**, 748–754 (1967).

SKALDIN, P.V., MATCHKOVSKAYA, G.K., UTAMISHI, S.M.: The significance of angiography in the diagnosis of malignant tumours of the bones. Vestn. Rentgenol. Radiol. (Mosk.) **44**, 52–57 (1969).

SLANINA, J., BAUMEISTER, L., BLÜMCHEN, G.: Spastischer Verschluß der Arteria poplitea nach Angiographie. Fortschr. Röntgenstr. **114**, 797–800 (1971).

SLONIEWICZ, W., SEDZIMIR, J., FURMAN, W., ZAKRZEWSKI, M.: Modified technique of venography and its application for the detection of incompetent communicating veins of the lover extremities. Pol. Pregl. radiol. **34**, 753–761 (1970).

SOBREGRAU, DE, R.C., JIMENEZ-COSSIO, J.A., VIVER, E., MALDONADO, C., CASTROMIL, E.: Aneurismas popliteos. Angiologia (Barcelona) **24**, 15–21 (1972).

SOULEN, R.L., TYSON, R.R., REICHLE, F.A., COHEN, A.M.: Angiographic Criteria for Small-Vessel Bypass. Radiology **107**, 513–519 (1973).

SPIELER, U., BRUNNER, U.: Die Resultate der rekonstruktiven Therapie bei Ischämiesyndrom im Stadium IV infolge femoro-poplitealer Verschlüsse. VASA **1**, 29–36 (1972).

SPILLNER, G., WILMS, H., GOERTTLER, U., SCHREER, I., BERTRAM, E., SCHLOSSER, V.: Untersuchungen über die Schwellneigung der unteren Extremitäten nach Wiederherstellungseingriffen an den Arterien. VASA **2**, 215–219 (1973).

STANLEY, R.J., CUBILLO, E.: Nonsurgical treatment of arteriovenous malformations of the trunk and limb by transcatheter arterial embolization. Radiology 115, 609–612 (1975).

STECKENMESSER, R., BAYINDIR, S., DIETZEL, F., KLING, G., SCHIRMER, H.F.: Die transfemorale Arteriographie bei Erkrankungen im Kindesalter. Fortschr. Röntgenstr. 118, 161–174 (1973).

STEER, M.L., SPOTNITZ, A.J., COHEN, S.I., PAULIN, S., SALZMAN, E.W.: Limitations of Impedance Phlebography for Diagnosis of Venous Thrombosis. Arch. Surg. 106, 44–48 (1973).

STELZIG, H.H., MEYER, W.W., SIEBERT, G.: Über die Verkalkung der artherosklerotischen Beete in den Becken- und Extremitätenarterien; mikroangiographische und histologische Untersuchungen. Fortschr. Röntgenstr. 113, 614–627 (1970).

STOCKLUND, K.-E.: An angiographic investigation of the effect of the collateral arterial system in cases of claudicatio intermittens. A segmental division of the main artery to a lower extremity in relation to the collateral arterial system. Ann. med. Bull. 17, 125–131 (1970).

STRICHT, VAN DER, J.: L'apport de l'artériographie en pratique phlébologique. Phlébologie 25, 189–193 (1972).

SUTTON, D.: Arteriography of the Upper Extremities. In: Angiography (H.L. Abrams, Ed.). Boston: Little, Brown 1971.

SWETT, H.A., JAFFE, R.B., MCLFF, E.B.: Popliteal cysts: Presentation as Thrombophlebitis. Radiology 115, 613–615 (1975).

TAMISIER, J.N., HOEFFEL, J.C. ROYER, J.R.: L'artériographie des membres inférieurs sous vaso-dilatateurs papavériniques. J. belge Radiol. 56, 121–128 (1973).

TEMPLETON, A.W., COOPER, B.R., BALACIOS, E.: Amer. J. Roentgenol. 113, 366–375 (1971).

THOMAS, M.L., MCALLISTER, V., ROSE, D.H., TONGE, K.: A simplified technique of phlebography for the localisation of incompetent perforating veins of the leg. Clin. Radiol. (Edinb.) 23, 486–491 (1972).

THOMAS, M.L., ANDRESS, M.R.: Angiography in venous dysplasias of the limbs. Amer. J. Roentgenol. 113, 722–731 (1971).

THOMAS, M.L., ANDRESS, M.R.: Value of oblique projections in translumbar Aortography. Amer. J. Roentgenol. 116, 187–193 (1972).

THOMAS, M.L., ANDRESS, M.R.: Darstellung eines Kniegelenk-Angioms mittels Angiographie und Arthrographie. Bericht über einen Fall. Fortschr. Röntgenstr. 117, 739–741 (1972).

THOMAS, M.L., MCALLISTER, V.: The radiological progression of deep venous thrombus. Radiology 99, 37–40 (1971).

THOMAS, M.L., ANDRESS, M.R.: Angioma of the knee demonstrated by angiography and arthrography. Report of a case. Acta radiol. (Stockh.) 12, 217–220 (1972).

THOMAS, M.L.: Gangrene following peripheral phlebography of the legs. Brit. J. Radiol. 43, 528–530 (1970).

THOMAS, M.L., ANDRESS, M.R.: Axillary phlebography. Amer. J. Roentgenol. 113, 713–721 (1971).

THOMAS, V.T.: Surgical implications of saphenous venography. Amer. J. Surg. 123, 515–520 (1973).

THULESIUS, O.: Entwicklungsbedingungen der Kollateralzirkulation. VASA 1, 4–11 (1972).

TROSHKOV, A.A., LYAPIS, M.A.: Lymphangiographic findings in examination of nonedematous limb in children with congenital elephanthiasis. Vestn. Rentgenol. Radiol. (Mosk.) 46, 78–81 (1971).

TUSCANO, G., CACCIATORE, E., PEZCOLLER, C., ABBATE, M.: Quadri arteriografici nelle sindromi ischemiche acute periferiche degli arti. Gazz. int. Med. Chir. 76, 954–964 (1971).

VANČURA, J., BARTOŠ, J.: Die Bedeutung der postoperativen Angiographie für die Bewertung der Rekonstruktionsergebnisse an den Gefäßen der unteren Gliedmaßen. Fortschr. Röntgenstr. 118, 674–682 (1973).

VARRÓ, J., GYÓR, S., FENYVESI, J.: Angiographie der unteren Gliedmaßen mittels isotopengesteuerter Tischplatten-Verschiebung. Orv. Hetil. 114, 2171–2173 (1973).

VIEHWEGER, G., PLÖTZ, J.: Vergleichende angiographische Untersuchungen in Lokal-, Regional- und Allgemeinanästhesie an der oberen Extremität. Fortschr. Röntgenstr. 121, 303–310 (1974).

VITEK, J., KAŠPAR, Z.: The Radiology of the Deep Lymphatic System of the Leg. Brit. J. Radiol. 46, 120–124 (1973).

VOLLMAR, J.: Zur Geschichte und Terminologie der Syndrome nach F.P. Weber und Klippel-Trénaunay. VASA 3, 231–241 (1974).

VOLLMAR, J.: Rekonstruktive Chirurgie der Arterien. Stuttgart: Thieme 1974.

WALZ, H., DEININGER, H.K.: Das Krankheitsbild der polyaneurysmalen Dystrophie. Fortschr. Röntgenstr. 121, 394–397 (1974).

WANKE, R., GUMRICH, A.: Chronische Beckenvenensperre. Zbl. Chir. 75, 1302–1308 (1950).

WEGELIUS, U.: Angiography of the hand. Clinical and postmortem investigations. Acta radiol. (Stockh.) Suppl. 315 (1972).

WELLAUER, J.: Angiographische Diagnostik peripherer Durchblutungsstörungen. Schweiz. med. Wschr. 100, 767–770 (1970).

WELLAUER, J.: Die radiologische Diagnose der peripheren arteriellen Durchblutungsstörungen. Schweiz. Rdsch. Med. 60, 1065–1070 (1971).

WENZ, W.: Angiographie in einem traumatologischen Zentrum. Radiologe 12, 264–268 (1972).

WENZ, W., BEDUHN, D.: Der Puck, ein neuer Blattfilmwechsler für die Serienangiographie. Electromedica 5, 171–173 (1971).

WENZ, W., VAN KAICK, G., BEDUHN, D., ROTH, F.J.: Abdominale Angiographie. Berlin-Heidelberg-New York: Springer 1972.

WENZ, W., KAUFFMANN, G., GOERTTLER, U.: Angiographische Kontrolle nach operativer Behandlung peripherer Durchblutungsstörungen. Radiologe 13, 314–318 (1973).

WENZ, W., SPÄH, U.: Kontrolluntersuchungen nach Katheterangiographie. In: Die Gefäßthrombosen nach Katheterangiographie (E. Zeitler, Hrsg.). Bern-Stuttgart-Wien: Huber 1970.

WIDMER, L.K., WAIBEL, P.: Arterielle Durchblutungsstörungen in der Praxis. Bern-Stuttgart-Wien: Huber 1972.

WILNER, H.I., ROGER, K., EISENBREY, B.A.: Pharmacologic acids in angiography of the upper extremity. Amer. J. Roentgenol. 121, 150–154 (1974).

WILSON, R., MCCORMICK, W., TATTUM, C., CREECH, J.: Occupational Acroosteolysis. J. Am. med. Ass. 201, 577–581 (1967).

WIRTH, W., WEBER, J.: Die frische Iliofemoralvenenthrombose. I. Voraussetzungen zur phlebographischen Abklärung. Fortschr. Röntgenstr. 115, 788–803 (1971).

WOLF, G., DIEM, E., OPPOLZER, R.: Lymphologische Untersuchungen am Beispiel eines Falles mit primär ektatischem Lymphödem. Röntgenblätter 29, 124–130 (1975).

WURSTER, J.F.: Fehler und Gefahren bei Lokalanästhesie. Ärztl. Mittlg. 10, 694–698 (1974).

ZEITLER, E.: In: Angiologie (G. Heberer, G. Rau, W. Schoop, Hrsg.). Stuttgart: Thieme 1974.

ZEITLER, E.: Zur sicheren Darstellung von Digitalarterien an Händen und Füßen in Lokalanästhesie nach oraler Alkoholgabe. Fortschr. Röntgenstr. 123, 67–68 (1975).

ZEITLER, E., SCHOOP, W.: Der Wandel in der Indikation zur Angiographie bei der arteriellen Verschlußkrankheit. Fortschr. Röntgenstr. 112, 291–309 (1970).

Sachverzeichnis